全国药品监管人员教育培训规划教材
职业化专业化医疗器械检查员培训教材

医疗器械专业技术知识

国家药品监督管理局高级研修学院　组织编写

中国健康传媒集团
中国医药科技出版社

内容提要

　　本书是"全国药品监管人员教育培训规划教材"之一，同时也是"职业化专业化医疗器械检查员培训教材"。针对监管队伍的专业背景和知识结构特点，本书从医疗器械的分类、原理、结构组成和性能、临床应用以及安全性评价等方面，以深入浅出、通俗易懂的方式，引导读者将教材中的理论知识科学规范地应用于监管实践。本书内容不但有基本知识的阐述，也有技术发展趋势的介绍，努力体现针对性、实效性和前瞻性，培养读者的专业兴趣。

　　本书适用于医疗器械监管人员、检查员教育培训，也可作为生物医学工程等专业领域的教材及行业技术人员的参考书。

图书在版编目（CIP）数据

医疗器械专业技术知识 / 国家药品监督管理局高级研修学院组织编写. —北京：中国医药科技出版社，2020.7

全国药品监管人员教育培训规划教材　职业化专业化医疗器械检查员培训教材

ISBN 978-7-5214-1784-5

Ⅰ. ①医…　Ⅱ. ①国　Ⅲ. ①医疗器械-职业教育-教材　Ⅳ. ①R197.39

中国版本图书馆CIP数据核字（2020）第071604号

美术编辑　陈君杞

版式设计　南博文化

出版　**中国健康传媒集团** | 中国医药科技出版社

地址　北京市海淀区文慧园北路甲22号

邮编　100082

电话　发行：010-62227427　邮购：010-62236938

网址　www.cmstp.com

规格　787×1092mm $\frac{1}{16}$

印张　19 $\frac{1}{2}$

字数　394千字

版次　2020年7月第1版

印次　2023年3月第4次印刷

印刷　三河市万龙印装有限公司

经销　全国各地新华书店

书号　ISBN 978-7-5214-1784-5

定价　**58.00**元

获取新书信息、投稿、为图书纠错，请扫码联系我们。

编者名单

主　编　唐红梅　徐小萍

副主编　李晓欧　吕维敏

编　者（以姓氏笔画为序）

　　　　　吕维敏　浙江省医疗器械审评中心

　　　　　安美君　上海健康医学院

　　　　　杨　昊　中国计量大学

　　　　　李晓欧　上海健康医学院

　　　　　张培茗　上海健康医学院

　　　　　周双林　浙江医药高等专科学校

　　　　　侯晓蓓　上海健康医学院

　　　　　徐　军　上海健康医学院

　　　　　徐小萍　上海健康医学院

　　　　　唐红梅　上海健康医学院

　　　　　黄清明　上海健康医学院

　　　　　程海凭　上海健康医学院

前言
QIANYAN

　　本书是"全国药品监管人员教育培训规划教材"和"职业化专业化医疗器械检查员培训教材"之一,内容基于监管人员岗位职责对于专业知识的实际需求,分有源医疗器械、无源医疗器械、体外诊断试剂与临床检验仪器、医疗器械软件技术等章节,分别对医疗器械的专业技术知识作了较全面的阐述。针对监管队伍的专业背景和知识结构特点,本书从医疗器械的分类、原理、结构组成和性能、临床应用和安全性评价等方面,以深入浅出、通俗易懂的方式呈现,引导读者将教材中的理论知识科学、规范地应用于监管实践。

　　本书编者为长期在教学和行业第一线的专家,他们根据工作中积累的实践经验结合大量文献书籍编写而成,内容不但有基本知识的阐述,也有技术发展趋势的介绍,努力体现针对性、实效性和前瞻性,培养读者的专业兴趣。本书适用于医疗器械监管人员、检查员教育培训,也可作为生物医学工程等专业领域的高等教育教材及行业技术人员的参考书。

　　本书编写团队主要来自于上海健康医学院、中国计量大学、浙江省医疗器械审评中心和浙江医药高等专科学校,其中李晓欧、黄清明共同编写了第一章,李晓欧、黄清明、徐军、程海凭、张培茗共同编写了第二章,侯晓蓓编写了第三章,周双林、杨昊编写了第四章,安美君编写了第五章。唐红梅、徐小萍对全书进行了设计指导和审核,吕维敏在编写过程中对相关章节也给出指导意见。另外,中国食品药品检定研究院医疗器械标准管理研究所的母瑞红副所长、上海市医疗器械检测所原所长黄嘉华对本书的编写提出了宝贵意见,深表感谢! 同时,在本书编写过程中,得到国家药品监督管理局有关领导、上海健康医学院领导以及行业专家的关心、指导和帮助,在此一并表示感谢!

　　本书存在的不足之处,望读者提出宝贵意见,以便及时修订和改进。

编者

2020 年 4 月

目录
MULU

第一章　医疗器械概述

✎ 学习导航

1. 掌握医疗器械的定义和分类依据。
2. 熟悉我国医疗器械监督管理体系。
3. 了解医疗器械的发展趋势。

医疗器械是医疗服务体系、公共卫生体系建设中最为重要的基础装备，也是目前世界范围内发展最迅猛的产业之一，世界各个主要国家均将它列入高技术领域重点发展。我国从"十五"计划开始就积极推动医疗器械高技术产业发展，相关部委鼓励支持医疗器械产业发展的政策文件已发布多个，如《医疗器械注册管理办法》（国家食品药品监督管理总局令第4号）、《医疗器械监督管理条例》（国务院令第680号）等，在一定程度上助推国内医疗器械产业发展迈上一个新的台阶。

医疗器械产业是一个多学科交叉、知识密集、资金密集的高技术产业，其产业发展水平代表一个国家的科技水平和综合实力。通过本章的学习，了解医疗器械的基本概念和发展趋势，为后续章节医疗器械的分类介绍打下理论基础。

第一节　医疗器械定义

❓ 问题

什么是医疗器械？判断某个产品是否属于医疗器械需要注意哪几个方面？

20世纪80年代，国际标准化组织（International Standardization Organization，ISO）在制定并发布的医疗器械质量管理标准及相关标准中，对医疗器械作了定义。据此经过修订，我国《医疗器械监督管理条例》对医疗器械做出如下定义。

直接或者间接用于人体的仪器、设备、器具、体外诊断试剂及校准物、材料以及其他类似或者相关的物品，包括所需要的计算机软件；其效用主要通过物理等方式获得，不是通过药理学、免疫学或者代谢的方式获得，或者虽然有这些方式参与但是只起辅助作用；其目的是：

1. 疾病的诊断、预防、监护、治疗或者缓解；
2. 损伤的诊断、监护、治疗、缓解或者功能补偿；
3. 生理结构或者生理过程的检验、替代、调节或者支持；
4. 生命的支持或者维持；

5. 妊娠控制；

6. 通过对来自人体的样本进行检查，为医疗或者诊断目的提供信息。

此定义阐明了医疗器械使用对象、使用方式、功能、产品形态，而且和具有相同功能与用途的另一产品群——药物作了原则区别界定。

在传统的产业管理中对医疗器械的界定除了医疗器械法规定义所包括的医疗器械品种门类外，还包括了一些非直接产生或影响医疗保健效能的医院辅助设施和器具，也包括了医疗器械中应用的计算机软件在内，由于其在市场和管理上与医疗器械有更多的共性，所以将其归入医疗器械定义范围。

此定义目前已被我国广泛地使用在医疗器械法规中，可把此定义理解为法规调整意义上的医疗器械定义域。

理论上判断某个产品是否属于医疗器械范畴特别需要注意以下五个要点。

（1）是否用于人体（美国的医疗器械定义中预期使用包含了动物和人类）。

（2）是否符合定义所规定的6个预期用途之一。

（3）是否有理论依据，支持达到预期的效果（需要注意的是我国的中医理论目前还未被所有国家所普遍接受）。

（4）是否有临床验证。

（5）是否有药物或代谢或免疫在起主要作用。

符合以上五点要求，通常可称之为医疗器械。但随着生物医学工程的快速发展，有些产品较难界定。例如，目前药械结合的产品越来越多，也是医疗器械发展的一个方向，对该类产品的定位是药还是医疗器械也越来越值得研究，实行双重管理的模式应是一个趋势。

第二节　医疗器械分类

? 问题

医疗器械管理的依据是什么？医疗器械产品是如何分类的？医疗器械的使用形式有哪些？

一、医疗器械分类概况

针对医疗器械产品的分类管理、临床应用、价值等级和产地不同的特点，大致包括以下几种分类方法。

（1）医疗器械分类规则指导下的医疗器械分类目录。

（2）根据临床应用范围进行分类。

（3）根据产品价值等级进行分类。

（4）根据产地分为境内产品和境外产品等。

在医疗机构使用中还可根据医疗器械的使用特点分为仪器设备类、器具类、卫生材料类和临床检验类，其中器具、材料和检验类是消耗性医疗用品，而仪器设备类纳入医疗机构固定资产管理。在管理上，《医疗器械监督管理条例》将医疗器械分为三类管理：第一类是风险程度低，实行常规管理可以保证其安全、有效的医疗器械。第二类是具有中度风险，需要严格控制管理以保证其安全、有效的医疗器械。第三类是具有较高风险，需要采取特别措施严格控制管理以保证其安全、有效的医疗器械。

二、医疗器械分类规则

2015年6月3日最新的《医疗器械分类规则》审议通过，自2016年1月1日起施行，用于指导《医疗器械分类目录》的制定和确定新的产品注册类别。

（一）医疗器械分类判定的依据

医疗器械按照风险程度由低到高，管理类别依次分为第一类、第二类和第三类。根据有关管理规定，医疗器械分类的确定应依据医疗器械的结构特征、医疗器械使用形式和医疗器械使用状态三方面的情况进行综合判定。

1. 医疗器械结构特征　分为有源医疗器械和无源医疗器械。

2. 医疗器械使用形式　根据不同的预期目的，将医疗器械归入一定的使用形式。

（1）有源接触人体器械　能量治疗器械、诊断监护器械、液体输送器械、电离辐射器械、植入器械、其他有源接触人体器械。

（2）有源非接触人体器械　临床检验仪器设备、独立软件、医疗器械消毒灭菌设备、其他有源非接触人体器械。

（3）无源接触人体器械　液体输送器械、改变血液体液器械、医用敷料、侵入器械、重复使用手术器械、植入器械、避孕和计划生育器械、其他无源接触人体器械。

（4）无源非接触人体器械　护理器械、医疗器械清洗消毒器械、其他无源非接触人体器械。

3. 医疗器械使用状态　根据使用中对人体产生损伤的可能性、对医疗效果的影响、医疗器械使用状况可分为接触或进入人体器械和非接触人体器械。

（1）接触或进入人体器械　①依据使用时限分为暂时使用、短期使用、长期使用；②依据接触人体的部位分为皮肤或腔道（口）、创伤或组织、血液循环系统或中枢神经系统；③依据有源器械失控后造成的损伤程度分为轻微损伤、中度损伤、严重损伤。

（2）非接触人体器械　对医疗效果的影响，其程度分为基本不影响、轻微影响、重要影响。

（二）医疗器械分类的具体判定

可以依据《医疗器械分类判定表》进行，如表1-1所示。

表1-1　医疗器械分类判定表

接触人体器械

		使用状态	暂时使用			短期使用			长期使用		
		使用形式	皮肤/腔道（口）	创伤/组织	血循环/中枢	皮肤/腔道（口）	创伤/组织	血循环/中枢	皮肤/腔道（口）	创伤/组织	血循环/中枢
无源医疗器械	1	液体输送器械	Ⅱ	Ⅱ	Ⅲ	Ⅱ	Ⅱ	Ⅲ	Ⅱ	Ⅲ	Ⅲ
	2	改变血液体液器械	–	–	Ⅲ	–	–	Ⅲ	–	–	Ⅲ
	3	医用敷料	Ⅰ	Ⅱ	Ⅱ	Ⅰ	Ⅱ	Ⅱ	–	Ⅲ	Ⅲ
	4	侵入器械	Ⅱ	Ⅱ	Ⅲ	Ⅱ	Ⅱ	Ⅲ	Ⅱ	Ⅲ	–
	5	重复使用手术器械	Ⅰ	Ⅱ	Ⅲ	Ⅱ	Ⅱ	Ⅲ	Ⅱ	Ⅲ	Ⅲ
	6	植入器械	–	–	–	–	–	–	Ⅲ	Ⅲ	Ⅲ
	7	避孕和计划生育器械（不包括重复使用手术器械）	Ⅱ	Ⅱ	Ⅲ	Ⅱ	Ⅱ	Ⅲ	Ⅲ	Ⅲ	Ⅲ
	8	其他无源器械	Ⅰ	Ⅱ	Ⅲ	Ⅱ	Ⅱ	Ⅲ	Ⅲ	Ⅲ	Ⅲ

		使用状态	轻微损伤	中度损伤	严重损伤
		使用形式			
有源医疗器械	1	能量治疗器械	Ⅱ	Ⅱ	Ⅲ
	2	诊断监护器械	Ⅱ	Ⅱ	Ⅲ
	3	液体输送器械	Ⅱ	Ⅱ	Ⅲ
	4	电离辐射器械	Ⅱ	Ⅱ	Ⅲ
	5	植入器械	Ⅲ	Ⅲ	Ⅲ
	6	其他有源器械	Ⅱ	Ⅱ	Ⅲ

非接触人体器械

		使用状态	基本不影响	轻微影响	重要影响
		使用形式			
无源医疗器械	1	护理器械	Ⅰ	Ⅱ	–
	2	医疗器械清洗消毒器械	–	Ⅱ	Ⅲ
	3	其他无源器械	Ⅰ	Ⅱ	Ⅲ

		使用状态	基本不影响	轻微影响	重要影响
		使用形式			
有源医疗器械	1	临床检验仪器设备	Ⅰ	Ⅱ	Ⅱ
	2	独立软件	–	Ⅱ	Ⅲ
	3	医疗器械消毒灭菌设备	–	–	Ⅲ
	4	其他有源器械	Ⅰ	Ⅱ	Ⅲ

注：1. 本表中"Ⅰ""Ⅱ""Ⅲ"分别代表第一类、第二类、第三类医疗器械；

2. 本表中"–"代表不存在这种情形。

（三）实施医疗器械分类的判定原则

（1）实施医疗器械分类，应根据分类判定表进行。

（2）如果同一医疗器械适用两个或者两个以上的分类，应当采取其中风险程度最高的分类；由多个医疗器械组成的医疗器械包，其分类应当与包内风险程度最高的医疗器械一致。

（3）可作为附件的医疗器械，其分类应当综合考虑该附件对配套主体医疗器械安全性、有效性的影响；如果附件对配套主体医疗器械有重要影响，附件的分类应不低于配套主体医疗器械的分类。

（4）监控或者影响医疗器械主要功能的医疗器械，其分类应当与被监控、影响的医疗器械的分类一致。

（5）以医疗器械作用为主的药械组合产品，按照第三类医疗器械管理。

（6）可被人体吸收的医疗器械，按照第三类医疗器械管理。

（7）对医疗效果有重要影响的有源接触人体器械，按照第三类医疗器械管理。

（8）医用敷料如果有以下情形，按照第三类医疗器械管理，包括：预期具有防组织或器官粘连功能；作为人工皮肤；接触真皮深层或其以下组织受损的创面；用于慢性创面；或者可被人体全部或部分吸收的。

（9）以无菌形式提供的医疗器械，其分类应不低于第二类。

（10）通过牵拉、撑开、扭转、压握、弯曲等作用方式，主动施加持续作用力于人体、可动态调整肢体固定位置的矫形器械（不包括仅具有固定、支撑作用的医疗器械，也不包括配合外科手术中进行临时矫形的医疗器械或者外科手术后或其他治疗中进行四肢矫形的医疗器械），其分类应不低于第二类。

（11）具有计量测试功能的医疗器械，其分类应不低于第二类。

（12）如果医疗器械的预期目的是明确用于某种疾病的治疗，其分类应不低于第二类。

（13）用于在内窥镜下完成夹取、切割组织或者取石等手术操作的无源重复使用手术器械，按照第二类医疗器械管理。

（14）体外诊断试剂按照有关规定进行分类。

（四）医疗器械分类规则用语的含义

1. **预期目的**　指产品说明书、标签或者宣传资料载明的，使用医疗器械应当取得的作用。

2. **无源医疗器械**　不依靠电能或者其他能源，但是可以通过由人体或者重力产生的能量，发挥其功能的医疗器械。

3. **有源医疗器械**　任何依靠电能或者其他能源，而不是直接由人体或者重力产生的能量，发挥其功能的医疗器械。

4. **侵入器械**　借助手术全部或者部分通过体表侵入人体，接触体内组织、血液循环系统、中枢神经系统等部位的医疗器械，包括介入手术中使用的器材、一次性使用无菌手术器械和暂时或短期留在人体内的器械等。本规则中的侵入器械不包括重复使用手术器械。

5. **重复使用手术器械**   用于手术中进行切、割、钻、锯、抓、刮、钳、抽、夹等过程，不连接任何有源医疗器械，通过一定的处理可以重新使用的无源医疗器械。

6. **植入器械**   借助手术全部或者部分进入人体内或腔道（口）中，或者用于替代人体上皮表面或眼表面，并且在手术过程结束后留在人体内30日（含）以上或者被人体吸收的医疗器械。

7. **接触人体器械**   直接或间接接触患者或者能够进入患者体内的医疗器械。

8. **使用时限**

（1）连续使用时间   医疗器械按预期目的、不间断的实际作用时间；

（2）暂时   医疗器械预期的连续使用时间在24小时以内；

（3）短期   医疗器械预期的连续使用时间在24小时（含）以上、30日以内；

（4）长期   医疗器械预期的连续使用时间在30日（含）以上。

9. **皮肤**   未受损皮肤表面。

10. **腔道（口）**   口腔、鼻腔、食管、外耳道、直肠、阴道、尿道等人体自然腔道和永久性人造开口。

11. **创伤**   各种致伤因素作用于人体所造成的组织结构完整性破坏或者功能障碍。

12. **组织**   人体体内组织，包括骨、牙髓或者牙本质，不包括血液循环系统和中枢神经系统。

13. **血液循环系统**   血管（毛细血管除外）和心脏。

14. **中枢神经系统**   脑和脊髓。

15. **独立软件**   具有一个或者多个医疗目的，无需医疗器械硬件即可完成自身预期目的，运行于通用计算平台的软件。

16. **具有计量测试功能的医疗器械**   用于测定生理、病理、解剖参数，或者定量测定进出人体的能量或物质的医疗器械，其测量结果需要精确定量，并且该结果的准确性会对患者的健康和安全产生明显影响。

17. **慢性创面**   各种原因形成的长期不愈合创面，如静脉性溃疡、动脉性溃疡、糖尿病性溃疡、创伤性溃疡、压力性溃疡等。

三、医疗器械分类目录

2002年8月28日，国家相关部门颁布了《医疗器械分类目录》，共有43个一级类别和260个二级类别的产品种类。2017年9月4日发布了修订的《医疗器械分类目录》（以下简称新版目录）将2002版目录的43个子目录精简为22子目录；将260个产品类别细化调整为206个一级产品类别和1157个二级产品类别，形成三级目录层级结构；增加2000余项产品预期用途和产品描述；在原1008个产品名称举例的基础上，扩充到6609个典型产品名称举例。如表1-2所示，新版目录22个子目录设置情况如下。

1. **手术类器械**   设置4个子目录，分别是：通用手术器械分设"01有源手术器械"和"02无源手术器械"；因《医疗器械分类规则》中对接触神经和血管的器械有特殊要求，单独设置"03神经和心血管手术器械"；鉴于骨科手术相关器械量大面广，产品种类繁多，单独设置"04骨科手术器械"。

表1-2　医疗器械分类目录

一级产品类别		一级产品类别	
01有源手术器械	超声手术设备及附件	03神经和心血管手术器械	神经和心血管手术器械-夹
	激光手术设备及附件		神经和心血管手术器械-针
	高频/射频手术设备及附件		神经和心血管手术器械-钩
	微波手术设备		神经和心血管手术器械-刮匙
	冷冻手术设备及附件		神经和心血管手术器械-剥离器
	冲击波手术设备		神经和心血管手术器械-牵开器
	手术导航、控制系统		神经和心血管手术器械-穿刺导引器
	手术照明设备		神经和心血管手术器械-冲吸器
	内窥镜下用有源手术设备及器械		神经和心血管手术器械-心血管介入器械
	其他手术设备		神经和心血管手术器械-其他器械
02无源手术器械	手术器械-刀	04骨科手术器械	骨科用刀
	手术器械-凿		骨科用剪
	手术器械-剪		骨科用钳
	手术器械-钳		骨科用钩
	手术器械-镊		骨科用针
	手术器械-夹		骨科用刮
	手术器械-针		骨科用锥
	手术器械-钩		骨科用钻
	手术器械-刮匙		骨科用锯
	手术器械-剥离器		骨科用凿
	手术器械-牵开器		骨科用锉、铲
	手术器械-穿刺导引器		骨科用有源器械
	手术器械-吻（缝）合器械及材料		外固定及牵引器械
	手术器械-冲吸器		基础通用辅助器械
	手术器械-其他器械		创伤外科辅助器械
03神经和心血管手术器械	神经和心血管手术器械-刀		关节外科辅助器械
	神经和心血管手术器械-剪		脊柱外科辅助器械
	神经和心血管手术器械-钳		骨科其他手术器械
	神经和心血管手术器械-镊		

一级产品类别		一级产品类别	
05放射治疗器械	放射治疗设备	08呼吸、麻醉和急救器械	呼吸设备
	放射治疗模拟及图像引导设备		麻醉器械
	放射治疗准直装置		急救设备
	放射治疗配套器械		医用制氧设备
06医用成像器械	诊断X射线机		呼吸、麻醉、急救设备辅助装置
	X射线计算机体层摄影设备（CT）		呼吸、麻醉用管路、面罩
	X射线发生装置		医用供气排气相关设备
	X射线影像接收处理装置	09物理治疗器械	电疗设备/器具
	X射线附属及辅助设备		温热（冷）治疗设备/器具
	医用射线防护设备		光治疗设备
	超声影像诊断设备		力疗设备/器具
	超声影像诊断附属设备		磁疗设备/器具
	磁共振成像设备（MRI）		超声治疗设备
	磁共振辅助设备		高频治疗设备
	放射性核素成像设备		其他物理治疗设备
	放射性核素成像辅助设备	10输血、透析和体外循环器械	血液分离、处理、贮存设备
	光学成像诊断设备		血液分离、处理、贮存器具
	医用内窥镜		血液净化及腹膜透析设备
	内窥镜功能供给装置		血液净化及腹膜透析器具
	内窥镜辅助用品		心肺转流设备
	组合功能融合成像器械		心肺转流器具
	图像输出及打印设备		其他
07医用诊察和监护器械	诊察辅助器械	11医疗器械消毒灭菌器械	湿热消毒灭菌设备
	呼吸功能及气体分析测定装置		干热消毒灭菌设备
	生理参数分析测量设备		化学消毒灭菌设备
	监护设备		紫外线消毒设备
	电声学测量、分析设备		清洗消毒设备
	放射性核素诊断设备	12有源植入器械	心脏节律管理设备
	超声测量、分析设备		神经调控管理设备
	遥测和中央监护设备		听觉辅助设备
	其他测量、分析设备		其他
	附件、耗材		

一级产品类别		一级产品类别	
	骨接合植入物		手术台
	运动损伤软组织修复重建及置换植入物		诊疗台
	脊柱植入物	15患者承载器械	医用病床
	关节置换植入物		患者位置固定辅助器械
	骨科填充和修复材料		患者转运器械
13无源植入器械	神经内/外科植入物		防褥疮垫
	心血管植入物		眼科无源手术器械
	耳鼻喉植入物		眼科无源辅助手术器械
	整形及普通外科植入物		视光设备和器具
	组织工程支架材料	16眼科器械	眼科测量诊断设备和器具
	其他		眼科治疗和手术设备、辅助器具
	注射、穿刺器械		眼科矫治和防护器具
	血管内输液器械		眼科植入物及辅助器械
	非血管内输液器械		口腔诊察设备
	止血器具		口腔诊察器具
	非血管内导（插）管		口腔治疗设备
	与非血管内导管配套用体外器械		口腔治疗器具
	清洗、灌洗、吸引、给药器械		口腔充填修复材料
14注输、护理和防护器械	可吸收外科敷料（材料）	17口腔科器械	口腔义齿制作材料
	不可吸收外科敷料		口腔正畸材料及制品
	创面敷料		口腔植入及组织重建材料
	包扎敷料		口腔治疗辅助材料
	造口、疤痕护理用品		其他口腔材料
	手术室感染控制用品		妇产科手术器械
	医护人员生物防护用品	18妇产科、生殖和避孕器械	妇产科测量、监护设备
	病人护理防护用品		妇产科诊断器械
	其他		妇产科治疗器械

续表

一级产品类别		一级产品类别	
18妇产科、生殖和避孕器械	妇产科承载器械	22临床检验器械	血液学分析设备
	妊娠控制器械		生化分析设备
	辅助生殖器械		电解质及血气分析设备
19医用康复器械	言语视听认知障碍康复设备		免疫分析设备
	运动康复训练器械		分子生物学分析设备
	助行器械		微生物分析设备
	固定矫形器械		扫描影像系统
20中医器械	中医诊断设备		放射性核素标本测定装置
	中医治疗设备		尿液及其他体液分析设备
	中医器具		其他医用分析设备
21医用软件	治疗计划软件		采样设备和器具
	影像处理软件		形态学分析前样本处理设备
	数据处理软件		样本分离设备
	决策支持软件		培养与孵育设备
	体外诊断类软件		检验及其他辅助设备
	其他		医用生物防护设备

2. **有源器械为主的器械** 设置8个子目录,分别是:"05放射治疗器械""06医用成像器械""07医用诊察和监护器械""08呼吸、麻醉和急救器械""09物理治疗器械""10输血、透析和体外循环器械""11医疗器械消毒灭菌器械""12有源植入器械"。

3. **无源器械为主的器械** 设置3个子目录,分别是:"13无源植入器械""14注输、护理和防护器械""15患者承载器械"。

4. **按照临床科室划分** 3个子目录,分别是"16眼科器械""17口腔科器械""18妇产科、生殖和避孕器械"。

5. **"19医用康复器械"和"20中医器械"** 根据"条例"中对医用康复器械和中医器械两大类产品特殊管理规定而单独设置的子目录。

6. **"21医用软件"** 医用独立软件产品的子目录。

7. **"22临床检验器械"** 子目录设置在最后,为后续体外诊断试剂分类子目录修订预留空间。

第三节　医疗器械发展

? 问题

医疗器械市场规模和发展趋势如何？

在医疗器械技术前景方面，有哪些发展热点？

医疗器械在医疗卫生体系中占有十分重要的地位，医疗器械产业战略性较强，受到世界各国的关注，在一定程度上代表国家经济以及科学技术发展的水平。

一、医疗器械产业特点

1. **医疗器械产业是关系到人类生命健康的重要产业**　医疗器械和其他装备制造业最大的不同在于对象特殊，它是救死扶伤、抗震救灾、战备应急、为医疗卫生事业提供开展医疗保健服务活动的设备或工具，产品必须做到安全、有效。按照《医疗器械监督管理条例》，国家对医疗器械产品实行严格监管。

2. **医疗器械包涵了多个工程学科的基础理论和研究成果**　医疗器械聚集和融入了大量现代科学技术的最新成就，是医学与多种现代化学科相结合的高新技术产物。医疗器械门类复杂，技术含量高，交叉性强，涉及多个学科的知识，已经成为衡量一个国家整体科技水平的试金石。例如影像技术、信息处理、3D打印技术等多种科技率先在医疗器械产品中应用。

世界上到底有多少种医疗器械？但是粗略地估计，目前市场上至少有5万~6万种医疗器械产品。

3. **医疗器械产业被誉为朝阳工业、战略产业**　医疗器械产业的发展水平代表了一个国家的综合经济、技术实力，随着人民生活水平的不断提高，对医疗器械的要求会越来越高，技术不断改进和创新，产品结构会不断调整，功能更加多样化，市场容量会不断扩大。

当今医疗器械的创新源头在发达国家，其技术创新和产业结构的发展大致有以下主要特点。

（1）医疗器械更新换代快　各国都将科学技术领域的高新科研成果首选应用于医疗器械制造业，加快了医疗器械产品的更新换代。最突出的是医学影像设备，如X射线计算机体层摄影（X-ray Computed Tomography，X-CT）装置目前已发展到第五代电子束CT。

（2）发展新产品与医疗模式相适应　当前国际上的医疗模式是从医院内诊治为主的单纯模式，逐步发展为预防为主、院前急救、临床诊治和康复保健结合的社区医疗、家庭医疗的多元化现代医疗保障体系。发展小型化、高精度和人性化的新型医疗器械产品成为目前医疗器械制造业的新亮点。同时，全世界已有很多国家的人口老龄化严重，据统计，2018年年末我国60岁以上的老人已占总人口的17.9%，对医疗卫生、防病治病的需求日益增长。

（3）对医疗器械的研发投入加大 国际上几家大型医疗器械公司的研究开发投入已占销售额的10%~12%，正是持久、强大力度的研发投入，促使这些企业在国际上长期占据霸主地位。

我国大部分医疗器械企业研发投入占比仅为2%~5%。以国内已上市的40多家医疗器械企业为例，这些企业的研发投入金额从千万到亿元不等，在一定程度上代表着国产医疗器械的研发创新实力，但企业研发投入占比也仅在10%以内。这说明当前国内医疗器械企业研发创新的"热度"还需进一步提高。

二、我国医疗器械产业现状分析

我国医疗器械产业目前共有生产企业16500余家（一类5000，二类9000，三类2500），可以生产22个大门类的产品。近年来，医疗器械行业的增速引人注目，年销售额以接近20%左右的速度增长。

我国出口产品仍以一次性耗材、医用敷料、按摩器具和中低端诊疗器械为主。从出口省份来看，我国医疗器械主产地广东、江苏、上海三大省市占据我国50%以上的出口份额。从出口企业类型来看，民营企业在我国医疗器械产品出口中扮演着重要的角色。民营企业出口比重已经占到43%。

我国对高端、大型医疗器械依赖进口的局面短时间内很难改变。进口产品以高值耗材、CT、核磁和人体植入类等产品为主，主要进口省市为上海、北京、广东，占进口总额的76%。分析原因是国家逐年加大公共卫生体系和城市社区、农村基层医疗体系建设，大量新建扩建的医疗机构对设备需求旺盛；医疗领域的信息化和网络化趋势，引发对智能化、影像化、数字化等高精尖医疗器械的需求增长，而国内产品还难以满足；医疗机构把拥有进口医疗器械、尤其是高端进口医疗器械作为增强实力水平和提升竞争力的优先选择。

中国医疗器械产业总体呈现"多、小、高、弱"的特点。

（1）企业数量多，但企业规模普遍都小，近70%的生产企业销售额低于3000万；产值超过亿元的企业只有20余家，上市公司有40余家。

（2）产品集中度高，医疗器械产品种类3500多种，平均每种产品有十多张产品注册证；地域集中度也高，主要集中在东南沿海一带。

（3）国产医疗器械产品的性能与质量水平大体落后于国际先进水平10年左右。产品研发大部分还停留在仿制、引进技术的水准上，缺乏自主创新的高技术、高附加值产品，关键技术及关键部件要从国外进口。

（4）专业人才缺口较大，不论是企业，还是高等学校、科研单位、临床医疗机构、医疗器械监管部门都比较缺乏专业人员，尤其是具有自主创新意识和自主创新能力的人才。

（5）产业结构分布不均，从地域分布来看，中国医疗器械行业集中在东南部沿海地区，有较高的地域集中度。全国已形成了几个医疗器械产业聚集区和制造业发展带：珠江三角洲、长江三角洲及京津环渤海湾三大区域，成为本土三大医疗器械产业聚集区。三大区域医疗器械总产值之和及销售额之和均占全国总量的80%以上。此外，以重庆为中心的成渝地区，以武汉为中心的华中地区也是新兴的、以生物医学材料和植入器械及组织工程为特色的地区。

2016~2017年，国产医疗器械市场占有率有所上升，约占医疗器械市场60%以上。低端领域，如常用耗材、一次性用品领域，国产产品占据主流，产品质量基本都能得到保证，还可以出口创汇；中端领域，如超声仪、监护仪、普放X射线机等，国产与进口产品市场争夺很激烈，国产器械能占到60%左右，质量与国外差距不大；高端领域，如大型医学影像设备进口产品占主流，达80%以上。此类产品核心技术或部件被国外公司垄断，国内企业多是进口核心技术、材料乃至部件，在国内进行系统整合和组装。

当前，我国的医疗器械已经被纳入到战略性的产业中，国家采取多种措施鼓励医疗器械产业发展，并加大投入以培育重点企业。此外，近年来国家出台或修订了多个医疗器械监管政策文件，使医疗器械行业的监管更科学、更完善，促使医疗器械行业良性整合，优胜劣汰，实现医疗器械企业的规模化发展。

三、医疗器械技术前景

（一）数字化医疗发展

1. **数字化** 数字医疗最早于20世纪90年代末期在我国提出，在2000年提出"数字化医院全面解决方案"。此时医疗器械从传统的模拟装置开始转入数字化。数字化医疗出现的典型代表应该是CT，把数字化的计算技术引入常规的放射成像，人类开始进入"数字化医疗"时代。此后，常规脑电图、心电图都开始数字化，以及磁共振成像（Magnetic Resonance Imaging，MRI）、达芬奇手术机器人等目前重要医疗诊断设备，都是数字化医疗发展的结晶，为人类打开了更宽的视野，从更高的角度来提高医疗健康水平。

2. **信息化** 医疗器械的数字化，使得信息化成为可能和必然。一台数字化医疗器械，如果不能够将其数据进行传输、共享，只能算是一个数据孤岛。也是在20世纪90年代末期，全球的医疗信息化发展风起云涌，最早是把其他行业成功的信息技术移植到医疗领域，如把管理信息系统移植到医院，成为医院管理信息系统（Hospital Information System，HIS），也是目前国内医院的标准基本信息化系统。之后发展迅速的是医技科室应用软件系统，如影像归档和通信系统（Picture Archiving and Communication Systems，PACS）、实验室信息系统（Laboratory Information System，LIS）。

3. **智慧化** 随着信息化的发展，人们不再满足于仅仅能够把模拟的信息电子化，也不再仅仅满足于能够方便地存取数据，而是更希望这些数据带来的信息能够被有效利用，提炼出知识，指导医疗健康服务。因而，智慧城市、智慧健康、智慧医疗成为热门话题。国家也投入大量的资源进行智慧健康和智慧城市建设。据此，人们发展了临床决策支持系统，把临床路径的概念、过程质控的概念都通过软件系统实现，达到提高诊疗效果、诊疗质量的目的。

数字化医疗的进一步发展路径如下。

（1）可穿戴设备 随着技术的进步，人类对于健康的要求也从有病治疗发展到未病保健，能够随时监控和提示人体健康状态，甚至给予一些干预。就当前而言，可穿戴设备的发展是一个必然。在可以期待的未来，具有真正保健和医疗意义的可穿戴设备，会伴随大量的相应服务的完善成为我们日常穿戴的健康日用品。

（2）互联网化 互联网时代的到来，是人类历史上又一次技术进步，带来了社会变革。互联网正在从根本上改变人类的生存状态。移动医疗、互联网健康技术的发展方兴未艾。目前国家正在积极推进互联网技术，从医疗当前的核心业务出发，应用在已有医疗模式下建立数字化、信息化医疗环境，从医疗内生出互联网医疗业务服务模式。

（3）大数据 数字化医疗发展的一个必然结果就是产生大量的数据。而对于数据的挖掘、处理，以及应用大量数据训练获得新的知识和经验模式，正成为现实。可以预见，大数据将极大地提高人类医疗保健水平。

（二）医用成像器械发展

1. 小型化和网络化 小型、便携的床边医用成像器械将越来越多地投入应用，这将为重症监护、家庭医疗、预防保健等提供快速、准确、可靠的信息，提高医生对患者诊断的及时性和针对性。同时，数字化成像将安全取代传统的非数字图像，医院内部所有医学影像设备将联网，在线大容量数字化图像存储得到普及，由于宽频带网络的应用，医学影像学图像的远程传输更快捷，图像更清楚，使远程放射学达到普及和实用阶段。网络化也将加快成像过程、缩短诊断时间，有利于图像的存储和传输。

2. 多态融合技术使诊断治疗一体化 在21世纪，将有多种新型造影剂问世（包括组织、器官特异性造影剂，特定基因表达、特定代谢过程、特殊生理功能造影剂），其毒副作用更小、对比增强效果更佳、诊断的特异性更强。此外，医学影像学技术可直接应用于药物研制，并用于监测疗效，可促进新药的开发进程。

医学图像所提供的信息可分为解剖结构图像和功能图像。由于成像原理不同所造成图像信息的局限性，使得单独使用某一类图像的效果并不理想。因此，通过研制新的图像融合设备和新的影像处理方法，将成为计算机手术仿真或治疗计划中的重要方向。同时，包含两种以上影像学技术的新型医学影像学设备将更受欢迎，诊断与治疗一体化将使多种疾病的诊断更及时、准确，治疗效果更佳。

3. 3D打印辅助医学影像 随着3D打印技术与医学影像建模、仿真技术的不断结合，3D打印技术在医疗卫生行业领域展现出广泛的应用前景。通过将X线机、CT及MRI装置获得的医学数字成像和通信（Digital Imaging and Communications in Medicine，DICOM）数据转换成三维打印机的数据，快速准确制成医疗模型，在进行复杂手术前通过医疗模型模拟手术，使得医生能够充分做好手术前的规划和方案设计，提高手术成功率。

（三）物理治疗器械发展

1. 常规物理治疗设备 射频治疗设备能对生物组织产生深部透热作用，是目前最活跃的物理量，新型轻便的射频治疗设备在理疗和康复治疗上还将会有很大的发展前景；微波热疗设备可通过对辐射器形状与尺寸的合理设计进行局部加热，减少非治疗区的损伤；毫米波治疗设备最重要特点是治疗功率剂量小，通常为 $1\sim10mW/cm^2$，因此对肌体无损伤，并易于与其他疗法配合治疗；超声治疗设备开始出现采用 $40\sim60kHz$ 低频超声的趋势，在强度方面重视功率密度在毫瓦量级的低强度超声应用，在波形方面重视低强度（ $30mW/cm^2$ 左右）脉冲超声的应用。目前红外治疗设备、极低频磁场治疗设备、牵引治疗设备也有很好的新产品出现和临床发展。

2. 定向能量外科治疗设备　在微波、射频、激光、超声、冷冻等各项高能定向治疗设备中，微波和射频设备在市场上将最为活跃。涉及的关键技术有临床剂量学的研究和医疗器械的剂量有效控制，自效的靶区测温控温技术，治疗过程的有效监测，能量作用区的精确控制等。

（四）无源医疗器械发展

无源医疗器械约占全部医疗器械的50%。无源医疗器械产品是由各种生物医用材料加工而成，材料质量的优劣直接对产品的生物安全性和有效性起决定性作用。生物医用材料是研究人工器官和医疗器械的基础，已经成为材料学科的重要分支，随着生物技术的蓬勃发展和重大突破，生物医用材料已成为各国科学家竞相进行研究和开发的热点。自20世纪90年代后期以来，世界生物材料科学和技术迅速发展，全球生物医用材料市场以每年13%的速度快速增长。无源医疗器械的发展很大程度上依赖于生物医用材料的发展。如何改进和发展生物医用材料的生物相容性评价，新降解材料的研究开发，具有全面生理功能的人工器官和组织的材料研究，新的药物释放体系和药物载体材料，材料表面改性的研究等将成为医用材料最为关注的发展方向。

此外，在人工器官及组织领域，鉴于当代材料科学与技术、细胞生物学和分子生物学的进展，在分子水平上深化了材料与机体间相互作用的认识，加之现代医学的进展和临床巨大需求的驱动，当代生物材料科学与产业正在发生革命性变革，并已处于实现意义重大的突破的边缘—再生人体组织、整个人体器官，打开无生命的材料转变为有生命组织的大门。将生物制品和器械有机结合的复合器械产品将是无源医疗器械发展的趋势，这些制品的相互结合可以开发出新型的医疗器械产品，更好地满足各种临床需求。

思考题

1. 简述医疗器械的定义。

2. 根据医疗器械的定义判断眼镜、牙刷、轮椅、用于糖尿病的胰岛素注射包、创可贴是否属于医疗器械？

3. 根据医疗器械分类判定依据，试说明心电图机的管理类别。

4. 简述2017年发布的《医疗器械分类目录》内容与2002年内容的主要差别。

5. 简述我国医疗器械产业现状与发展重点。

第二章 有源医疗器械

✎学习导航

1. 掌握医用诊察和监护器械、医用成像器械、呼吸麻醉器械、血液净化器械的原理结构和监管要点，以及有源医疗器械电气安全评价方法。

2. 熟悉体外循环器械、物理治疗器械的原理结构和监管要点，以及有源医疗器械电磁兼容评价方法。

3. 了解急救器械等其他有源医疗器械。

有源医疗器械是任何依靠电能或者其他能源，而不是直接由人体或者重力产生的能量，发挥其功能的医疗器械。有源医疗器械在医疗器械中占有相当大的比重，做好对此类医疗器械的技术监管，有助于规范有源医疗器械产品企业产品质量体系。

通过本章学习，有助于对有源医疗器械不良事件的监测，督促企业建立医疗器械不良事件报告制度，及时报告医疗器械不良事件和相关信息并及时评价，保障有源医疗器械产品安全有效。

第一节 有源医疗器械概述

? 问题

有源医疗器械和无源医疗器械的区别是什么？
对有源医疗器械的检测项目主要包括什么？

有源医疗器械是相对于无源医疗器械而言的，需要使用电能或者其他能源等驱动，比如各类医用电气类器械。能源的种类包括电能、核能、射线能、超声波能、电磁波能、热能等。

一、有源医疗器械的使用形式

1. **有源接触人体器械** 能量治疗器械、诊察监护器械、液体输送器械、电离辐射器械、植入器械、其他有源接触人体器械。

2. **有源非接触人体器械** 临床检验仪器设备、独立软件、医疗器械消毒灭菌设备、其他有源非接触人体器械。

二、有源医疗器械使用产生的影响

1. **有源接触人体器械**　根据失控后可能造成的损伤程度分为轻微损伤、中度损伤、严重损伤。

2. **有源非接触人体器械**　根据对医疗效果的影响程度分为基本不影响、轻微影响、重要影响。

三、有源医疗器械检测项目

1. **性能部分**　主要包括产品所要达到的技术指标。

2. **电气安全部分**　主要包括产品电气安全通用依据标准GB 9706系列、GB 4793系列，电磁兼容标准YY 0505系列、GB 18268系列等。

第二节　医用诊察和监护器械

> **? 问题**
>
> 心电图机的组成和记录方式有哪些？
>
> 监护仪的基本结构是什么？临床监测参数有哪些？
>
> 血压计的基本原理是什么？不同类型的血压计各有什么特点？

一、心电图机

心电图机是记录心电的专用仪器，有单道心电图机和多道心电图机，多道心电图机可以同时记录多导联的心电，最多有同时记录12导联的，而单道心电图机只能顺序记录12个导联。根据控制方式和导联切换方式的不同，有手控的模拟心电图机，也有程控的数字式心电图机。

（一）心电图

心电图是从体表记录心脏电位变化的曲线，它反映出心脏兴奋的产生、传导和恢复过程中的生物电位变化。

心电波由一系列波形组成：P波代表左，右心房的除极，波宽不大于0.11s，振幅小于0.25mV。P-R间期代表心房除极开始至心室除极开始的时间，即从P波开始处到QRS波群的开始处。P-R间期随年龄的增大而有加大的趋势，成人约为0.12~0.20s。QRS波群反映左、右心室的除极过程，其最大振幅不超过5mV，宽度小于0.1s。ST段是指QRS波群终点到T波开始的一段。T波表示心室复极波，它是一个较钝而宽的波，T波由基线慢慢上升到达顶点，随即快速下降，故而上下支不对称。T波不应低于R波的1/10，图2-1为心电波图形的命名。

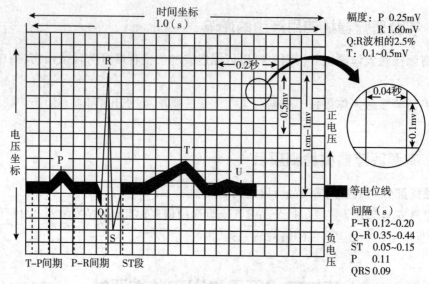

图2-1　心电波图形的命名

心电信号还有如下特点。

1. 基波频率低　正常人心脏每分钟跳动75次，它的周期频率不到1Hz。T波频率大约是1.3Hz，QRS波群大约是15Hz。由于二次以上谐波衰减很快，而基波和二次谐波占了总能量的85%以上，所以心电频谱主要取决于基波及2次谐波。

2. 谐波丰富　QRS波群虽然其频率仅为15Hz，但其前沿上升率极陡对于早期隐伏的心脏患者来讲QRS波群常有切迹，偶尔可达200Hz，而ST段几乎平直，约在0.14~0.8Hz之间。

3. 心电信号极其微弱　峰值大约在1~5mV之间，而最小电压只有20μV左右。

（二）心电图机的导联

将两个电极安放在人体表面的相关部位，分别与心电图的正负极端相连，用以描记体表两点间的电位差，这种放置电极的方法及其与心电图机的联接方式称为心电图导联。

常用的导联包括标准肢体导联、加压单极肢体导联和胸导联等。

（1）标准肢体导联是最早使用的传统方式，属双极导联的一种。它包括标准第一导联（Ⅰ），第二导联（Ⅱ）和第三导联（Ⅲ）。

（2）加压单极肢体导联是指电极分别置于右上肢（R）、左上肢（L）及左下肢（LF），并与心电图机的正极相连，将中心电端与心电图机的负极相连。加压单极肢体导联（aVR、aVL和aVF导联）的连接方式是断开测量肢体与中心电端的连接，使振幅增大了50%。

（3）胸导联是指将探查电极放在前胸壁，其他电极与中心电端连接，电极安放的部位有6个，分别称为V1~V6胸导联。图2-2为心电图机导联示意图，图2-3为12导联心电图。

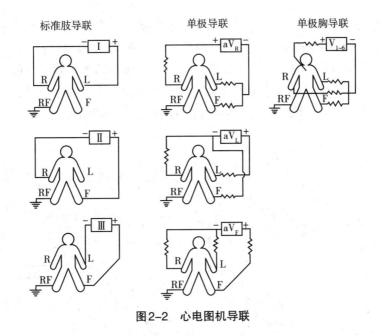

标准肢导联　　　　　单极导联　　　　　单极胸导联

图2-2　心电图机导联

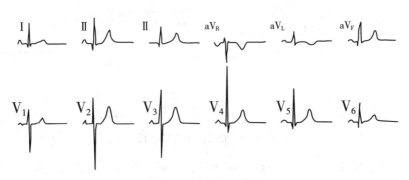

图2-3　12导联心电图

（三）心电图机的工作原理

体表心电经电极、导联线送至心电图机，心电图机主体从原理上可分为输入回路，导联选择、放大电路、描笔驱动和走纸部分，现代心电图机通常还有程控部分。

输入回路部分有较大的输入阻抗，一般都在10MΩ以上，通常采用射极跟随的缓冲放大器。此外还应有过电压、过电流的保护电路，有右腿驱动电路或屏蔽驱动电路以减少50Hz干扰等措施。导联选择通常由一个选择开关和一个电阻网络（威尔逊网络）组成，通过选择开关选择不同的电阻组合来确定不同的导联，导联选择可以是手动选择或者程控选择。放大器可以分为前置放大器、后级放大器、功率放大器等。前置放大器是由差分放大器组成，以获得较高的共模抑制比，选择的元件必须是低噪声的，从安全用电角度考虑又往往是做成电气隔离（浮地）的，1mV定标电路也连在前置放大器上。后级放大器主要是进行电信号放大，以及对信号进行滤波，以获得特定的频率响应特性，这包括阻容耦合电路、闭锁电路、增益选择、截止频率和50Hz陷波选择等。功率放大器和描笔记录器通常连在一起组成负反馈系统，以提高描笔的频率响应并提供足够的功率以推动描笔，描笔可以有墨水笔、热笔等，在一些数字式系统中则采用热元阵列。走纸部分是由马达传动机构和控制电路组成，其目的是记录纸的线速度为25mm/s或50mm/s，而对于存储以后再打印的非实时系统，则走纸速度只需与采样频率相匹配即可。除了上述心电信号的通道以外，通常还有控制部分和键盘操作部分，用于导联选择、参数设置、结果打印、信号存储和传输等作用，图2-4为心电图机基本原理示意图。

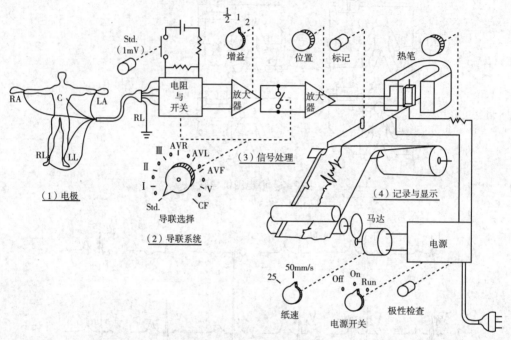

图2-4　心电图机基本原理

图2-5给出了数字心电图机原理示意图，它是利用心电电极从人体提取生理电信号，经导联输入网络、导联选择送入前置放大、滤波电路，再经A/D转换后送入控制部分，再经过数字处理、滤波及变换后送入记录器和显示器，从而记录和显示出心电图波形。

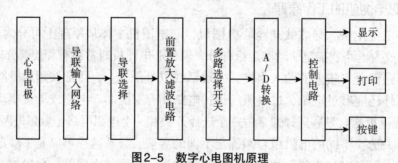

图2-5　数字心电图机原理

（四）心电图机的技术指标

指标包括共模抑制比、频率响应、时间常数、灵敏度、走纸速度、阻尼、电安全性能等。

1. 共模抑制比　可表示为$CMRR = \dfrac{A_d}{A_{cm}}$，其中$A_d$为系统总的差模增益，$A_{cm}$为系统总的

共模增益。共模抑制比常用分贝（dB）表示，即$CMRR=20\lg\dfrac{A_d}{A_{cm}}$，该值体现了仪器的抗共模干扰的能力。心电图机的共模抑制比应大于60dB以上，现在有的能做到100dB以上。

2. 频率响应　反映的是对不同频率信号的不同灵敏度，要求心电图机对0.1~25Hz的频率范围内的信号，频率响应曲线必须是平坦的（<±0.5dB），截止频率是指灵敏度下降到70.7%（–3dB）时的频率。

频率响应范围是指高频截止频率（f_H）和低频截止频率（f_L）之间的通频带范围。对于诊断用心电图机的频响要求是0.05~100Hz，对于监护用的心电图机则频率响应要求可低些，如0.1~40Hz。

3. 时间常数　反映的是仪器的低频截止频率（f_L），实际测量时是记录1mV标准信号幅度下降到30%时所需要的时间（t）要求$t>3.2s$，也可换算成截止频率$f_L=\dfrac{0.19}{t}$。

4. 灵敏度　指输入1mV电压时描笔的偏转量。至少分3档，×0.5、×1、×2，即5mm/mV、10mm/mV、20mm/mV三档。

5. 走纸速度　记录纸每秒移动的距离。

6. 阻尼　用输入1mV矩形波来判别描笔记录的动态响应，应使阻尼处在临界阻尼状态，避免欠阻尼和过阻尼。数字心电图机无此指标。

7. 安全性能　符合GB9706.1中I类CF型。

（五）心电图机的临床应用范围

目前应用于临床的心电图机有三道，四道，六道，八道和十二道心电图机。有些多道心电图机还同时具有心电自动分析功能和多路波形显示的功能，大大方便了医务人员的操作。如图2-6所示为各类心电图机外形示意图。

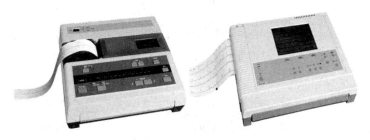

图2-6　心电图机

各类多道心电图机在心内科、急诊科、儿科、监护病房、基础医学部、临床研究室、心功能室、综合健诊中心、保健中心等科室中用来检查和分析心电图。它是用以发现一般单道心电图机较难分析的一些心脏疾病，如多行过早搏的定位、定性和识别；宽QRS波心动过速的鉴别诊断；室内传导阻滞的诊断；QT离散度和心律失常的分析和诊断等。

（六）心电图机的检测

由于记录和分析型心电图机能够测量和解释心电数据，方便了医生后续的医疗诊断，因此近年来得到迅猛发展。此类心电图机的检测除了必须执行YY1139-2013《心电诊断设备》标准外，还需执行YY0782-2010《医用电气设备第2-51部分：记录和分析型单道和多道心电图机安全和基本性能专用要求》标准。两个标准都是心电图机性能指标的检测标准，因此对于心电图机产品的主要技术指标，两个标准都有相关描述，具体如表2-1所示。

表2-1 两个标准对心电图机主要技术指标的检测要求

主要技术指标	主要检测内容	YY1139-2013标准	YY0782-2010标准
灵敏度	设置	4.2.4.1增益设置和准确度	51.104.1要求的灵敏度
	稳定性	4.2.4.4增益稳定性	51.104.2灵敏度的稳定性
	精确度	4.2.4.1增益设置和准确度	51.104.3灵敏度的精确度
走纸速度	设置	4.2.5.1时间基准选择	51.108.4.4记录速度
	精确度	4.2.5.2时间基准准确度	51.108.4.4记录速度
定标电压	设置及精确度	4.2.8定标电压	51.103.1校准电压 51.103.2校准电压的重现
导联	导联权重因子	4.2.7.3导联权重因子	51.101.2.2导联网络测试
基线	稳定性	4.2.13.2基线稳定性	51.106.3稳定性
输入信号	动态范围	4.2.3输入动态范围	51.107.2线性和动态范围
频率响应	高频响应	4.2.7.2频率和脉冲响应	51.107.1.1.1高频响应
	低频响应	4.2.7.2频率和脉冲响应	51.107.1.1.2低频响应
道间干扰	–	4.2.12.2通道串扰	51.106.6多道心电图机的道间干扰
输入阻抗	–	4.2.9输入阻抗	51.102.1输入阻抗和导联网络阻抗
共模抑制	–	4.2.11共模抑制	51.105.1共模抑制
噪声	–	4.2.12.1电缆、电路和输出显示噪声	51.106.4噪声电平
过载	–	4.2.14.1交流电压	51.105.2过载容限
最小信号响应	–	4.2.7.4滞后	51.107.3最小信号响应
心脏起搏器	–	4.2.14.3起搏脉冲显示能力	51.109在有心脏起搏器的情况下使用

技术要点

依据标准YY1139，心电图机技术要求主要包括：导联定义，输入动态范围，增益控制，准确度和稳定性，时间基准，输出显示，定标电压，输入阻抗，直流电流，共模抑制，系统噪声，基线控制和稳定性等。

二、无创血压测量设备

血压是指血液对血管壁产生的侧压力。血管分为动脉、静脉和毛细血管，血压也就有动脉血压、静脉血压和毛细血管血压之分。我们通常所说的血压是动脉血压的简称。

心室收缩将血液射入动脉，通过血液对动脉管壁产生侧压力，使管壁扩张，并形成动脉血压。心室舒张不射血时，扩张的动脉管壁发生弹性回缩，从而继续推动血液前进，并使动脉内保持一定血压。心室收缩时，动脉血压所达到的最高值称为收缩压；心室舒张时，动脉血压下降，它所达到的最低值称为舒张压。收缩压与舒张压之差称脉压差，它表示血压脉动量，一定程度上反映了心脏的收缩能力。血压波形在一个周期内的积分除以心动周期称为平均压；正常情况下，平均压可用舒张压加上三分之一的脉压差来表示。

血压的单位为千帕，1kPa=7.5mmHg，测量血压时，是以血压和大气压作比较，用血压高于大气压的数值表示血压的高度。如测得的动脉血压是100mmHg，即表示动脉内血液对血管壁的侧压力比大气压高100mmHg。

动脉血压在上臂部测量，正常成人动脉收缩压为12~18.7kPa（90~140mmHg），舒张压为8~12kPa（60~90mmHg）。各类血管的血压随它们在血液循环系统中所处的位置不同而不同，在整个血液循环中，主动脉由于离心室最近，它的压力最高，约为13.33kPa。主动脉血压维持较高水平对于推动血液循环、维持血流速度、保持足够的血流量，具有重要的意义。

血压测量可分为直接测量血压和间接测量血压两种方法。直接测量血压法精确、可靠，但它属于一种创伤性检查，因而临床上广泛应用血压计间接测量血压。

（一）血压的间接测量法

1. **柯氏音法**　柯氏音法测压时，先用连接水银柱的袖带将被测者的臂膀扎住，关闭阀门，然后对袖带打气，再适当松开阀门进行放气。如图2-7所示，在放气期间，将听诊器听筒放在袖带与臂膀之间动脉附近，听脉搏音。开始时因为袖带压力大将脉搏阻断，几乎没有声音或声音很小；随着袖带压力下降，脉搏音逐渐增大，在一个点上会感到声音明显增大，到最大后在逐渐减小，最后声音变调、消失，如图2-8所示。上述过程中，脉搏音明显增大时刻所对应的水银柱高度为收缩压，而脉搏音从大到小开始变调时刻对应为舒张压。

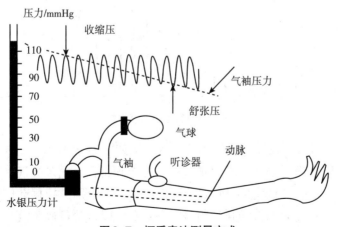

图2-7　柯氏音法测量方式

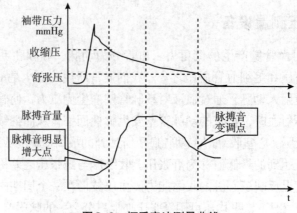

图2-8　柯氏音法测量曲线

2. **测振法**　电子血压计的设计一般采用测振法。

（1）基本原理　在血压检测部位施加一外力，当外力超过某一值后，在减压过程中根据检测到的脉搏波和压力值计算出血压值，亦称示波法。测振法与柯氏音法的不同之处在于，放气过程中不是检测柯氏音，而是检测气袖内气体的振荡波。振荡波起源于血管壁的搏动。如图2-9所示，当气袖内静压高于收缩压P_S时，动脉被压闭，此时因近端脉搏的冲击而呈现细小的振荡波；当气袖内压小于收缩压P_S时，则波幅增大；气袖压等于平均压P_M时，动脉管壁处于去负荷状态，波幅达到最大值A_M；当气袖压力小于舒张压P_D以后，动脉管腔在舒张期已充分扩展，管壁刚性增加，因而波幅维持在较小的水平。因此只要在气袖放气过程中连续测定振荡波（振荡波一般呈现近似抛物线的包迹），振荡波的包络线所对应的气袖压力就间接地反映了动脉血压。

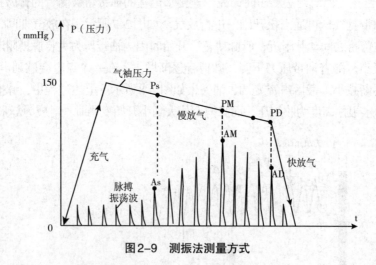

图2-9　测振法测量方式

（2）采用测振法无创血压测量的系统结构框图如图2-10所示。充气袖套由一压缩气泵充气，用电磁阀来进行放气。启动测量后，电磁阀闭合，气泵打气，到设定值时停止打气，此时袖带气压保持恒定。CPU记录压力信号，并识别脉搏振动信号，当确认有脉搏振动信号后，记录此时的振动强度信号，CPU发出以台阶量逐步放气的指令，并检测袖带压力，检测到脉搏振动信号后继续放气到下一级台阶。当压力下降量到达设定值，立即关闭电磁阀，保持袖带压力，开始新的一轮压力及振动信号的记录，记录到振动信号后再到下一个台阶测量。

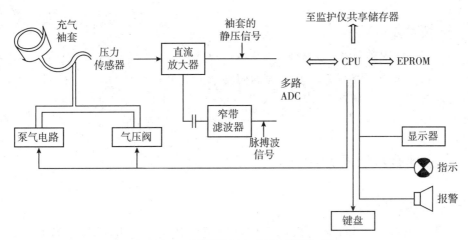

图2-10　采用测振法无创血压测量系统

图2-11为电子式血压计示意图。

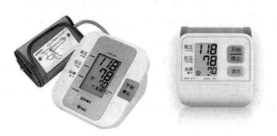

图2-11　电子血压计

（二）血压计的检测

血压计是测量血压的主要工具，按检测方式可将血压计分为水银柱式血压计、电子式血压计和气温压表式血压计。其中水银柱式血压计和电子式血压计应用较为广泛，国家也已经把血压计归于强制检定计量器具。

1. 水银柱式血压计检测

（1）计量标准器的选择　标准器允许误差的绝对值应不大于血压计允许误差绝对值的1/4。水银柱式血压计允许误差的绝对值为0.5kPa，则标准器允许误差的绝对值应不大于0.125kPa。

（2）辅助设备　①压力发生器：用来提供稳定的压力，使其量值可以从0升至40kPa。②三通管、医用胶管：构成气路，使产生的压力能够传递到血压计和标准器上。③秒表：分度值为1/5s或1/10s，用于检定血压计的气密性。

（3）环境要求　温度应控制在（20±10）℃内，相对湿度不大于85%。

2. 电子式血压计检测　电子式血压计的检测重点是压力示值误差，而不对其自动判定的收缩压与舒张压误差（动态误差）进行检测。

（1）计量标准器与辅助设备的选择　这两项与检测水银柱式血压计的要求相同。

（2）环境要求　温度应控制在（20±5）℃内，相对湿度要求30%~85%。

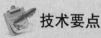

技术要点

依据标准YY0607，血压计技术要求主要包括：工作条件，标识要求，安全要求，性能要求，充气源和压力控制阀要求，气囊和袖带要求，系统漏气，电气安全性要求，环境要求等。

三、生理参数诱发诊断设备

（一）脑电图机

1924年，法国学者Berger首次用头皮电极记录到人脑的电活动，精确地描述了α和β节律，并首次记录到人类癫痫发作时的脑电图，确立了脑电活动起源于脑组织的理论。

脑皮层由数以亿计的神经元组成。神经元像人体中的其他细胞一样，具有生物电活动。在头皮上引导的脑电信号振幅，在正常情况下，其峰–峰值为10~100μV（而从大脑皮层上引导的电位变化可达到1mV），其频率范围从小于1Hz到50Hz，波形因不同的脑部位置而异。且与觉醒和睡眠的水平有关，还存在很大的个体差异，也就是说脑电波在不同的正常人中也存在着不同的表现。测量记录大脑电活动的装置称为脑电图机。它能用来描记大脑两半球电活动曲线——脑电图，供临床诊断和神经生理研究。

1. 电极安放标准　按脑电图国标"10–20系统"电极安放的标准方法。由于头部形状和大小因人而异，故采用百分数来定位划分，即以10%和20%来计算电极安放位置，如图2–12所示。主要按照三条线：前后正中线（FP_z~O_z），冠状线（A_1~C_z~A_2）及侧连线（FP_z~T_3/T_4~O_z）分布。

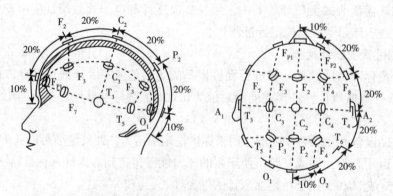

图2–12　国际"10–20系统"电极安放位置

2. **导线的连接方式设计**　和心电图相同，脑电图的电极连接可采用单极或双极导联方式。

（1）单极导联法　如图2-13（a）所示，该方法是由一个放置于头皮的作用电极与一个距离要检查的脑组织区域越远越好的中性电极（一般取两耳做中性电极）构成导联的方法，通常是只描记来自单个作用电极的电位改变，所以叫做单极导联。因此当在某处记录到波形及频率异常时，则应该考虑该处可能是病变区。这种连接方法记录的波幅高，可探测深度深，异常脑电活动易于发现，但干扰较大。

（2）双极导联法　如图2-13（b）所示，把头皮上两个作用电极分别连接到差动放大器的两个正负输入端进行记录的方法，叫双极导联法，记录到的是两个作用电极间的电位差。可将相邻的电极纵向或横向连接。一般将前面（或左面）的电极连到放大器正端，将后面的（或右面）的电极连到放大器的负端，双极记录至少应有一种前后串联和一种横向串联，这种连接由于距离短，所以干扰小、定位精确，但波幅较低。

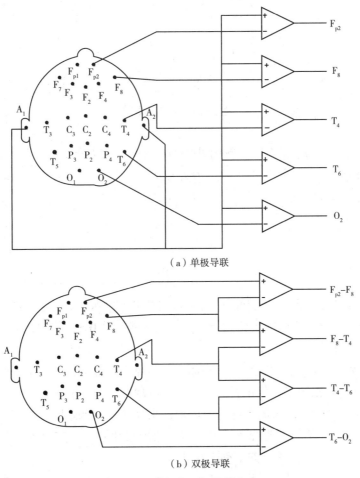

（a）单极导联

（b）双极导联

图2-13　单极和双极导联方式

3. **脑电图的分析**　脑电图是由不同频率、不同幅度和不同形态的脑电波所组成，脑电图的特征与大脑皮层的活动程度紧密相关，例如在觉醒和睡眠状态下有明显的差异，但在某些情况下，如在某些正常精神状态（不同的意识水平）和病理条件下（如癫痫），可见到固定形态的脑电图信号，如图2-14所示。由图可知，其规律性远不如心电图那样明确。健康人除个体差异外，在一生不同的年龄阶段，脑电图都各有其特点，但就正常成人来讲，其波形、波幅、频率和位相等具有普遍性的规律。临床上根据其频率的高低将波形分成如表2-2所示的4种。

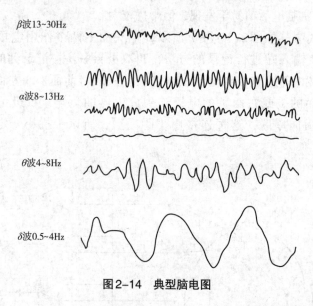

β波13~30Hz

α波8~13Hz

θ波4~8Hz

δ波0.5~4Hz

图2-14　典型脑电图

表2-2　脑电图中各波的频率范围和幅值

类型	频率范围	峰值
α波	8~13Hz	5~20μV
β波	13~30Hz	<20μV
θ波	4~8Hz	<100μV
δ波	0.5~4Hz	<100μV

α波通常在觉醒、精神宽舒和闭眼时出现在枕叶。睁眼时，α活动消失，而出现频率较高、幅度较低的波。α波的个体差异很大，频率在8~13Hz，波幅25~75μV。以顶枕部最明显，双侧大致同步。

β波具有较高的频率，出现在顶叶和额叶，常见于紧张的精神活动期间。

θ波常见于成人浅睡时，但主要见于儿童，出现在顶部和颞区。

δ波包含频率为4Hz以下的全部脑电活动，出现在成人深睡时、早产婴儿和幼儿，主要在额区，是正常儿童的主要波率，单个的和非局限性的小于20μV的δ波是正常的，局灶性的δ波则为异常。δ波和θ波统称为慢波。

由于计算机技术及信号处理技术的飞速发展，目前脑电图机已经能实现初步的自动分析。常见的分析项目有：α、β、δ、θ波的各时间序列的数据；α、β、δ、θ波各振幅积分值周期分布；振幅分布平均振幅；异常节律的检测值等，然后根据这些结果，利用判别准则判断脑电的正常和异常。近年来人工智能方法已经引入到脑电的自动分析领域，在许多方面取得了实际的应用。

4. 脑电图机的组成　测定脑电的装置称为脑电图机，它能用来描记大脑两半球电活动曲线——脑电图，供临床诊断和神经电生理研究，诸如诊断颅内占位性病变、癫痫及航空神经生理研究等，典型的脑电图机通常由8道或16道组成，它可同时记录多道脑电信号。图2-15是脑电图机的典型原理框图。

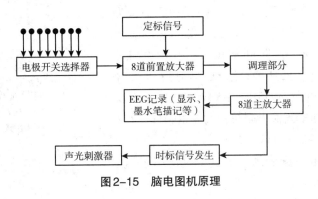

图2-15　脑电图机原理

以8道脑电图机为例，它通常由电极开关选择器、脑电放大器、信号调理和脑电记录等部分组成。人体脑电信号由头皮电极引出，输入到电极开关选择器。电极开关选择器的作用是选择电极导联的接法（双/单极）及交换左、右半球的电极。不同电极组合成的8路脑电信号被同时送入8道前置放大器进行放大。经信号调理器过滤信号、干扰抑制、增益控制等调节，再送到主放大器。8路主放大器将脑电信号放大输出。脑电图机中通常还有声、光刺激，可产生周期性的声、光信号，对患者耳、眼进行刺激。从受刺激患者的头皮表面取得诱发电位，以判别听觉、视觉神经功能的正常与否。

目前已经出现了脑电信号无纸化的趋势。将脑电信号放大到合适的电压再经过A/D转换后送入微机系统，这样数字化的脑电信号可以被存储保存，以便进行各种参数的自动分析、测量、后处理和图形输出。脑电的数字化大大简便了测试过程，数字脑电图机原理框图如图2-16所示。

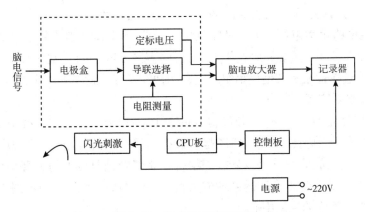

图2-16　数字脑电图机原理

数字式脑电图机采用了微处理器控制技术，可实现人机交互与测量自动控制等功能，如接收按键命令实现相应导联切换、放大器增益控制、记录存储方式选择、滤波频率选择等基本功能。另外，通过软件可实现自动测量、脑电信号自动分析等功能，为医生诊断提供更多参考信息。

5. 脑电图机的技术指标 脑电图的典型技术指标有①输入噪声：指整机电路产生的噪声折合到输入端的等效值，一般应低于 $3\mu V_{p-p}$；②共模抑制比 CMRR：应大于80dB；③时间常数：可在所有通道实现0.1、0.3、1s三档的切换；④频率响应：滤波器的高频截止频率可分成15Hz、35Hz、50Hz、70Hz、100Hz和"关"几档；⑤输入阻抗：大于 $10M\Omega$；⑥安全性能：符合GB9706.1标准。

6. 脑电图机的临床应用 脑电图机适用于脑电诊疗科室、监护病房、保健治疗中心等医疗系统部门，可就患者的相关病情做常规观察和监护观察。图2-17为脑电图机示意图。

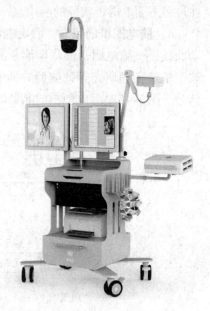

图2-17 脑电图机

 技术要点

依据标准YY0903，脑电图机技术要求主要包括：工作条件，脑电采集部分要求，视听刺激部分要求，软件要求，安全要求，电磁兼容性，环境试验要求等。

（二）肌电图机

肌电图是研究神经和肌肉细胞电活动的科学。肌电图检查诊断是通过描述神经肌肉单位活动的生物电流，来判断神经肌肉所处的功能状态，最后结合临床对疾病作出诊断。利用肌电图检查可帮助区别病变是肌原性或是神经原性损害。

1. 肌细胞中的生物电位 人体骨骼肌数以百计。每块肌肉都有许多肌细胞（肌纤维）借结缔组织连接在一起，两端和肌腱相连，加上供应它们的神经、血管和淋巴管共同形成的。每块肌肉附着在骨骼及其他结缔组织上，在神经系统的管理下，成为一个具有执行一定运动机能的机械效应系统。

肌纤维的直径为0.01~0.1cm，长度自1mm至15cm以上不等，它主要由肌膜、肌原纤维、肌浆、线粒体和细胞核组成。肌膜是包被整个肌细胞的外膜，又称为质膜，主要起兴奋和传导的作用。肌原纤维是一套收缩结构，肌浆管是肌浆内的膜管状结构（含三联管、横管、纵管）是一套离子转运系统或兴奋——收缩偶联结构，线粒体是一套供能系统，而细胞核则是细胞的控制中心。

兴奋和收缩是骨骼肌的最基本机能，也是肌电图形成的基础。肌电图是不同机能状态下骨骼肌电位变化的记录，这种电位变化与肌肉的结构、收缩力学、收缩时的化学变化有关。研究证明，在肌细胞中存在四种不同的生物电位：静息电位、动作电位、终板电位和损伤电位，它们的产生都可用膜离子学说来解释。生理学将细胞安静时膜内为负、膜外为正的现象，称为极化，其电位差称为静息电位，也称跨膜电位或膜电位，静息电位约 –90mV。当给肌细胞单个电脉冲刺激时，膜内的负电位消失，并且翻转为正电位，即由 –90mV 变为 +30mV，整个电位变化幅度为 120mV。极化状态被去除以致反转，在生理学上称为去极化，但刺激引起的膜电位反转的时间极为短暂，它很快又恢复到受刺激前的极化状态，这个过程称为再极化（复极化）。肌细胞兴奋时，膜电位发生去极化和再极化的变化，并向周围扩布，故该过程引起的电位称为动作电位，其持续时间约为 0.5~1ms。

　　如果肌肉某处受到损伤，将会导致损伤处膜的极化现象减弱或消失，因此在组织损伤处表面（－）与完整部表面（＋）之间将出现一个电位差，这个电位称为损伤电位，其形成的电流称为损伤电流，损伤电位存在的时间与损伤状态继续存在有关，肌损伤电位值约为 50~80mV。

　　2. **肌电的引导与记录**　为研究骨骼肌的电活动，可采用针状电极和表面电极来引导，如图 2-18 所示。针状电极有单极同心针电极、双极同心针电极、多导同心针电极、单极针电极等，由铂金丝作为材料，经消毒后插入被检肌肉内引导肌电信号。表面电极一般是用银或不锈钢板制成厚 0.2~0.5mm，直径 8mm，放在皮肤表面的引导电极，用来引导电极下局部肌肉的电活动，是一种无创检测方法，适用于引导诱发电位或运动时肌电的变化。它引导出的肌电为多条肌纤维的综合电位，因此不能做运动单元电位的分析。运动单位电压的分析必须依赖于针状电极。

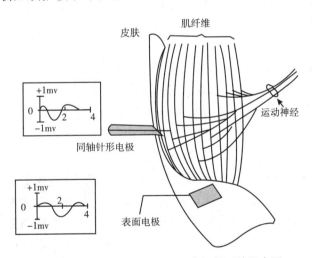

图 2-18　用同轴针形电极和面电极得到的肌电图

3. 典型肌电图仪的结构与指标

　　（1）肌电图机的结构特点　　肌电图机能够自动显示生理参数，可用于常规肌电图、定量分析、传导速度、感觉电位、体诱发电位、H 反射、F 反应、重复刺激等检查。

　　典型肌电图机原理框图如图 2-19 所示。整机由放大器、刺激器、显示器、监听器、稳压电源等组成。系统可根据用户的需要扩展视觉、听觉诱发电位部分。

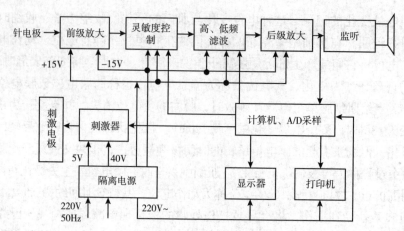

图2-19　典型肌电图机原理

（2）主要技术指标如下。

正常工作环境条件：温度10℃~30℃；相对湿度≤70%；电源220V±22V；频率50Hz±1Hz；功率300W；安全性能符合GB9706.1中I类B型。

放大灵敏度：$0.05\mu V/div$~$20000\mu V/div$。

共模抑制比：≥100dB。

滤波上限：5KHz、2KHz、1KHz、0.5KHz；滤波下限：2Hz、10Hz、20Hz、100Hz。

输入阻抗：≥10MΩ。

噪声电压：≤$0.4\mu V$（rms）。

刺激频率：0.5Hz、1Hz、2Hz、5Hz、10Hz、20Hz、50Hz。

刺激脉宽：0.1ms、0.2ms、0.5ms、1.0ms。

刺激幅度：0V~300V。

扫描速度：1ms/div、2ms/div、5ms/div、10ms/div、20ms/div、50ms/div、100ms/div、200ms/div。

4. 肌电图检查　在临床上，作肌电图包括自发肌电图、诱发肌电图、反射检查等之前，应根据不同的目的，对患者选择检查项目，并做好肌肉选择，让患者做好相关的准备工作，以及做好针电极的选择和消毒等前期工作。

（1）肌电图检查　正常肌电图包括电静息、插入电位、单个运动单元电位和多个运动单元电位等。正常骨骼肌在松弛状态时，插入到肌内针电极下的肌纤维无动作电位出现，荧光屏上呈现一根直线，称为电静息；在电静息条件下，插入及移动针电极的瞬间，即当电极位置在肌肉内移动之际，或叩击时，电极针尖机械刺激肌纤维所诱发的动作电位，称插入电位。正常肌肉做轻度收缩可出现分开的单个运动单元电位，引导电极虽仅接触数条肌纤维，但因容积导电，故可引导出数条或数十条亚运动肌纤维的动作电位，单个运动单元电位反映单个脊髓用前细胞所属肌纤维的综合电位或亚单位的综合电位；多个运动单元是指骨骼肌作轻度、中度或最大用力收缩时，参加活动的运动单位增多，多个运动单位能持续活动出现混合相、干扰电位等。

（2）异常肌电图　包括安静状态下的异常肌电图和随意收缩时的异常肌电图两大类十多种，如图2-20所示。

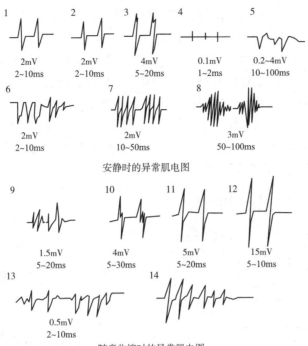

图2-20　各种异常肌电图波形

1. 单个运动单元电压；2. 单纯束颤电位；3. 复合束颤电位；4. 纤颤单位；5. 正锐波；6. 肌紧张电位；

7. 复发电位；8. 群发电位；9. 多相电位；10. 不完全同步电位；11. 完全同步电位；12. 大再生电位；

13. 低振幅运动单元电位；14. 振幅渐减

（3）诱发肌电图

①反射性肌电图：将刺激电极放置在周围神经的运动点上，用不同频率、不同强度电压刺激周围神经干的运动点，如图2-21所示，观察该神经所支配肌肉诱发电位的波形、刺激阈值及潜伏期，该诱发电位的波为M波。

②神经传导速度的测定：神经疾患的精确位置可用测量神经的传导速度来确定。为了测定神经传导速度，可用脉冲宽度为0.2~0.5ms的短脉冲通过放在覆盖于神经上面的皮肤上的电极来刺激神经，使在神经纤维中引起冲动，当兴奋传到肌肉时，肌肉便进行一次短促的挛缩。由于全部神经纤维同时受到刺激，而且由于所有正常神经纤维的传导速度几乎相等，故实际上是产生全部肌纤维的同步活动。用表面电极或针电极可引导肌肉的动作电位，并连同刺激脉冲一并显示在示波器上。刺激脉冲与肌肉动作电位之间的延迟时间，即通常称为的潜伏期，系由神经传导冲动的时间、冲动在神经末梢分支和神经肌肉接点处传导的时间所

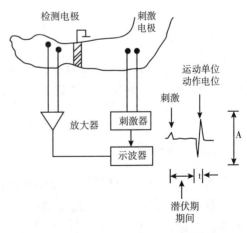

图2-21　电压刺激示意图及肌肉诱发电位

组成。为了测定某一节段神经的传导速度，需要测定该段神经在近端（距离为L_2）及远端处（距离为L_1）的潜伏期t_2和t_1，如图2-22所示。这样，该段神经的传导速度就可用两个刺激点的距离L_2-L_1除以两个潜伏期之差t_2-t_1来计算，即传导速度V。

肌电图机在临床上，可用于多种肌肉/神经性疾患的诊断，例如可用肌电图来鉴别神经性肌萎缩以及肌源性肌萎缩；判别神经损伤的程度和部位；可作神经再生和矫形手术前后肌肉功能的分析；可用来作针灸、针麻、咀嚼肌功能、膀胱括约肌功能、子宫功能等研究的手段。在运动医学方面，肌电图机也可用来分析各种运动时肌肉的作用、力量和疲劳的肌电图指标等。图2-23为肌电图机示意图。

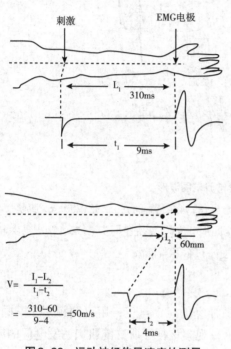

$$V = \frac{L_1 - L_2}{t_1 - t_2}$$

$$= \frac{310 - 60}{9 - 4} = 50 \text{m/s}$$

图2-22　运动神经传导速度的测量

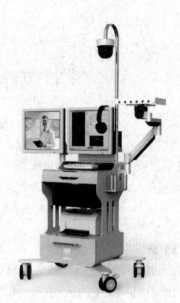

图2-23　肌电图机

技术要点

依据标准YY0896，肌电图机技术要求主要包括：工作条件，输入功率，电击防护，机械防护，工作数据的准确性，环境要求等。

四、监护设备

医用监护仪是一种用以测量和控制患者生理参数、并可与已知设定值进行比较、如果出现超差可发出报警的装置或系统。在早期由于受到相关技术的限制，对患者的生理和生化参数只能由人工间断地、不定时地进行测定，这样就不能及时发现在疾病急性发作时的病情变化，因此往往贻误病情。现在有了医用监护仪，它能进行昼夜连续监视，迅速准确地掌握患者的情况，以便医生及时抢救，使患者死亡率大幅度下降。

监护仪的用途除测量和监视生理参数外，还包括监视和处理用药及手术前后的状况。患者监护的目的是测量与监视生理参数，监视和处理手术前后的状况。因此在医院内常设置各类监护病房，这些监护病房中使用各类医用监护仪分别对各种生理、生化参数进行测量、分析与控制。监护仪的使用不仅减轻医务人员的劳动，提高了护理工作的效率，更重要的是使医生能随时了解病情，当出现危急情况时可及时进行处理，提高了护理质量，大大降低危重患者的死亡率。

（一）监护仪的分类

1. 按仪器构造功能分类　按仪器构造功能可以将医用监护仪分为一体式监护仪和插件式监护仪。

一体式监护仪具有专用的监护参数，通过连线或其他连接管接入每台医用监护仪之中，它所监护的参数是固定的，不可变的。有些医用监护仪也可通过无线遥测。

插件式监护仪具有一个明显的特点，即每个监护参数或每组监护参数各有其一个插件，使监护仪功能扩展与升级快速、方便。这类插件可以根据临床实际的监测需要与每台医用监护仪的主机进行任意组合。同时也可在同一型号的监护仪之中相互调换使用。

2. 按仪器接收方式分类　按接收方式可分为有线监护仪和遥测监护仪。

有线监护仪是患者所有监测的数据通过导线和导管与主机相连接，比较适用于医院病房内卧床患者的监护，优点是工作可靠，不易受到周围环境的影响，缺点是对患者的限制相对较多。

遥测监护仪是通过无线的方式发射与接收患者的生理数据，比较适用于能够自由活动的患者，优点是对患者限制较少，缺点是易受外部环境的干扰。

3. 按功能分类　按功能可分为通用监护仪和专用监护仪。

通用监护仪就是通常所说的床边监护仪，它在医院CCU和ICU病房中应用广泛，它只有几个最常用的监测参数，如心率、心电、无创血压。

专用医用监护仪是具有特殊功能的医用监护仪，它主要针对某些疾病或某些场所设计、使用的医用监护仪。如手术监护仪、冠心病监护仪、胎心监护仪、新生儿早产儿监护仪、呼吸率监护仪、心脏除颤监护仪、麻醉监护仪、脑电监护仪、颅内压监护仪、睡眠监护仪、危重患者监护仪、放射线治疗室监护仪、高压氧舱监护仪、24小时动态心电监护仪、24小时动态血压监护仪等。

4. 按使用范围分类　可分为床边监护仪、中央监护仪和远程监护系统。

床边监护仪是设置在病床边与患者连接在一起的仪器，能够对患者的各种生理参数或某些状态进行连续的监测，予以显示报警或记录，它也可以与中央监护仪构成一个整体来进行操作。

中央监护仪又称为中央监护系统，它是由主监护仪和若干床边监护仪组成的，通过主监护仪可以控制各床边监护仪的工作，对多个被监护对象的情况进行同时监护，它的一个重要任务是完成对各种异常的生理参数和病历的自动记录。

通过远程监护系统，在家中或工作中随时进行心电图采集和记录，可将心电数据通过电话线、无线通讯或互联网传输给医院，由专家远程诊断，实现远程医疗服务。系统完成了心电图的采集、传输、分析和数字化管理，有效地实现医生与用户之间的信息交互，免去用户去医院的往返奔波之苦，满足了人们足不出户、在家中享受医疗保健的愿望。也可利用家庭电脑的配套软件进行心脏健康状况自动分析，方便人们进行自我健康状况监护。

5. 按检测参数分类　可以分为单参数监护仪和多参数监护仪。

单参数监护仪只能监护一种生理参数，适用范围较小；多参数监护仪可以同时监护多个生理参数，适用范围较大，目前绝大多数医用监护仪都是多参数监护仪。

（二）常规监护仪

1. 多生理参数监护仪　图2-24为多生理参数监护仪示意图。多生理参数监护仪虽然型式多样，功能不一，但其基本组成部分相同，通常由信号采集、信号处理和信号显示与输出三大部分组成，具体如图2-25所示。

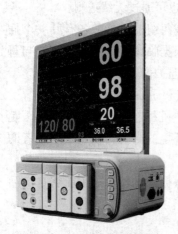

图2-24　多生理参数监护仪

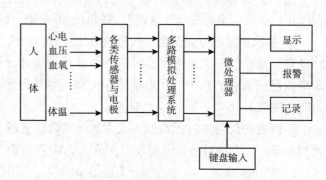

图2-25　多生理参数监护仪结构

信号采集部分包括各类传感器和电极。根据各种生命指征，诸如生物电（心电、脑电、肌电等）和各类非生物电（血压、血氧饱和度、脉搏、体温、呼吸、心输出量、血气等）的特征，合理地选用电极与传感器自人体提取各类生理和生化信息，对准确监护往往起到关键作用，针对各类传感器需要配用相关的检测电路（电桥、振荡电路等）。信号处理部分一般包括信号的模拟处理（放大、滤波、校正、变换、匹配、抗干扰等）和数字信号处理（计算、滤波、变换、分析、识别、分类等）两部分，前者往往采用硬件来完成，后者采用计算机软件来实现。信号的显示、记录与报警部分是仪器的输出装置，是监护仪与使用者进行信息交换的部分，其中显示大部分采用CRT显示或液晶屏显示各类波形、文字、数字和统计曲线，并可提供图形或色光报警信息，用扬声器可提供声报警，各类记录仪可将被监护参数及趋势图进行记录、拷贝，作为永久记录存档或进一步由医生分析判别。

多生理参数监护仪往往需监护两类以上的生理和生化参数，监测的生理参数如下。

（1）心电图　心电图是多生理参数监护仪最基本的监护内容，心电监护往往采用Ⅱ导联，也有采用Ⅰ、Ⅱ、Ⅲ标准导联或全12导联监护，视需要而定。

（2）有创血压　利用心导管插入术和采用血压传感器，可直接高精度测量与监护动脉血压、中心静脉压、右心房压、右心室压、肺动脉压和肺动脉楔压等血压值。

（3）无创血压 有多种方法可实现血压的无创测量，在多生理参数监护仪中通常采用测振法。

（4）血氧饱和度 血氧饱和度是衡量人体血液携带氧的能力的重要参数。血氧饱和度的测量目前广泛应用透射法（或反射法）双波长（红光 R：660nm 和红外光 IR：920nm）光电检测技术，检测红光和红外光通过动脉血的光吸收引起的交变成分之比 I_{IR}/I_R 和非脉动组织（表皮、肌肉、静脉血等）引起光吸收的稳定分量（直流）值，通过计算可得到血氧饱和度值 SpO_2。

（5）呼吸波与呼吸率 呼吸测量是肺动能检查的重要部分。在监护仪中，通常测量呼吸波并测定呼吸频率（次/分钟）。呼吸频率的测量可通过热敏电阻直接测量呼吸气流的温度变化，经过电桥电路将这一变化变换成电压信号，也可采用阻抗法来测量呼吸频率，因为呼吸运动时，胸壁肌肉交变张弛，胸廓交替变形，肌体组织的电阻抗也随之交替变化。

（6）体温 体温的测量常采用负温度系数的热敏电阻作为温度传感器，采用电桥作为检测电路。现在已有集成化测温电路可供选用。可提供两道以上的测温电路，以测量两个不同部位的温差 $\Delta T = T_2 - T_1$。体温探头可采用体表探头和体腔探头，分别用来监护体表和腔内温度。

（7）心输出量 心输出量是指心脏在单位时间内输出的血量，又称每分输出量。它是衡量心功能的重要指标。在监护仪中，心输出量的测量常采用漂浮导管和热稀释法。

多生理参数监护仪在临床中的应用除测量和监视患者的生理和生化参数及其变化外，还包括监视和处理用药和手术前后的状态。在临床上监护的对象包括呼吸机能不全或衰退，如各类肺炎、肝衰竭、代谢危象和糖尿病昏迷、体液和电解质失调、严重烧伤、肾衰竭、器官同种移植、对溺水者的血液成分和血浆电解质做连续的观察、危重的儿科疾病、威胁新生儿生命的先天缺陷、神经疾病等。常用在手术中和手术后的监护病房、冠心病监护病房、危重患者监护病房、儿科和新生儿监护病房、肾透析病房、高压氧舱监护病房、放射治疗机的患者监护室、外伤护理病房和精神病学病房等。在不同科室除可应用通用的多生理参数监护仪外，有时也配有各种专用监护装置。

技术要点

依据标准 YY1079、YY0668、YY0601、YY0667，监护仪技术要求主要包括：过载保护、导联脱落检测、有源噪声抑制、QRS 波检测、报警要求、电击防护、机械防护等。

2. 动态心电监护仪 动态心电图是心电学的一个分支，它通过便携式记录器连续监测、记录人体24小时或更长时间的心电动态变化信息，经过计算机系统回放、处理和分析，再输出心电图。通过动态心电图能够发现短暂性或一过性的异常心电变化，从而为临床诊断、治疗及研究提供重要的客观依据。

动态心电监护仪按工作方式可分为回放分析型和实时分析型两类。目前，临床应用以回放分析型为主。图2-26为动态心电图仪回放分析型的结构及数据处理过程。

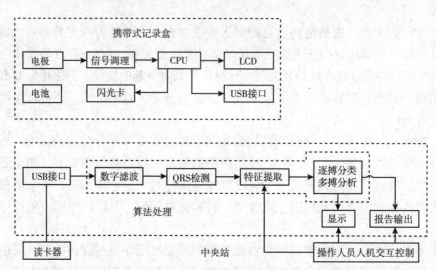

图2-26 动态心电监护仪的结构及数据处理过程

回放分析型动态心电监护仪由携带式记录盒和中央分析站组成。记录盒由电极、信号调理、微处理器CPU、闪光卡及LCD显示器组成。心电信号经电极、心电电缆线被引入便携式记录盒中的信号调理电路，该电路完成信号放大、去干扰滤波等功能。CPU一般采用自带A/D转换器的微处理器，将经过处理的模拟量心电信号转换为数字量，该数字量序列会被无压缩的存储在闪光卡中。闪光卡采用非易失性存储器，能保存24或48小时的心电信息。LCD显示器具备显示开机状态、记录状态设置、心电波形等功能。USB接口用于与计算机连接，便于将存储在闪光卡中的心电数据上传至计算机。

计算机上安装有心电分析软件也称为动态心电监护系统中心站。它能从USB接口或从读卡器直接读取便携式记录盒上存储的心电数据，并能实现对这些数据进行快速的阅读及处理，具有对24小时的心电波进行分析、处理、检索、建档、管理和输出诊断报告及图形拷贝的功能。中心站的软件应能向医生提供浏览和搜索感兴趣波形的功能，并在找到所需的波形段后将其显示出来；应能对24小时心电波进行统计处理，实现按特征分类的全局浏览；应向医生提供人机对话的方便，可使医生能方便地对心电数据中加注和标记，或修正实时分析中的错误；能提供一定的波形处理功能，特别是复杂波形的分析算法；提供诊断报告的编辑功能，以及诊断报告硬拷贝的输出功能；应能提供患者长时间心电数据的管理系统。这一系列要求是不难实现的，因而目前长期动态心电监护系统的关键仍然是大容量佩带式心电记录仪。

动态心电监护仪可应用在心血管科、儿科、心功能室、综合健诊中心、保健中心等科室中，以及时发现和治疗早期心脏病和各类隐性、偶发性心律失常、心肌局部缺血等疾病。

（三）特种监护仪

1. 除颤监护仪 除颤监护仪是心脏除颤器与心电监护仪的组合装置，除了具有除颤器的功能之外，还可以通过除颤电极或独立的心电监护电极获取心电信号，显示在监护屏上。它通常只作为心电监护仪使用，当出现心室颤动时发出报警，由操作者利用除颤器进行除颤，并可通过监视器观察除颤波形及除颤后的心电恢复波形。图2-27为除颤监护仪示意图。

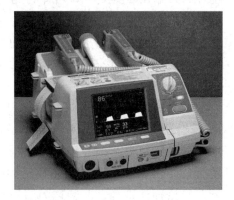

图2-27 除颤监护仪

该系统由心电信号模拟放大电路、微机控制电路、显示偏转电路、高压充电电路、高压放电电路、电池充电器、记录器等组成，系统工作原理框图如图2-28所示。

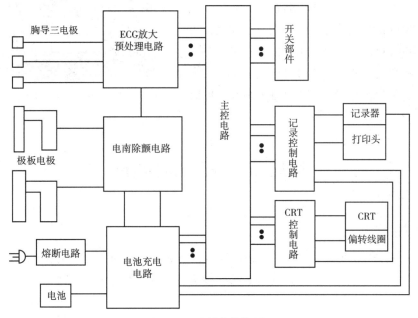

图2-28 除颤监护仪原理

2. 麻醉深度监护仪 麻醉是指在手术时对伤害性刺激的无反应和无回忆，即强调对意识的抑制和对伤害刺激反应的抑制，即创造良好的手术条件所采取的保障患者安全的方法。但是在外科手术中，麻醉用药的安全变化范围很小，常因麻醉药物用量不足，患者会在手术过程中苏醒过来；也有许多人因用药过量，导致苏醒延迟而出现意外。在全身麻醉的过程中，由于难以监测患者的麻醉状态，往往只是对其麻醉深度进行大概的估计，常导致麻醉剂用量的不准确，容易出现一些麻醉意外和并发症，因此在外科手术中进行麻醉监护有着十分重要的意义。

目前麻醉师主要依靠定性的身体特征来判断患者的麻醉程度和决定药物的使用量，比如：①氧合、通气和循环连续检测评估，监测脉搏血氧饱和度、呼吸活动、心电图、血压和心率等；②扩展监测：选择监测尿量、中心静脉压、有创动脉压、呼吸末二氧化碳分压、体温、脑功能、呼吸力学、血液生化、血气分析、肌松、凝血功能、肺动脉压、心输出量等。这些自律行为的特征常会因不同患者对手术和麻醉剂的反应不同而缺乏准确性，而且使用药物也会减弱这些自律行为的变化，因此需要更适当的技术来监控麻醉的深度以提供更准确的参考指标。随着计算机技术的快速发展和在医学上的广泛使用，目前一些监护仪中已经能利用对脑电图的监测和分析来自动评估麻醉的深度。

脑电图可应用于术中麻醉深度监护，例如脑电双谱指数（Bispectral Index Scale, BIS）分析。双谱分析依赖于功率谱、相位谱以及不同频谱相位角的耦联定量化。根据大量的临床数据与镇静、深睡眠状态之间具有相关性的事实，脑电双谱指数BIS将脑电信号的不同双频谱描述整合，并转化为简易信号。它综合四个脑电参数：时域的参数突发抑制率，抑制指数和频域的参数β比率，同相快慢波比，得到一个100~0的无量纲数字。100代表清醒状态，0代表完全无电信号。一般认为BIS值在65~85时，患者处于睡眠状态；在65~40时是全麻状态；小于40为爆发抑制状态，图2-29为自发脑电BIS监护仪示意图。

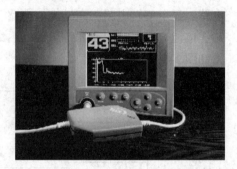

图2-29　自发脑电BIS监护仪

第三节　医用成像器械

? 问题

医用X线诊断装置、X线计算机体层摄影装置、超声影像诊断设备、磁共振成像设备和放射性核素成像设备等的工作原理、结构组成和应用？

一、X线成像设备

1895年德国物理学家威廉·康拉德·伦琴发现X线（图2-30），人们第一次透过皮肤看到体内骨骼，由此形成了新的学科——放射诊断学，并奠定了医学影像学的基础。从20世纪50年代开始，医学成像技术进入飞速发展的时期。各种新技术相继被应用到医学成像系统中，新的成像方法不断涌现，形成的医学图像不仅提供了人体组织在解剖上的形态结构，而且为器官功能检查提供了

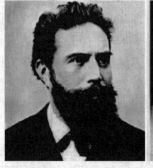
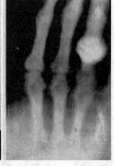

图2-30　威廉·康拉德·伦琴发现X线

可能。下面将简述几种主要医用放射诊断设备的发展和特点。

1896年，德国西门子公司研制出世界上第一支X线管。同年，英国伦敦外科医生经X线透视，成功地从患者手中取出一枚钢针异物。20世纪10~20年代，出现了常规X线机。在对比剂问世以后的近百年里，X线图像随着其他相关学科的发展，在灵敏度、分辨率以及解决影像重叠问题等方面都得到了显著的改善。但是这种普通X线成像（屏-片系统成像）是一种模拟成像，是在X线摄影范围内，X线胶片、荧光屏的记录或显示从几乎完全透明（白色）到几乎不透明（黑色）的一个连续的灰阶范围。数字成像技术的出现使医学影像技术发生了巨大的变化。

（一）医用X线诊断装置（X线机）

1. X线成像基本原理　X线之所以能使人体组织结构在荧光屏或胶片上形成影像，一方面是基于X线的穿透性、荧光效应和感光效应；另一方面是基于人体组织结构之间有密度和厚度的差别。当X线透过人体不同组织结构时，被吸收的程度不同，所以到达荧光屏或胶片上的X线量会有差异。在荧光屏或X线胶片上就形成明暗或黑白对比不同的影像。因此，X线图像的形成，是基于以下三个基本条件：①X线具有一定的穿透力，能穿透人体的组织结构；②被穿透的组织结构，存在着密度和厚度的差异，X线在穿透过程中被吸收的量不同，以致剩余的X线量有差别；③有差别的剩余X线，是不可见的，经过显像过程或数字成像过程，例如用X线胶片显示，获得具有黑白对比、层次差异的X线图像。

图2-31即说明组织密度差异对胶片和荧光屏图像的影响。

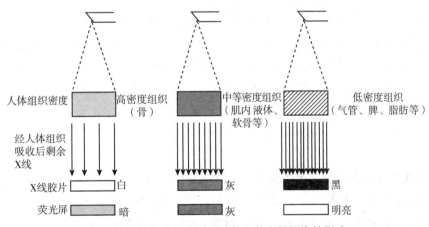

图2-31　组织密度差异对胶片和荧光屏图像的影响

X线是一种高能光子束，是由于靶物质受高能电子流轰击而产生的。X线机产生定向的、实用的X线应具备4个条件（图2-32）：①应有电子源（阴极）来发射电子；②应有一个受电子轰击而辐射X线的物体（阳极靶）；③要有加速电子使其增加动能的电位差（管电压）；④要有一个高度真空（P<10^{-4}Pa）的环境（玻璃管），使电子在运动过程中尽可能减少能量损耗，保护灯丝不被氧化。

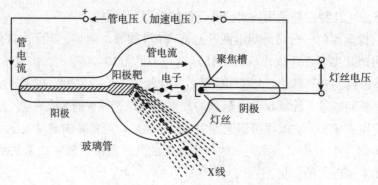

图2-32　X线产生条件

X线管能产生定向的、实用的X线，在X线管内，抽真空的玻璃管中装有阴极和阳极，阴极由钨丝制成螺旋状的灯丝，并由低压电源加热。阳极靶由钼、钨或铜等金属制成。在阳极和阴极之间加有几万伏或几十万伏的直流高压。阴极发射的热电子流被高压电场加速，以很高的速度轰击在阳极靶面上而骤然停止，电子流的动能立即被转变为绝大部分的热能和很小一部分X线波段的电磁辐射，辐射从X线管窗口穿出，形成了X线。

2. X线机的分类

（1）X线机按输出功率可分为　①大型X线机，管电流在1000mA以上；②中型X线机，管电流在100~1000mA之间；③小型X线机，管电流在100mA以下。

（2）X线机根据高压变压器的工作频率可分为　①工频X线机（50Hz）；②中频X线机（400Hz~20kHz）；③高频X线机（>20kHz）。

（3）X线机按照安装形式，可分为移动式和固定式两大类X线机。

（4）X线机按照用途可分为诊断用X线机和治疗用X线机，其中诊断用X线机又可分为：①透视用X线机（胃肠X线机）；②普通摄影用X线机；③专用X线机，为医院某科室或为人体某部位专用，如体层摄影用X线机、心血管造影用X线机、牙科用X线机、床边X线机、手术用X线机等，如图2-33所示。

（5）技术发展使得数字式X线机逐步推广，如数字减影血管造影技术、计算机X线摄影技术等。

3. 常规X线成像装置　X线机是利用X线作为能源的一种非可见光成像装置。由于X线穿过人体时，体内组织、脏器、骨骼等对X线的吸收有很大的差异，因而利用X线穿过人体成像时，特别适宜作为体内形态性病变的诊断。常规X线机工作流程如图2-34。

常规X线成像装置主要由主机和辅助设备两大部分组成。主机是指主电路及其零部件所构成的系统，包括X线管装置、高压发生装置、控制装置、电源等设备。外围设备则指除主机以外的各种辅助和直接为临床诊断服务的设备，包括影像装置、机械装置及其他辅助装置。常规X线机基本组成如图2-35。

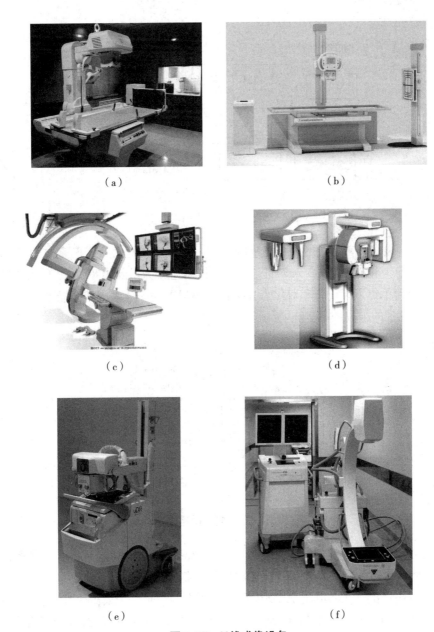

图2-33　X线成像设备

（a）数字胃肠机；（b）数字拍片机；（c）数字减影血管造影；
（d）牙科全景机；（e）床边机；（f）移动C型臂

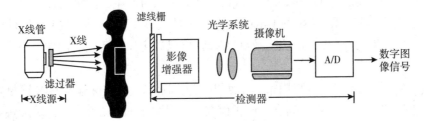

图2-34　常规X线机工作流程

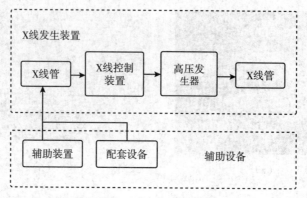

图2-35　常规X线机基本组成

（1）X线管装置　X线管是一个能量转换器，电子流在管内从阴极流向阳极时，电子损失能量，转换为光能（X线）和热能。X线管按用途分为诊断用X线管和治疗用X线管；按焦点结构分为单焦点X线管和双焦点X线管；按阳极性质分为固定阳极X线管和旋转阳极X线管。X线管的组成如图2-36所示。

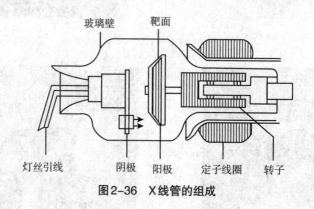

图2-36　X线管的组成

①阳极：阳极是承受高速电子冲击产生X线的部件，主要功能是将电子能量转变为X线辐射，并将转换过程中的热量散掉。阳极结构包括阳极靶和靶面的支撑、散热装置等。

②阴极：阴极的主要作用是发射电子，并将其会聚成电子束聚焦在阳极上。阴极主要由灯丝（小线圈）和聚焦装置组成，灯丝一般由0.05~0.5mm直径的钨丝制作，利用流过它的电流加热，当灯丝从电路中获取足够能量而致热时，电子就能逸出导体而进入自由空间。这种电子发射称为热电子发射。聚焦装置与灯丝处于同电位，可使电子更好的聚焦于阳极，焦点大小与灯丝尺寸及灯丝在聚焦装置中的位置有关。

③焦点：并不是整个阳极都参与X线的产生，X辐射产生于阳极表面上电子实际轰击的面积，称之为焦点。焦点的大小由阴极电子束的线度决定。大多数X线管的焦点均为矩形，其线度一般为0.1~2mm。焦点小的X线管可以产生比较清晰的图像，焦点大的X线管散热能力较强。

X线管的焦点电子轰击在靶面上的面积称为实际焦点。实际焦点在X线投照方向上的投影称有效焦点，或称目视焦点。设靶面与X线投照方向的夹角为θ，实际焦点的长度为b，宽度为a，那么它在θ方向上的投影，其宽度不变，长度为$b \cdot sin\theta$，因此有效焦点为a·b·sinθ。当投照方向与X线管轴相垂直时，这时的θ角称为靶角或阳极倾角。实际焦点在与X线管轴相垂直方向上的投影称为标称有效焦点。在X线管规格中，通常以标称有效焦点来表示其有效焦点。其关系如图2-37所示。

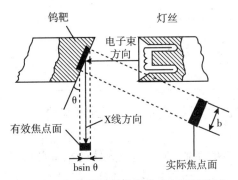

图2-37 阳极靶面的有效焦点与实际焦点

④管壳：阳极和阴极结构均密封在管壳内，管壳多采用耐高温、绝缘强度高、膨胀系数小的钼组硬质玻璃制成。在一些特殊场合，亦有用金属和陶瓷作管壳的。管壳的主要作用是固定阳极和阴极部件，以及使它们相互绝缘，同时保持管内的高度真空。真空度应保持在10~6mmHg以下，以保证灯丝的正常加热和电子飞向阳极的速度。

⑤管套：X线管管套是放置X线管的一种特殊容器，现代管套均为防电击、防散射、油浸式。

（2）高压发生装置 高压发生装置用来提供X线管工作所需要的管电压（50~150kV）和灯丝加热电压（几伏到十几伏）。灯丝电压通过降压变压器获得，而管电压（阳极为正，阴极为负）必须是高压，以保证阴极发出的电子有足够大的加速度奔向和轰击阳极产生X线。管电压通常采用升压变压器升压后整流获得，整流后的电压稳定性对X线的质与量有极大影响。

（3）控制装置 X线机控制装置，包括控制台和控制电路。虽然X线机电路结构不尽相同，控制装置都必须满足X线管产生X线的下列基本要求。

①可调管电流：能给X线管灯丝提供一个在规定范围内可以调节的加热电压，以改变X线管灯丝的加热温度，达到控制X线量的目的。

②可调管电压：能给X线管提供一个很高且可以调节的管电压，使X线管灯丝发射的电子以高速撞击阳极而产生X线，达到控制X线质的目的。

③可调曝光时间：使供给X线管的高压在选定的时间内接通和切断，以准确控制X线的发生时间。

X线管所产生X线辐射的量和质，可以通过调节加在X线管上的电压（kV）、电流（mA）和曝光时间（秒）来控制。在X线诊断中，常用X线管的管电流与曝光时间（产生X线的时间）的乘积来表示X线的量（mA·s），通常用"强度"来表示。X线的质，通常用"硬度"来描述，也即X线的穿透能力，硬度越大，表示穿透能力越强，它与管电压的关系如表2-3所示。

表2-3　X线质的分类及用途

名称	最短波长（Å）	管电压（kV$_P$）	用途
极软X线	2.5~0.62	5~20	软组织摄影
软X线	0.62~0.12	20~100	透视与摄影
硬X线	0.12~0.05	100~250	较深组织治疗
超硬X线	0.05以下	250以上	深部组织治疗

（4）影像装置　根据X线机用途不同，摄影用X线机和透视用X线机的成像装置不同。

①摄影用X线机：X线摄影时，X线透过人体的拍摄部位，投射到X线胶片上，使之感光形成潜影，然后通过显影、定影等化学处理，把潜影变成可见光影像，即X线照片，供医生读片、诊断。

X线胶片通常由感光药膜、保护膜、底膜和片基等几部分组成。感光药膜是形成影像的主要材料，其主要成分是卤化银和明胶。为了保证X线照片的质量，除胶片质量外，X线照射条件（管电压、管电流、曝光时间、焦点-胶片距离等）以及显像加工处理等均很重要。

②透视用X线机：荧光屏是X线透视中用以观察X线影像的专门装置，它是一种将X线激活某些物质（例如硫化锌镉一类荧光物质）而产生荧光（可见光）影像的转换装置。由于转换效率较低（1/10左右），可见光的图像比较暗淡，通常只能在暗室中进行观察。同时操作者不可避免地要受到剂量较大的X线辐射，因此在荧光屏与操作者之间通常需要放一块铅玻璃，用来减轻操作者的受辐射剂量。

为了提高X线透视的影像亮度，20世纪50年代研制出了X线影像增强器，其亮度比荧光屏增强了1000倍，可大大减少X线的出线量，并可将图像经过闭路电视系统传送到远端的电视屏幕上，使操作者在没有X线辐射的房间内隔室观察图像，从而免受辐射伤害，也保护视力。X线影像增强器工作流程如图2-38。

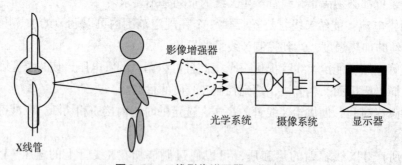

图2-38　X线影像增强器工作流程

（5）机械装置及辅助装置　机械装置主要包括：摄影床和胸片架、诊视床和点片架、X线管支持装置等部件；辅助装置主要包括：限束器、滤线栅等。限束器又称为缩光器，安装在X线管管套的窗口部位，用来控制X线照射野的大小，遮去不必要的X线。滤线栅是吸收散射线最有效的装置。当X线照射人体时必定会产生散射线，影响影像的质量。原发X线的波长越短，强度越大，照射的面积越大，透射的组织越厚，散射线也就越多，对照片质量影响越严重，所以，在实际应用中，多用滤线栅来吸收散射线。滤线栅的基本结构如图2-39所示。

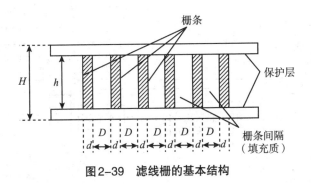

图2-39　滤线栅的基本结构

（6）常规X线成像装置应用　X线诊断装置作为观察人体内部形态学是否变异的常规手段，在诊断许多疾病上起决定性作用。X线诊断装置一直朝着提高影像质量，降低受照剂量方向发展，同时在技术上不断取得进展，包括采用影像增强器电视系统的方法、体层摄影以及造影检查等。此外，为了适应临床的不同要求，还出现了各种专用X线成像装置。

①乳腺摄影装置：采用软X线检查乳腺、脂肪和结缔组织纤维等低对比度组织的装置，可早期诊断乳腺癌或其他病变。

②便携和移动式X线装置：用于家庭中、患者转移途中，以及手术、儿科和危重患者监护病房，现大多采用中高频X线装置。

③牙科摄影装置：主要用于口腔内牙颚系统摄影，可获得面部和双颌全景图像。采用窄缝X线，患者所受的辐射剂量很低。

4. 数字X线成像装置　传统X线摄影所需X线胶片，需经暗室冲洗，程序复杂，不利于质量控制；胶片管理难度大且繁琐，占用空间大，查询资料速度慢，图像传递耗时、效率低；图像对比度分辨率低，不能用计算机处理，不便于储存、传输、远程会诊及资源共享；X线摄影曝光量相对较大，图像质量不能更改，当质量达不到诊断要求时需重拍，导致成本增加；胶片的丢失、片损和变质所引起的医学信息丢失是无法解决的问题。数字X线成像装置则克服了常规X线胶片成像的不足，利用计算机进行后处理，为实现影像进入信息网络系统提供了可能。医学影像数字化和图像存储和传输系统（Picture Archiving and Communication Systems，PACS）应运而生。

数字X线成像装置是指把X线图像进行数字化处理后再进行显示的X线装置。根据成像原理不同，这类装置可分为计算机X线摄影（Computed Radiography，CR）、数字荧光X线摄影（Digital Fluorography，DF）、数字化摄影（Digital Radiography，DR）装置和数字减影血管造影技术（Digital Subtraction Angiography，DSA）等四种。

（1）计算机X线摄影　是将通过患者的X线信息潜像记录在成像板（Imaging Plate，IP）中，通过激光对IP板进行扫描，输出光信号，以光电倍增管转换成电信号，再经A/D

转换成数字信息输入计算机处理，形成数字化的X线图像，如图2-40所示。CR成像是将X光影像通过IP板再转化为数字化图像，所以也是间接数字化X线成像。IP板可以重复使用，但没有影像显示功能。

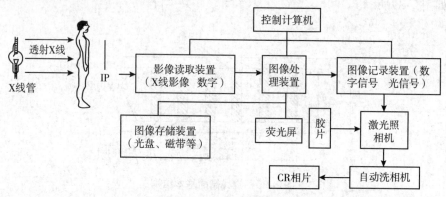

图2-40 CR系统基本结构

射入IP的X线量子被IP荧光层内的PSL荧光体吸收，释放出电子。其中部分电子散布在荧光体内呈半稳定态，形成潜影，完成X线信息的采集和存储。当用激光来扫描（二次激发）已有潜影的IP时，半稳态的电子转换成光量子，即发生光激励发光现象（简称光致发光现象）。产生的荧光强度与第一次激发时X线的能量精确地成正比，完成光学影像的读出。IP的输出信号还需由读取装置继续完成光电转换和A/D转换，经计算机图像处理后，形成数字影像。

综上所述，CR具有常规X线摄影方式不具备的各种处理功能，保证获得良好的影像质量；可与原有的X线成像设备匹配工作；曝光剂量显著降低，可为常规X线摄影剂量的1/5~1/10；具有影像数字化带来的各种优点。

（2）数字荧光X线摄影　DF沿用影像增强电视系统，即X线曝光后形成亮度增强的荧光影像，CCD或真空摄像管将荧光影像转换成视频电信号，再经A/D转换后形成数字图像信号，由计算机进行信息储存、后处理等过程。此种方式也称为间接数字化摄影（Indirect Digital Radiography，IDR）。

（3）数字化摄影　数字化摄影系统是通过平板探测器（Flat Panel Detector，FPD）技术将X线影像直接转化成数字影像，所以这种方法属于直接数字化X线成像（Direct Digital Radiography，DDR）。其探测器呈板形，称为平板探测器，固定于立式胸片架或平床的滤线器中，外形与普通X线设备无任何区别。在曝光后几秒钟即可显示图像，无需暗盒。和传统X线成像方式相比，数字化摄影具有成像速度快、图像质量高、易于保存和检索、运行成本低等诸多优势。DR系统框图如图2-41所示。

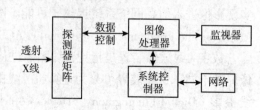

图2-41 DR系统原理

平板探测器（FPD）可分为直接和间接两类。直接FPD的结构主要由非晶硒层加薄膜半导体（Thin Film Transistor，TFT）阵列构成。由于非晶硒是一种光电导材料，因此经X

线曝光后由于电导率的改变就形成图像电信号，通过TFT检测阵列，再经A/D转换、处理获得数字化图像在显示器上显示。

如图2-42非晶硒探测器结构及其成像原理（直接转换），X线粒子射入加有高电压的非晶硒感光层，其中原本定向移动的电荷发生电导率的改变，伴随着空穴电子对分布不均匀的形成，感光层内就有了不均匀聚集的电荷，通过薄膜晶体管阵列转换为可检测的电信号，再进行A/D转换，成为可直接由计算机进行处理的数字信号。

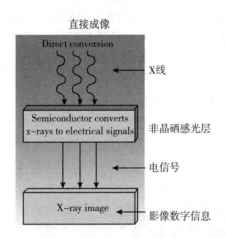

图2-42　非晶硒探测器结构及其成像原理（直接转换）

间接FPD的结构主要由闪烁体或荧光体层、具有光电二极管作用的非晶硅层和TFT阵列构成。此类平板的闪烁体或荧光体层经X线曝光后，可以将X线光子转换为可见光，而后由具有光电二极管作用的非晶硅层变为图像电信号，经过TFT阵列其后的过程则与直接FPD相似，最后获得数字图像。

如图2-43非晶硅探测器结构及其成像原理（间接转换），以非晶硅光电二极管阵列为核心的X线影像探测器。它利用碘化铯（CsI）的特性，将入射后的X线光子转换成可见光，再由具有光电二极管作用的非晶硅阵列变为电信号，通过外围电路检出及A/D变换，从而获得数字化图像。由于经历了X线、可见光、电荷图像、数字图像的成像过程，通常被称作间接转换型平板探测器。

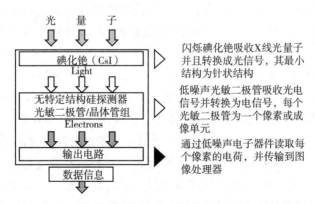

图2-43　非晶硅探测器结构及其成像原理（间接转换）

平板探测器的动态范围是指探测器在采集投影数据的过程中，平板像元的响应值达到其响应阈值的范围大小，这一特性主要影响平板探测器使用过程中采集到的投影数据的敏感度，是探测器自身性质的一项重要指标。在X线成像过程中，平板探测器先将接收到的X线转换为可见光，然后再将可见光转换为电信号，从而形成图像。为了获得高动态范围成像，采用了不同光强灵敏度的传感器，从而形成高动态范围图像传感器，这样就可以通过硬件的方法扩展图像的动态范围。

（4）数字减影血管造影技术　数字减影血管造影技术（Digital Subtraction Angiography，DSA）是常规血管造影术和计算机图像处理技术相结合的产物。由于普通的血管图像是很多解剖结构（如骨骼、肌肉、脂肪、血管及气腔等）相互重叠的影像，要想单独观察血管较为困难。DSA作为一种改进的血管造影方法，在放射工作者面前展开了一个新的前景。

数字减影的原理是利用介入插管技术，对人体检查部位，在高压注射器的配合下，分别获取注入造影剂前后的X线电视图像，然后将这两幅图像相减，除血管以外的其他组织结构的影像被全部消除，获得减影后的图像，就是血管系统的减影像。图2-44为数字减影处理过程。系统的基本功能是将造影剂注射前后的两帧图像进行相减。造影前的图像即不含造影剂的图像称之为基像（又称掩模像），广义地说，基像不一定是造影前的图像，基像是要从其他图像中减去的基准图像，所以造影过程中任一幅图像都可以成为基像。注入造影剂后得到的图像称之为造影原像，造影原像减去基像，一幅减影的图像就获得了。

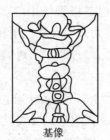
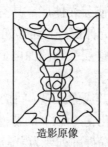
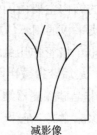

基像　　　　　　　　造影原像　　　　　　　　减影像

图2-44　数字减影处理过程

数字减影技术的实施必须借助数字化X线机系统。一幅好的减影图像的获得，常常需要经过一系列的处理，常见的处理有：①对数变换处理；②时间滤波处理；③对比度增强处理。DSA减影方法有多种，其依据减影过程中所涉及的物理学变量（时间、能量等）的不同分为时间减影、能量减影、混合减影等。

DSA系统应包括以下几个部分：①射线质量稳定的X线机部分；②X线成像到视频信号到数字信号的图像探测器部分；③计算机数字图像处理部分；④计算机对系统各部分及外设的控制接口部分；⑤图像显示、存储显示、存储、拷贝等外设部分。

数字减影技术的根本目的实际上是为了能够更清晰地分辨人体内的血管组织，因此，数字减影处理的重点应该集中在如何更清晰地表现血管、反映血管、以利于医生对病变的诊断。在DSA设备中，特别重视和强调高信噪比的信号源，只有保证原始图像具有很高的信噪比，才能使得最后显示的减影图像具有较高的清晰度和良好的信噪比，也才能使得数字血管减影图像具有较高的临床诊断价值。

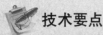 **技术要点**

依据标准YY/T 0106-2008，X线成像装置技术要求主要包括：X线管电压峰值，X线照射时间，X线管电流，X线机的输出剂量，半值层，X线管的焦点大小，摄影和透视的准直和线束对准，高/低对比分辨力，自动亮度控制功能，最大入射照射量率，感光计时器，滤线栅对准。

（二）X线计算机体层摄影装置

传统X线摄影以及后来出现的各种数字化X线成像技术，是人体三维结构的二维重叠显示，其结果必然使人体内部组织影像互相重叠，不易分辨出病灶的确切位置和细节。此外，X线摄影对于吸收系数很接近的组织，如肝脏、胰脏中的病变难以区分，这些部位在临床上被视为X线诊断的盲区。

X线计算机体层摄影（X-ray Computed Tomography，CT）又称"计算机体层摄影"（图2-45），是利用人体内各种组织对X线的吸收差异，即测定X线在人体内的衰减系数为基础，采用一定数学方法，经过计算机处理，得出该层面内的衰减系数值在人体内的二维分布矩阵，并转变为图像画面上的灰度分布，从而实现建立断层图像的现代医学成像技术。CT检查为横断面成像，可以经过图像重建，任意方位显示组织或器官，对病变显示更全面，防止遗漏；具有高密度分辨率，对有密度改变的细微病变也能显示出来，CT增强可以进一步明确病变性质。

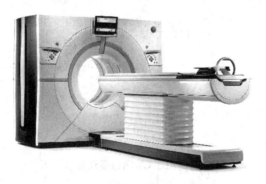

图2-45　X线计算机体层摄影装置

1. CT成像基本原理

（1）CT成像的相关基本概念

①体层：所谓体层，指的是受检体中的一个薄层，又称之为"断层"，此断层的两个表面可粗略视为是平行的平面。CT建立一幅图像的扫描过程中，受检体中被X线束透射的部分就是此断层。

②像素：是构成图像的基本单元，是具有一定分辨能力的感光点。对于二维图像来说，像素就是图像平面的面积元，按一定的大小和一定的坐标人为划分。一幅图像划分的像素数越多，像素就越小，画面就越清晰，携带的生物信息量就越大。

③体素：是指在受检体内欲成像的层面上按一定的大小和一定的坐标人为划分的小体积元。对划分好的体素进行空间的编码，即形成编好排序的体素阵列。一般体素的大小是：长和宽约为1~2mm，高（体层的厚度）约为3~10mm。实际上划分体素是对扫描野，即受检体所在的接受扫描层面的划分。划分的方案有多种，如256×256、320×320、512×512等。各像素的坐标排序要与各体素的坐标排序相同，即像素和体素在坐标上一一对应。

④线性衰减系数：CT本质上是一种利用X线穿透人体后的衰减特性作为诊断依据的检查方法。在物理学原理方面，CT与普通X线检查具有一致性，都遵从X线指数衰减规律。人体各种组织对X线的线性吸收系数，称为衰减系数（μ值）。

⑤CT值：CT图像中各组织与X线衰减系数相当的对应值。无论是矩阵图像或矩阵数字都是CT值的代表，而CT值又是从人体组织、器官的μ值换算而来的。

$$CT值 = \frac{\mu - \mu_水}{\mu_水} \times 1000$$

CT值不是绝对不变的数值，它不仅与人体内在因素如呼吸、血流等有关，而且与X线管电压、CT装置、室内温度等外界因素有关，应经常校正，否则将导致误诊。

（2）CT图像重建原理 CT中将采集的各个剖面数据（也叫原始数据）通过计算机计算获得图像的过程叫图像重建。目前CT图像重建方法很多，如图2-46所示。

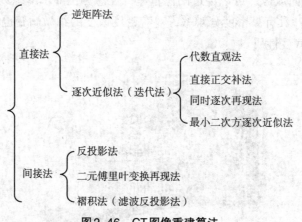

图2-46 CT图像重建算法

直接法是直接求解线性方程系数的方法；间接法是首先进行傅里叶变换，再反变换，即可导出吸收系数，而重建出图像。目前用的较多的方法是褶积法，它是将测量数据傅氏变换到频域空间，与滤波函数卷积（即通常讲的滤波）后反变换到时域，然后反投影。褶积法有处理速度快，图像清晰等特点。在实际应用中，常根据不同组织结构，加入权函数加以修正。无论采用什么方法重建图像，所采集的原始数据必须准确。

2. CT扫描方式

（1）各类CT扫描方式 CT扫描装置包括X线管、前准直器、滤过器、检查床、后准直器、探测器等部件，如图2-47所示。X线管和探测器固定在扫描机架上组成扫描结构，它们围绕检查床上的患者进行同步扫描运动，此过程即为扫描方式。由于使用X线束的形状和探测器数量的不同，所采用的同步扫描方式也不同。迄今为止，出现的具有代表意义的扫描方式有以下几种。

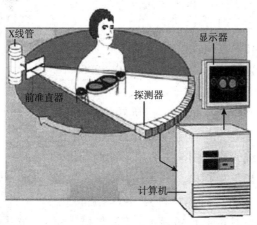

图2-47 CT扫描装置

①单束平移－旋转（T-R）方式：单束扫描又称为第一代CT扫描，扫描装置是由一个X线管和一个探测器组成，X线束被准直成笔直单射线束形式（俗称"笔形束"）。X线管和探测器围绕受检体作同步平移与旋转运动，如图2-48所示。这种扫描方式的缺点是射线利用率低，扫描速度很慢，对整个断层扫描约需5min时间，故只适用于静止器官的扫描，如头部等。

②窄扇形束平移－旋转（T-R）方式：窄扇形束扫描又称为第二代CT扫描。扫描装置由一个X线管和6~30个探测器构成同步扫描系统，如图2-49所示。早期的全身CT装置就采用这种扫描方式，主要缺点是探测器排列成

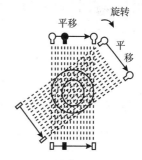

图2-48 单束平移－旋转扫描（T-R）方式

直线（相对于X线管发出的窄扇形束），对于X线管发出的扇形束来说，扇形束的中心射束和边缘射束到所对应的探测器距离不等，并且由于投射角度不一，故需校正，否则扫描过程会出现伪影，影响CT图像的质量。

③旋转－旋转（R-R）方式：这种扫描方式称为第三代CT扫描，扫描装置由一个X线管和250~700个探测器（或用探测器阵列）排成一个可在扫描架内滑动的紧密圆弧形阵列组成，如图2-50所示。X射线管的张角为30°~45°，可产生能覆盖整个受检体的宽扇形射线束。

扫描时，探测器获取扇形射束内的所有数据，这些数据是以X线管为焦点，随X线管的旋转得到不同方位的投影值。这种排列使扇形束的中心和边缘射束到探测器的距离相等，可避免两种射束测量值的差异。宽扇形射束扫描能覆盖整个受检体，故扫描一次可采集到一个方向上的全

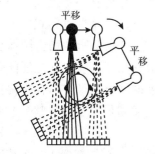

图2-49 窄扇形束平移－旋转扫描（T-R）方式

部数据，且不再需要直线平移，只需X线管和探测器同步旋转运动，这种同步旋转可进行360°的扫描。这种扫描方式需要对每个相邻探测器的接收灵敏度差异进行校正，否则会产生环形伪影。

④静止–旋转（S–R）方式：这种扫描方式为第四代CT扫描方式，扫描装置由一个X线管和600~2000个探测器所组成。这些探测器在扫描架内排成静止的探测器环，X线管发出50°~90°宽扇形射束行旋转扫描。在静止–旋转扫描方式中，每个探测器所得投影值相当于以探测器为焦点，由X线管旋转扫描一个扇形面而获得，这种扫描方式也称为反扇形束扫描。

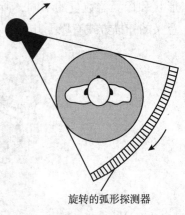

旋转的弧形探测器

图2-50 旋转–旋转（R–R）方式

静止–旋转扫描方式分两种，一种是X线管旋转轨道设置在固定的探测器圆环内的普通静止–旋转扫描（S–R）方式，如图2-51所示；另一种是将X线管旋转轨道设置在探测器环外的章动–旋转（Nutation Rotate，N–R）扫描方式，在章动–旋转方式中，当X线管沿旋转轨道作圆周运动时，探测器环在自身中心轴上根据X线管的位置作微小变动，形成类似章动的运动形式。扫描时间最短可达1s左右，可应用于全身扫描。

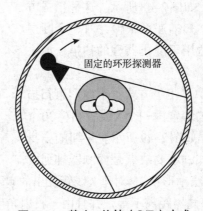

固定的环形探测器

图2-51 静止–旋转（S/R）方式

⑤电子束扫描方式：CT扫描方式发展到第四代时，基本上可以实现人体除心脏、肺部、血管等动态器官的检查。为了实现对人体动态器官的检查，需要进一步提高扫描速度，于是在静止–旋转扫描模式基础上出现了动态空间扫描和电子束扫描两种方式。

动态空间扫描（又称为动态空间重建机），采用28个X线管和28个影像增强图像摄像系统组成扫描机构，是个重达数吨的庞然大物。不仅可以高速获得图像，而且还能获得高质量的图像。动态重建机可最多同时获得250层1mm厚度的断层图像，但在多幅扫描时要求同时迅速重建250幅图像，则要求250台图像重建的计算机同时工作，整个系统庞大，临床应用受限。

电子束扫描CT又称第五代CT。它采用了电子控制的扫描运动，扫描装置由一个特殊制造的大型X射线管和静止排列的探测器环组成，如图2-52所示。在大型的X线管内从电子枪发射出的电子束经过两次磁偏转控制后（聚焦与偏转线圈作用），作高速地旋转偏转，撞击机架内的环形钨靶体上（共有4个靶环），后靶体发射出X线，经准直后成为扇形X线束。扇形束透射受检体后的衰减射线束再投照在静止的探测器环上，于是便可检测出不同方位的投影值。这种结构在50~100ms内能完成216°的局部扫描，一般用于心、肺等动态器官的CT检查，但价格昂贵。

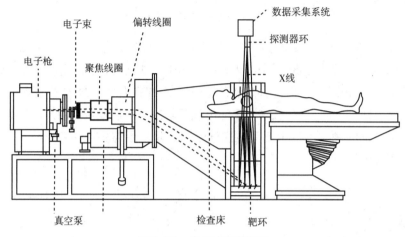

图2-52　电子束扫描结构

（2）螺旋CT　螺旋CT（Spiral CT，SCT或Helical CT，HCT）扫描方式产生于1989年，又称为容积CT（Volumetric CT），解决了传统CT难以进行连续扫描等问题。螺旋CT可分为单层螺旋CT和多层螺旋CT（Multislice CT scanner，MSCT）或多排螺旋CT。多层螺旋CT是在单层螺旋CT基础上发展而来的。螺旋CT具有快速扫描成像、采集容积数据、多轴面重建、三维重建和回顾性重建等诸多优势，推动医学CT技术进入了一个崭新阶段。

①单层螺旋CT：单层螺旋CT与传统CT相比，在供电方式、扫描方式、重要扫描参数、螺旋数据内插、影响噪声因素等方面都有自己的特点。

单层螺旋CT采集原始数据的扫描方式是X线管由传统CT的往复旋转运动改为向一方向围绕患者连续旋转扫描，患者（检查床）同时向一个方向连续匀速移动通过扫描范围。此时X线管相对于患者的运动形成圆柱面螺旋线形轨迹，或说X线管相对于患者的运动是在患者的外周划过圆柱面螺旋线形轨迹，如图2-53所示。在扫描过程中没有暂停时间（X线管复位花费的时间），可进行连续动态扫描，避免了传统扫描时的层间隔问题，提高了扫描速度。单次屏气就可以完成整个检查部位的扫描，可以减少运动伪像。由于可进行薄层扫描，且在断层与断层之间没有采集数据上的遗漏，所以不但可在任意位置上重建图像，而且还可提供较好的三维图像重建的容积数据，由此可在重建中有许多新的选择，如回顾性重建、各种方式各个角度的重建等。由于X线管在扫描过程中的连续工作，对散热和热容量提出了更高的要求，与之匹配的一组高效率圆弧状排列的探测器组则完成投影数据采集。

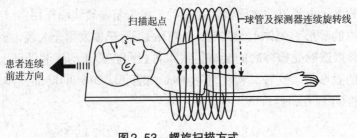

图2-53　螺旋扫描方式

②双层螺旋CT：1992年出现了基于双排探测器的双层螺旋CT，如图2-54所示，扫描一圈时能同时获取两层数据。同单层螺旋CT相比，扫描的覆盖范围增加了50%，成像质量与单层螺旋CT相同。实验表明，单、双层螺旋CT在对比度分辨力、噪声等成像性能方面并无明显差别。然而，双层螺旋CT的出现只解决了单层螺旋CT存在的部分问题，并没有完全解决全部问题。不过由于其在扫描时间上是单层螺旋CT的二分之一，也得到了较广泛的临床应用。

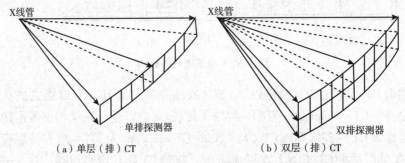

图2-54　单、双排螺旋CT的探测器与X射线束层厚

③多层螺旋CT（Multislice CT scanner，MSCT）：又称为多排CT（Multislice detector CT），MSCT的线束宽度在长轴方向从1cm左右增加到几厘米至十几厘米，属锥形束CT（Cone beam CT）。目前，MSCT已达64层。多层CT虽是在单、双排螺旋CT基础上的发展，但其优越的性能却与单、双排螺旋CT大不相同。多层CT在结构上的最大变化是有多排探测器和多个数据采集系统（Data Acquisition System，DAS），如4层螺旋CT有4个数据采集系统。传统CT扫描一圈只获一幅人体断层图像，而MSCT扫描一周可获2~18幅图像或更多。

螺旋CT的单方向连续旋转扫描是通过滑环技术来实现的。滑环技术是用一个多圈滑环和一个碳刷架代替电缆，当碳刷沿滑环滑动，则电源经滑环与碳刷向X线管供电。由于X线发生器与探测器所有的部分都安装在一个滑环上，使滑环可单方向连续旋转。利用滑环馈入低压直流电压，并通过组合机头内的逆变器产生高压给X线管供电的方式叫低压滑环技术；利用滑环技术将高压电流电压馈入机架内给X线管供电的方式叫高压滑环技术。

（3）螺旋CT主要参数

①周数：一次数据采集中X线管的旋转周次。

②螺距：X线管旋转一周时扫描床移动的距离。

③螺距系数：X线管旋转一周时扫描床水平方向上移动的距离除以通过X线管辐射时产生的体层切片的数目与标称体层切片厚度的积，又称螺距因子，或简称螺距。

④重建间隔：是相邻两层面的纵向距离。螺旋CT可以在一周内重建出一个或多个图像。重建层数主要由层厚和重建间隔决定。

⑤回顾性重建：螺旋CT的一个重要特性是回顾性重建。即先收集螺旋原始数据，然后可以在任何位置上对图像进行断层重建。这样重建出来的图像可以得到比传统扫描好得多的纵向分辨力。

3. CT的组成　一台完整的CT由三个主要部分构成，如图2-55所示：①数据采集系统，包含X线高压发生器、X线管、准直器、滤过器、探测器、扫描架、扫描床、前置放大器及接口电路等；②计算机及图像重建系统；③图像显示、记录和存储系统，包含显示器、光驱、多幅照相机、激光照相机、洗片机等。

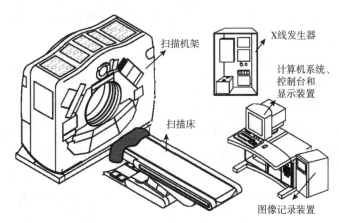

图2-55　X线CT扫描装置的组成

（1）数据采集系统

①扫描机架：CT的扫描机架由两部分组成。一是旋转部分，主要由X线管及其冷却系统、准直器及其控制系统、滤过器、数据获取系统（包括探测器阵列）、滑环部分、高压系统等组成。二是固定部分，主要由旋转支架、旋转控制电机及其伺服系统、机架主控电路板组成。

扫描机架的中间是扫描孔，孔径大小500~720mm不等，患者通过床面的平移将需要扫描的部位移至扫描孔内进行扫描。为满足不同人体不同部位检查的需要，扫描机架还可以进行±30°的倾斜。

a. X线管：X线管是产生X线的器件。CT机用X线管与一般X线机用X线管结构基本相同，也有固定阳极和旋转阳极两种。安装时固定阳极管的长轴与探测器平行，旋转阳极的长轴与探测器垂直。旋转阳极X线管可达3~6M个热单位，因此CT管结构、靶面材料、灯丝热变形系数、旋转轴承的自由膨胀系数、高温下的真空保持等，都要求有特殊的工艺措施才能保证在上述严格条件下正常运转。当前的CT管靶面多采用新型复合靶结构，配有较大体积的石墨基以增大热容量。外壳多为金属或陶瓷材料，同时配有油循环系统以使产生的热量尽快扩散。部分产品采用飞焦点或动态焦点技术。

b. 高压系统：包括高压发生器和稳压装置。高压发生器的主要作用是给X线管提供必要的管电压和管电流，以及提供旋转阳极X线管所需的阳极启动电压。与常规X线机相比，管电压和管电流的控制在CT中有特殊的要求：提供给X线管的管电压和管电流的稳定度要求更高（0.01%~0.05%）。在CT中X线的辐射方式有两种，一种是连续辐射X线工作方式，多用于第一代、第二代CT扫描机中，另一种是脉冲工作方式，在整个扫描周期中间断性放射X线，其控制方式有三种：高压开关电路控制式、低压控制式和栅控式，其中栅控式必须使用专门的栅控X线管；CT管电压的选择和调节不是连续的，可选择的管电压一般有80、100、110、120、130、140kV；管电流的选择和调节类似于X线机的摄影方式，可选30、50、80、100、120、150、175、200mA（不同机型的选择数值略有不同）。

为了能与扫描运动步调一致，X线发生器必须由计算机控制，而为了调试和维修的需要常设有手动操作控制X线的功能。

c. 冷却系统：一般扫描架内有两个冷却电路，即X线管冷却电路和电子线路冷却电路。X线管用绝缘油与空气进行软交换，扫描机架静止部分则用风冷或水冷进行热软交换。球管和机架内有热传感器把信号传给主计算机，当温度过高时，会产生中断信号，机器停止工作，直到温度降低到正常范围才可以重新工作。同时，主计算机根据扫描参数的设定预算热量值，当预算值超过正常范围时，计算机会在屏幕上给出提示，操作者可修改扫描方案，如缩短扫描范围、降低电流和电压，螺旋CT可用增大螺距的方法等，直到计算机认可。扫描机架内部温度一般在18~27℃，过高会影响到电子电路的热稳定性。

②数据获取系统：数据获取系统包括探测器、缓冲器、积分器和A/D转换器等组成。由探测器检测到模拟信号，在计算机控制下，经缓冲、积分放大后进行模数转换，变为原始的数字信号。探测器是将X线能量转化为电信号（模拟信号）的装置，要求有高的探测效率、快的响应时间、良好的稳定性和宽的动态范围。一般CT用探测器有两种基本类型：一种是收集电离电荷的探测器，有气体和固体探测器，气体探测器主要是电离室（如高压氙气电离室）、正比计数器等；固体探测器主要是半导体探测器。另一种是闪烁晶体探测器，较为常用，其结构包括闪烁晶体〔如NaI（Tl）、CaF_2、BGO、$CdWO_4$、陶瓷稀土氧化物等〕、光电倍增管等。数据传输一般由光导纤维将数字信息传输给计算机，可消除外界干扰。

③滤过器：CT扫描要求X线束必须为能量均匀的硬射线，而实际上X线管产生的X线能是连续的，所以必须使用专门的滤过器，位置如图2-56所示。其作用是：a.吸收低能量X线以减少患者的受照剂量；b.让穿过椭圆形人体截面的X线强度分布均匀，如采用凹形滤过器或蝴蝶领结形滤过器等。

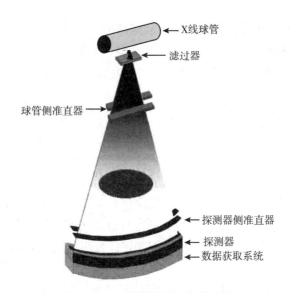

图2-56 CT数据采集系统结构图

④准直器 作用是决定扫描层厚度和吸收散射X线，以提高图像质量，它分为球管侧准直器（前准直器）和探测器侧准直器（后准直器）。前准直器决定层面宽度和射线束的扇形角度。后准直器主要起到减少散射线，配合前准直器完成切层厚度的作用。在第三代CT以后，焦点尺寸很小，经滤过器和前准直器的调整，X线束具有很好的方向性，探测器窗口很小，中心射线以外的散射线很难到达探头，并且因扫描速度加快，前后准直器的协调难以同步，影响到接收质量，所以不加后准直器。

（2）扫描床 供安放患者进行扫描之用，由床面和底座构成。床面通常由碳素纤维做成，可减少对X线的吸收并具有较大的载重能力，它在安放患者时水平方向通过开关可以自由活动，但在扫描时则由计算机控制进行步进运动，步进一次扫描出一个层面。在螺旋CT扫描中，床面进动是连续的，可获得连续的容积数据。扫描床的动作要求有很高的精度、准确的重复性和稳定性。底座内置有控制床面水平和垂直运动的机械和电器部件，床面的垂直运动提供患者方便的上床和下床，这对老、弱、伤、残者尤为重要。

（3）扫描控制系统 设置在扫描机架内，其中央处理器连接在数据总线和控制总线上，接受来自主计算机的各种操作指令和向主计算机输送数据。CT机的扫描过程由主计算机控制，其硬件主要包括调整单元、脉冲控制、旋转控制和遮光板控制等。机架内设有各种检测探头，如旋转速度检测、机架倾角、床面位置等，检测信号通过数据总线传给主计算机，主计算机通过控制总线给系统发出指令。

（4）计算机系统 由主计算机、阵列计算机和软件组成。

①主计算机 主计算机是中央处理系统，主要功能有：a.扫描监控，存储扫描所输入数据；b.CT值的校正和输入数据的扩展，即进行差值处理；c.图像的重建控制及图像后处理；d.CT自身故障诊断。

②阵列计算机 CT扫描速度快，数据量大，成像质量要求高，并要求实时重建，必须由专用的数据处理设备——阵列处理器来完成。

③软件 CT的基本功能是控制CT进行扫描，对探测器所获得的数据重建，在显示器

上显示图像。a.扫描软件包括：普通扫描、动态扫描、快速连续扫描、定位扫描、目标扫描等。b.图像后处理软件，如窗宽窗位的调整、多平面重组、三维重建、最大或最小密度投影、骨密度测量、平滑过滤、参数测量等。c.功能软件：诊断功能、照相及存储功能、图像处理功能、机器故障诊断等。

（5）操作控制系统及图像显示记录系统

①操作控制系统是操作员与计算机对话的工作平台。扫描参数的编辑、设定、扫描过程的控制、观察分析、患者资料的输入及机器故障诊断均在平台上完成。

②图像显示记录系统由操作台上的显示器显示，或由工作站的显示器显示。记录系统由硬盘、外部存储器等组成。辅助储存装置可有软盘、硬盘、光盘和磁光盘等，负责储存图像数据和患者资料等。对CT图像的硬拷贝记录（胶片记录）的要求是严格的，因为这些图像是诊断的依据。要求记录的图像有好的密度分辨率和高的空间分辨率，以区分组织在密度上的细微差异。

X线CT扫描能对被检查的人体进行横断体层成像，彻底解决了内部重叠显示问题，而且能将人体各种组织对X线的吸收系数以相当精确的数字（CT值）表示出来，因而对软组织中的病变也能正确诊断。X线CT扫描机与常规X线体层摄影的原理和成像方法也完全不同，它没有纵向体层摄影时上下层模糊影像对目标体层的影响，因为它是由被检查层各点CT值经数学方法重建出来的图像。

技术要点

依据标准YY/T 0310-2015，X线计算机体层摄影装置技术要点主要包括：窗宽和窗位，空间分辨率，密度分辨率，伪影，扫描时间，断层厚度，重建时间，球管热容量及球管焦点。

二、超声影像诊断设备

1. 超声成像概述　自然界里有各种各样的波，但根据其性质基本上分为两大类：电磁波和机械波。机械波与电磁波既有相似之处又有不同之处，机械波由机械振动产生，电磁波由电磁振荡产生；机械波的传播需要特定的介质，在不同介质中的传播速度也不同，在真空中根本不能传播，而电磁波（例如光波）可以在真空中传播；机械波可以是横波和纵波，但电磁波只能是横波；机械波与电磁波的许多物理性质，如：折射、反射等是一致的，描述它们的物理量也是相同的。

无线电波、可见光和X线等是电磁波，水波、声波、地震波等是机械波，而超声波是频率超过20kHz的机械波。超声波的频率范围很宽，医学超声的频率范围在200kHz至40MHz之间，超声诊断用超声频率多在1MHz到10MHz范围内，随着技术的发展，目前已有超过10MHz的超声诊断设备。

与普通声波（可闻波）相比，超声波具有许多特性，其中突出的有：①超声波的频率高，波长很短，它可以像光线那样沿直线传播，可以只向某一确定的方向发射超声波。

②超声波所引起的媒质微粒的振动，即使振幅很小，加速度也很大，可以传播足够的距离。超声波的这些特性，使它在近代科学研究、工业生产和医学等领域得到日益广泛的应用。例如：利用超声波来探测海底的深度、暗礁的位置；用超声波对金属内部的气泡、伤痕、裂缝等缺陷进行无损检测；超声灭菌、超声清洗、超声雾化、超声诊断、超声治疗等。

超声在生物医学中的应用，有超声诊断、超声治疗和生物组织超声特性研究三大方向。其中，以超声成像为基础的超声诊断发展最快，目前已有各种各样的超声诊断仪供临床应用。图2-57为超声影像诊断设备，利用超声波在人体中传播的物理特性，可以对人体内部脏器或病变做体层显示，获取活体器官和组织的断面解剖图像，据此对一些疾病进行诊断。由于它具有操作简便、安全、迅速、无痛苦等优点，临床应用十分广泛。对于人体的许多部位和脏器，如眼、甲状腺、乳房、心血管、肝脏、胆囊、胸腔膜、脾脏、泌尿系统以及妇产科等，超声波诊断均显示出它的极大使用价值。超声诊断学已发展成一门专门学科。

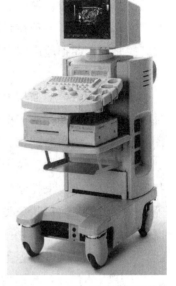

图2-57　超声影像诊断设备

2. 超声成像基本原理　超声成像是利用超声的物理特性和人体器官组织声学性质上的差异，以波形、曲线或图像的形式显示和记录，借以进行疾病的诊断和治疗。目前，超声成像技术（主要是指超声诊断成像技术）主要是通过向人体发射超声波，并接收带有人体信息的回波信号，进行处理后以影像的形式描述人体组织结构、性质的方法和技术。

人体结构对超声而言是一个复杂的介质，各种器官与组织，包括病理组织有它特定的声特性阻抗和衰减特性。因而构成声特性阻抗上的差别和衰减上的差异。超声射入体内，由表面到深部，将经过不同声特性阻抗和不同衰减特性的器官与组织，从而产生不同的反射与衰减。这种不同的反射与衰减是构成超声图像的基础。将接收到的回声，根据回声强弱，用明暗不同的光点依次显示在影屏上，则可显出人体的断面超声图像，称之为声像图。

人体器官表面有被膜包绕，被膜同其下方组织的声特性阻抗差大，形成良好界面反射，声像图上出现完整而清晰的周边回声，从而显出器官的轮廓。根据周边回声能判断器官的形状与大小。超声经过不同正常器官或病变的内部，其内部回声可以是无回声、低回声或不同程度的强回声。

（1）医用超声换能原理　医用超声成像技术应用过程中，超声的产生和接收的物理基础是换能原理，实现换能原理的载体是超声探头。医用超声探头的核心是压电换能器，也称为压电振子，它是用具有压电效应的压电材料制成的。探头的压电材料是决定机器质量的基础。因为它直接关系到电声转换效率。目前用于医用超声换能器的压电材料，按物理结构可分为压电单晶体、压电多晶体（压电陶瓷）和压电高分子聚合物（复合压电材料）等。

医用超声的产生是通过电声转换来实现的，而超声的接收是通过电声转化的可逆性来实现的。某些电介质在沿一定方向上受到外力的作用而变形时，其内部会产生极化现象，同时在它的两个相对表面上出现正负相反的电荷。当外力去掉后，它又会恢复到不带电的状态，这种现象称为正压电效应。当作用力的方向改变时，电荷的极性也随之改变。相反，当在电介质的极化方向上施加电场，这些电介质也会发生变形，电场去掉后，电介质的变形随之消失，这种现象称为逆压电效应，或称为电致伸缩现象。能够产生压电效应的电介质称为压电换能器。

在医学应用中，超声的产生是利用换能器的逆压电效应，即用电信号激励换能器使其产生机械振动，振动在弹性介质中的传播形成超声波。而超声的接收是利用了正压电效应的原理，即把超声波对换能器表面的压力转换为电信号。压电效应是换能器工作的基础。

（2）医用超声扫描与聚焦　探头是超声成像技术实现的最关键的部件，发展的不同时期出现了不同的探头，根据探测部位、应用方式、波束控制及几何形状的不同，分为很多种探头。按诊断部位分类有眼科探头、心脏探头、腹部探头和颅脑探头等；按应用方式分类有体外探头、体内探头、穿刺活检探头；按探头所用振元数目分类有单元探头和多元探头；按波束控制方式分类有线扫探头、相控阵探头、机械扇扫探头和矩阵探头等；按探头的几何形状分类（这是一种惯用的分类方法）有矩形探头、柱形探头、弧形探头（又称凸形）、圆形探头等。超声探头产生的超声向人体发射时，要解决以下两个问题。一是扫描问题，二是聚焦问题。

①超声的扫描：为形成一幅二维甚至三维图像，换能器要与人体之间作相对运动，或声束的位置与方向要按一定规律改变，以获得不同位置或不同方向上的回声线，这一过程称为扫描。波束方向的改变，可以机械方式改变换能器位里或发射方向，也可以电子方式控制换能器阵元的工作状态来实现。现代超声探头的换能器多是由相互独立的多个振元排列组成（如80振元），即线阵探头。为了提高系统的分辨力和灵敏度，工作时通常都是若干个相邻的振元同时受到激励，这种方式称为组合扫描。

②超声的聚焦：探头发出的超声束在探测深度范围内汇聚收敛称之为超声的聚焦，要提高超声探测器的灵敏度和分辨力，除了对线阵探头实施多振元组合发射之外，还需将探头发射的超声束聚焦，以此增强波束的穿透力和回波强度。声束聚焦通常分为两类：声学聚焦和电子聚焦。采用何种聚焦方式，视不同的应用场合而定。有些场合仅采用一种聚焦就满足了要求，有的场合同时用两种聚焦。

（3）医用超声接收与显示　超声在人体传播过程中，根据人体各组织间声特性阻抗的不同，会产生反映人体组织结构及特性差异的回波信号，回波信号的接收也是由超声探头中的换能器来完成的。常用的医学超声诊断仪，超声的发射和接收多采用按时序间隔工作的同一个换能器来实现的，即用窄脉冲激励换能器产生超声波，随后用同一个换能器实时接收被反射超声波，以此往复获得实时回波信号。

　　根据对回波信号处理及显示的不同，医学超声诊断仪常分为A型、B型、M型和D型等不同型号。

　　①A型：显示就是幅度（Amplitude）调整型显示，它以回声幅度的大小表示界面反射的强弱，是幅度调制型仪器。荧光屏上的横坐标代表超声波的传播时间，相当于深度。纵坐标代表回波信号的幅度。根据回波信号出现的位置可以确定病灶在人体组织中的深度、大小等。如图2-58所示，它的横坐标要求有时间或距离的标度，借以确定产生回波的界面所处的深度。故由探头定点发射获得的回波所在的位置可得人体脏器的厚度、病灶在人体组织中的深度及病灶的大小。

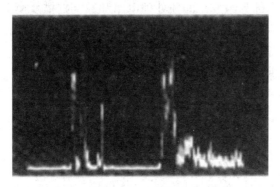

图2-58　A型显示

　　A型显示的回波图，只能反映声线方向上局部组织的回波信息，不能获得临床诊断上需要的解剖图。

　　②B型：B型显示有别于A型显示，属于亮度（Brightness）调制型显示。其特点是借助于换能器或波束的运动，超声波束扫过一个断面，回波信息强弱用显示器上对应点亮度的大小来表达，显示成一幅断面图像，因此也称断面显像仪。断面图像与人体解剖位置有直接对应的特点。如图2-59为肝部B超影像。

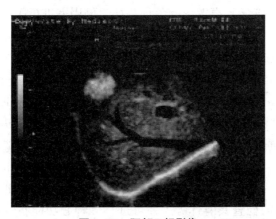

图2-59　肝部B超影像

　　实现B式显示的超声诊断仪称为B超。B超是医学超声诊断中最重要的成像装置。具有可观察组织的运动；扫描平面变换迅速，检查方便；能很快确定要进行测量的最佳截面；能消除由病人运动引起图像质量变坏的影响；便于观察到病人做动作的影响（如做深呼吸动作）；易选定扫描平面，病人无须改变太多姿势等特点。

B超诊断仪系统一般是由发射单元、接收单元、图像处理单元、系统控制单元等部分组成（图2-60）。发射单元是指把控制单元给出的触发逻辑信号（DP）调制成探头振元所需的激励脉冲信号的单元电路。可分为发射聚焦电路、发射多路转换电路、发射脉冲产生电路、二极管开关电路和二极管开关控制电路。接收单元是指探头接收到反射超声波，将其转换成电信号输送开始到回波信号合成为止的单元电路。分为前置放大、信号合成两部分，信号合成又分为接收多路转换、可变孔径、相位调整等电路。图像处理单元是指回波信号合成后进行一系列处理，最后形成全电视信号的单元电路。常由模拟信号处理和数字图像处理两个部分组成，即预处理电路和数字扫描变换电路。系统控制单元超声成像系统是一个较为复杂的电子测量仪器设备，要使各部分电路有条不紊地工作，必须对整机进行有序协调地控制。在前面介绍发射单元、接收单元、图像处理单元等涉及到许多控制信号，都是由控制单元给出的。

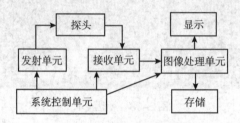

图2-60　B超诊断仪组成

B型超声诊断仪的临床应用在临床诊断中，超声医学包括介入性和非介入性两个分支，介入性是指将超声探头插入口腔，或经阴道、肛门、尿道、直肠、消化道、血管或手术切口等进行的探查诊断，以及采用超声扫描显像作为监视或引导手段进行穿刺等操作过程；非介入性诊断则是将超声探头耦合至皮肤表面，进而对腹部、心脏、眼睛、小器官、脑部等进行探查诊断的技术，是最常用的超声诊断方法。

根据B型超声诊断仪显示声像图的各种特征，可用来进行医学形态学定位分析是否有炎症、积液、肿瘤、纤维化等病理变化；也可以软组织声速1540m/s的数值为标准，进行各种长度、面积、时间及其他导出参数的定量诊断；亦可根据某些脏器、组织因生理性变化，而在声像图上或多普勒超声图上的各种有规律的变化进行生理学诊断；还可用谱分析的方法提取更多的生理与病理信息等。基于B型超声诊断仪的多功能多用途，其已成为医院进行普查及各类疾病诊断、治疗时进行图像引导的重要手段。

③M型：M超的基本工作原理与A超相似，只是显示的方法不同而已。现代B超中都具有M超显示功能，也就是说，B超和M超已融为一体。如图2-61所示为B超中M-B式显示图像（左为M式，右为B式）。M超对人体中的运动脏器，如心脏、胎儿胎心、动脉血管等功能的检查具有优势，并可进行多种心功能参数的测量，如心脏瓣膜的运动速度、加速度等。但M型显示亦不能获得解剖图像，而且不适用于静态脏器的诊查。

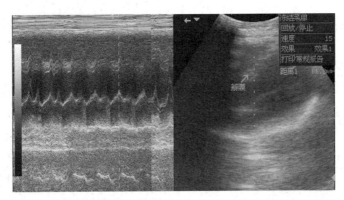

图2-61　B超中M-B显示示意图

④D型：超声多普勒技术是研究和应用超声波经运动物体反射或散射所产生的多普勒效应的一种技术。多普勒超声诊断仪（Doppler）是利用多普勒效应，结合声学、电子技术制成的超声成像系统。它能够无损伤性地检出运动器官和组织的运动情况，因此广泛应用于对血管、心脏、血流和胎儿心率等的检测。

当声源、接收器、介质之间存在相对运动时，接收器收到的超声频率与超声源的频率之间产生差异，这种现象称为多普勒效应，其变化的频差称为多普勒频移。图2-62为超声多普勒技术工作原理。

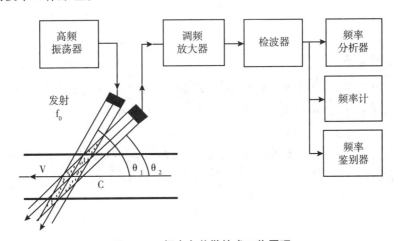

图2-62　超声多普勒技术工作原理

应用多普勒效应测定血流速度的基本过程是两块平行并列放置的压电晶体，其一作为发射换能器，另一块作为接收换能器。发射换能器发射出超声波，入射到血管内运动着的血液颗粒（红细胞）上，经过血液颗粒散射后被接收换能器接收。在医学超声诊断中，换能器（包括收、发换能器）通常静止不动，主要是介质运动。当超声波入射到血管内的血液颗粒时，由于血液颗粒的运动，此时出现第一次多普勒频移现象；被血液颗粒散射的超声波返回到接收器时，由于散射体的血液颗粒相当于超声波的声源，处于运动状态，于是出现第二次多普勒频移现象。通过测量接收信号的多普勒频移，就可以估算出人体内运动组织或血流的速度，从而达到了非侵入性检测体内生理状况的目的。

彩色多普勒血流显像系统（彩超）是继连续波和脉冲式多普勒频谱显示之后的多普勒系统，可在B型和M型超声心动图基础上同时显示血流方向和相对速度，提供心脏和大血管内血流的时间和空间信息。它如同X线心血管造影术，提供给人直观循环的血流图像，被誉为无创性心血管造影术。在B型或M型超声图基础上，用不同的色彩表示血流方向及其相对速度等动态信息。红细胞的动态信息主要由速度、方向和分散三个因素组成。常用红色和蓝色表示血流方向，朝向探头运动的红细胞用红色表示，离开探头运动的红细胞用蓝色表示；用显示的亮度来表示速度的快慢，即流速越快的血流色彩越明亮，反之越暗淡；用绿色表示分散（血流的紊乱情况），即血流为层流时色彩变化小，乱流时色彩变化大。

超声多普勒系统对于人体内活动目标，如血流、活动较大的器官的检测有独特的功能，是一种很有发展前途的医学检测方法。近年来，利用微型电子计算机、数字信号处理技术、图像处理技术等相结合制成的各种系统，可以用来测定血流速度、血流容积流量和加速度、动脉指数、血管管径、判断生理上的供氧情况、闭锁能力、有无紊流、血管粥样硬化等，以提供有价值的信息。

近年，超声多普勒系统已广泛应用于临床诊断。例如心脏及大血管系统、消化系统、泌尿生殖系统、浅表器官（眼、甲状腺和乳房等）、外围血管以及颅内血管等多种疾病的诊断。

 技术要点

依据标准YY／T 1084-2015，超声影像诊断设备技术要点主要包括：盲区，探测距离（深度），轴向（纵向）分辨率，侧向（横向）分辨率，几何位置示值误差。

依据标准YY 0767-2009，超声彩色血流成像设备技术要点主要包括：存贮模式，最大存贮帧数，存入方式，回放方式，工作方式（A型、B型、M型、D型）。

三、磁共振成像设备

磁共振成像（Magnetic Resonance Imaging，MRI）是利用人体内原子核在磁场内与外加射频磁场发生共振而产生影像的一种成像技术（图2-63）。MRI是随着计算机技术的飞速发展以及在X线CT的临床应用基础上发展起来的一种医学数字成像技术，既能显示人体形态学结构，又能显示原子核水平上的生化信息，还能显示某些器官的功能状态，以及无辐射等诸多优点，已越来越广泛的应用于临床各系统的检查诊疗中。随着MRI技术的不断改进，其功能日趋完善，应用范围不断拓宽，是当今医学影像学领域发展最快、最有潜力的一种成像技术。

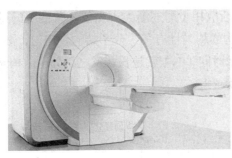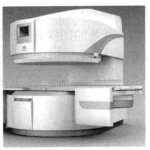

图2-63 磁共振成像设备

1. 磁共振成像原理

（1）磁共振现象 微观领域中的核子都有自旋的特性。核子的自旋产生小磁矩，类似于小磁棒。质子数或中子数至少有一个为奇数的大量原子核可在静磁场中体现出宏观磁化来，其磁化矢量与静磁场同向。而每单个原子核在静磁场中做着不停的进动运动（一方面不断自旋，同时以静磁场为轴做圆周运动），进动频率（Precession Frequency）（即质子每秒进动的次数）为 $\omega_0 = \gamma B_0$，γ 为原子核的旋磁比（对于每一种原子核，γ 是一个常数且各不相同，如氢质子 γ 值为 42.5MHz/T），B_0 为静磁场的场强大小。人体的70%以上由水构成，又由于氢质子磁矩不为零，这些水中的氢质子是磁共振信号的主要来源，其余信号来自脂肪、蛋白质和其他化合物中的氢质子。

对静磁场中的质子群沿着垂直于静磁场的方向施加某一特定频率的电磁波［其频率在声波范围内，故称为射频（Radio Frequency，RF）］，原来的宏观磁化就会以射频场为轴发生偏转（章动），其偏转角度取决于射频场的施加时间、射频强度和射频波形。当然，一个关键条件是：射频的频率必须与静磁场中质子的进动频率一致。宏观磁化发生章动的实质是质子群中一部分质子吸收了射频的能量，使自己从低能级跃迁到了高能级。这种现象即称为原子核的磁共振现象。如果将此时的宏观磁化进行二维分解，会发现射频激励的效果是使沿静磁场方向的磁化矢量（纵向磁化）减小，而垂直于静磁场方向的磁化（横向磁化）增大了。RF脉冲有使进动的质子同步化的效应，质子同一时间指向同一方向，处于所谓"同相"，其磁化矢量在该方向上叠加起来，即横向磁化增大。使质子进动角度增大至90°的RF脉冲称为90°脉冲，此时纵向磁化矢量消失，只有横向磁化矢量。同样还有其他角度的RF脉冲。质子的进动角度受RF脉冲强度和脉冲持续时间影响，强度越强、持续时间越长，质子的进动角度越大，且强RF脉冲比弱RF脉冲引起质子进动角度改变要快。

（2）弛豫及弛豫时间 短暂的射频激励（一般为几十微秒）以后，宏观磁化要恢复到原始的静态。从激励态恢复到静态要经历一个与激励过程相反的两个分过程，一个是横向磁化逐渐减小的过程（即为横向弛豫过程，T_2 过程），如图2-64所示；另一个是纵向磁化逐渐增大的过程（纵向弛豫过程，T_1 过程），如图2-65所示。纵向弛豫过程的本质是激励过程吸收了射频能量的那些质子释放能量返回到基态的过程。能量释放的有效程度与质子所在分子大小有关，分子过大或很小，能量释放将越慢，弛豫需要的时间就长。如水中的质子，0.5T场强下弛豫时间 >4000ms；分子结构处于中等大小，能量释放就很快，T_1 就短，如脂肪内的质子，0.5T场强下弛豫时间仅为260ms左右。横向弛豫过程的本质是激励过程使质子进动相位的一致性逐渐散相（即逐渐失去相位一致性）的过程，其散相的有效程度与质子所处的周围分子结构的均匀性有关，分子结构越均匀，散相效果越差，横向磁化减小的越慢，需要的横向弛豫时间（T_2）就越长；反之，分子结构越不均匀，散相效果越好，横向磁化减小越快，T_2就越短。

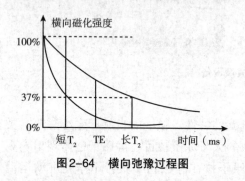

图2-64　横向弛豫过程图

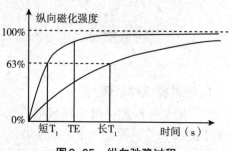

图2-65　纵向弛豫过程

（3）自由感应衰减　磁共振成像设备中，接收信号用的线圈和发射用的线圈可以是同一线圈，也可以是方向相互正交的两个线圈，线圈平面与主磁场 B_0 平行，其工作频率都需要尽量接近 Larmor 频率。线圈发射 RF 脉冲对组织进行激励，在停止发射 RF 脉冲后进行接收。RF 脉冲停止后组织出现弛豫过程，磁化矢量只受主磁场 B_0 的作用时，这部分质子的进动即自由进动，因与主磁场方向一致，所以无法测量，而横向磁化矢量垂直并围绕主磁场方向旋进，按电磁感应定律（即法拉第定律），横向磁化矢量的变化，能使位于被检体周围的接收线圈产生随时间变化的感应电流，其大小与横向磁化矢量成正比，这个感应电流经放大即为 MR 信号。由于弛豫过程横向磁化矢量的幅度按指数方式不断衰减，决定了感应电流为随时间周期性不断衰减的振荡电流，因而它是自由进动感应产生的，被称为自由感应衰减（Free Induction Decay，FID）。90° 脉冲后，由于受纵向弛豫时间（T_1）和横向弛豫时间（T_2）的影响，磁共振信号以指数曲线形式衰减，如图2-66所示，其幅度随时间指数式衰减的速度就是横向弛豫速率（$1/T_2$）。

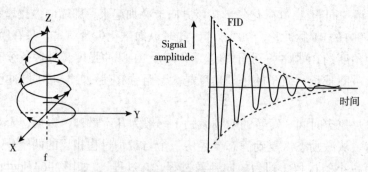

图2-66　自由感应衰减信号及其产生

（4）空间定位　磁共振信号的三维空间定位是利用施加三个相互垂直的可控的线性梯度磁场来实现的。根据定位作用的不同，三个梯度场分别称为选层梯度场（G_S）、频率编码梯度场（G_f）和相位编码梯度场（G_p）；三者在使用时是等效的，可以互换，而且可以使用二个梯度场的线性组合来实现某一定位功能，从而实现磁共振的任意截面断层成像。

①选层：沿静磁场方向叠加一线性梯度场（G_S），可以选择发生磁共振现象的人体断层层面，RF的频带宽度与梯度场强度共同决定层厚。层厚与RF带宽成正相关，与梯度强度成反相关。

②频率编码：沿选定层面内的x方向叠加一线性梯度场G_f，可使沿x向质子所处磁场线性变化，从而共振频率线性变化，将采集信号经傅里叶变换后即可得到信号频率与x方向位置的线性——对应关系。

③相位编码：沿选定层面内的y方向施加一线性梯度场G_p（时间很短，在选层梯度之后，读出梯度之前），则沿y方向的质子在进动相位上呈现线性关系，将采集信号经傅里叶变换后，可以得到y向位置与相位的一一对应关系。

实际的序列中还有一些梯度场不起空间定位作用，主要有相位平衡梯度、快速散相梯度、重聚相梯度等。

（5）成像方法 磁共振成像方法指的是将人体组织所发出的微弱磁共振信号重建成一幅二维断面图像的方法，主要有点成像法、线成像法、面成像法、体积成像法等。

①点成像法：对每个组织体素信号逐一进行测量成像的方法，主要包括敏感点法和场聚焦法。

②线成像法：一次采集一条扫描线数据的方法，主要包括敏感线成像法、线扫描以及多线扫描成像法、化学位移成像法等。

③面成像法：同时采集整个断面数据的成像方法，主要包括投影重建法、各种平面成像法以及傅里叶变换成像法等。

④体积成像法：在面成像法的基础上发展起来的，不使用选层梯度进行面的选择，而是施加两维的相位编码梯度和一维的频率编码梯度同时对组织进行整个三维体积的数据采集和成像方法。

磁共振的成像方法很多，但选择RF脉冲的带宽和形状，使之能激发一个已知的频带，并控制梯度场来选取一个点、一条线、一个层面，甚至选取整个成像体积来获得信号，是各种成像方法的共同点。任何一种成像法的实现，均与机器的软硬件配置紧密相关。

2. 磁共振成像系统

（1）分类 按照场强大小分为高场、中场、低场磁共振；高场一般为场强高于1.0T的磁共振；中场为场强高于0.5T而低于1.0T的磁共振；低场一般为低于0.5T的磁共振。

按照磁体类型一般分为永磁型磁共振、常导型磁共振和超导型磁共振。

永磁型磁共振的特点：维护费用小，逸散磁场小，对周围环境影响小，造价低，安装费用也较少，一般只能产生垂直磁场，场强范围一般在0.15~0.35T，磁场随温度漂移严重，磁体需要很好的恒温，磁场不能关断，对安装检修带来困难，磁体沉重，且随场强增大，磁体厚度增大，更加沉重。

常导型磁共振的特点：生产制造较简单，造价低；可产生水平或垂直磁场，重量轻，检修方便，磁场均匀度也很高，场强一般在0.1~0.4T，运行耗费较大，通电线圈耗电达60kW以上，还需配用专门的供电设备和水冷系统。

　　超导型磁共振的特点：场强范围0.3~9T，磁场均匀性高，稳定性好，图像质量好，运行耗费很高，对制冷剂主要是液氦的费用很高，运输、安装、维护费用也很高。

　　目前主要市场上的磁共振以高场和低场为主，高场一般为超导型，低场一般为永磁型；且低场永磁型磁共振往往做成开放式，有C形式或立柱式；高场超导磁共振往往做成圆形孔腔式或站立式的磁共振。常导磁共振一般也做成圆形孔腔式。还有些公司推出了某些部位如头颅、四肢或关节专用检查的磁共振设备，其形态变化较灵活。

　　一般来讲，低场永磁以出诊断图像为主要目的，图像质量已经能够满足诊断要求；高场超导主要以功能磁共振为主，图像质量是其基础。

　　（2）MRI系统结构　MRI系统的典型结构如图2-67所示，主要包括磁体子系统、梯度场子系统、射频子系统、数据采集和图像重建子系统、主计算机和图像显示子系统、射频屏蔽与磁屏蔽、MRI软件等。

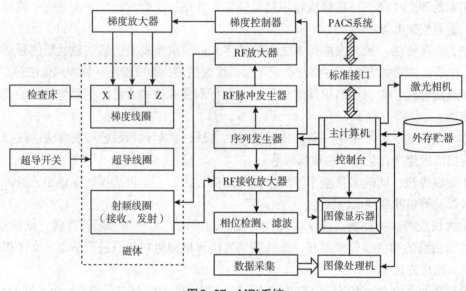

图2-67　MRI系统

　　①磁体子系统：用以产生均匀稳定的静磁场B_0的主磁场，是磁共振系统的关键组成部分。其主要参数有：磁场强度、磁场均匀性、磁场稳定性、孔腔大小、逸散磁场等；其中磁场强度越高，信号幅度越高，图像信噪比会越高；磁场均匀性越好，图像分辨率越高。磁体可有永磁型、常导型、混合型和超导型四种。

　　②梯度场子系统：指与梯度磁场有关的一切单元电路，提供给系统线性度满足要求的、可快速开关的梯度场，以便动态的修改主磁场，实现成像体素的空间定位，是MRI系统的核心部件之一。由梯度线圈、梯度控制器、数模转换器、梯度放大器、梯度冷却系统等组成。其主要参数有有效容积、线性度、梯度场强度、梯度变换率和梯度上升时间等；有效容积越大，可成像区域越大；线性越好，图像质量越好。

　　③射频子系统：是MRI系统中实施射频激励并接收和处理RF信号的功能单元，不仅要根据扫描序列的要求发射各种翻转角的射频波，还要接收成像区域内氢质子的共振信号。射频子系统包括射频发射单元和信号接收单元：射频发射单元是在时序控制器的作

用下，产生各种符合序列要求的射频脉冲的系统；射频接收单元是在时序控制器的作用下，接收人体产生的磁共振信号的系统。

④数据采集和图像重建子系统：信号采集的核心是A/D转换器，转换精度和速度是重要指标。在MRI系统中，一般用16位的A/D转换器进行MR信号的数字化，经一定的数据接口送往接收缓冲器等待进一步处理。射频子系统和数据采集子系统被合称为谱仪系统。A/D转换所得数据不能直接用来进行图像重建，还需要进行数据处理，即拼接带有控制信息的数据。然后通过专用图像处理计算机进行图像处理。图像重建的运算主要是快速傅里叶变换，重建速度是MRI系统的重要指标之一。

⑤主计算机和图像显示子系统：MRI系统中，计算机的应用非常广泛，各种规模的计算机、单片机、微处理器构成了MRI系统的控制网络。主计算机介于用户与MRI系统的测量系统之间，其功能主要是控制用户与磁共振子系统之间的通信，并通过运行扫描软件来满足用户的所有应用要求。具体包括：扫描控制、患者数据管理、归档图像、评价图像以及机器检测等功能。同时，随着医学影像标准化的发展，还必须提供标准的网络通讯接口。

⑥射频屏蔽与磁屏蔽：用以把外界和磁共振扫描系统之间严格屏蔽开来的系统，防止彼此之间的干扰和危害。磁共振的屏蔽一般都采用铜片或铜板来完成。

⑦MRI软件：包括系统软件、磁共振操作系统、磁共振图像处理系统；系统软件指主计算机进行自身管理、维护、控制运行的软件，即计算机操作系统；磁共振操作系统包括患者信息管理系统、图像管理系统、扫描控制系统、系统维护、报告打印、图片输出等；磁共振图像处理系统指图像重建软件以及对图像进行一序列后处理，包括柔和、平滑、锐化、滤波、局部放大等处理功能的软件。

4. 磁共振成像的临床应用 磁共振成像具有多参数成像、任意截面成像、出色的软组织对比度、不受骨像干扰、没有电离辐射或其他危害等特有的优越性，使它越来越多的应用到不同组织各种病变的临床诊断中。主要应用于中枢神经系统、心血管系统、头颈部、肌肉关节系统、纵隔、腹腔、盆腔的fMRI、介入MRI等方面的成像。相对于其他影像技术的单参数成像，磁共振的图像对比反映的是组织间的多种物理参数的差别。

> **技术要点**
>
> 依据标准YY/T 0482-2010，磁共振成像设备技术要点主要包括：磁体类型，场强，稳定性，磁场均匀性，匀场方式，逸散磁场（5高斯线），梯度场强度，梯度上升率，梯度非线性，冷却方式，射频功率，射频带宽，扫描视野，采集矩阵，空间分辨率，层厚，层间距，序列。

四、放射性核素成像设备

放射性核素成像亦称核医学或原子核医学，是一门利用开放型放射性核素诊断和治疗疾病的学科，凡要将放射性核素引入体内者则称为体内检查法或体内核医学，根据是否成像又分为显像和非显像两种。利用放射性核素实现脏器显像或病变组织显像的方法称作放射性核素显像，这种显像有别于单纯形态结构的显像，是一种独特的功能显像，为核医学的重要特征之一。

放射性核素成像设备是将含有放射性核素（同位素）的放射性药物引入患者体内，在体外有选择性地测量体内的放射性核素释放出的γ射线进行成像的设备。核医学成像和核素体外分析都是建立在同位素示踪技术基础上的，同位素具有该类核素类似的化学性质，并能参与组织、器官内的生理、生化过程，所以它能反映体内生理、生化和病理过程，显示出组织、器官的功能等，这就使核医学具有了鲜明的功能诊断特色。

1. 核医学基础

（1）放射性核素　也叫不稳定核素，是相对于稳定核素来说的。它能自发地发生核内能级或结构的变化，同时释放出能量或射线（如α、β、γ等射线）转变成另一种核素，这一过程称为核衰变。

例如，锝99m（^{99m}Tc）通过γ衰变转变成^{99}Tc：

$$^{99m}_{43}Tc \rightarrow {}^{99m}_{43}Tc + \gamma$$

^{99m}Tc可制备成锝99m焦磷酸盐注射液（Technetium［^{99m}Tc］Pyrophosphate Injection）放射性药物，可适用于骨扫描、心肌显像的检查。

如碘131（^{131}I）通过β$^-$衰变转变成氙131（^{131}Xe）：

$$^{131}_{53}I \rightarrow {}^{131}_{53}Xe + \beta^-$$

临床上可将^{131}I制成碘［^{131}I］化钠（Na^{131}I）口服溶液可作为功能甲状腺组织的显像剂或甲状腺疾病（如甲亢）的治疗。另外^{131}I标记的玫瑰红钠盐和马尿酸钠就是常用的肝、胆和肾等的扫描显像剂。

再比如氟18（^{18}F）通过β$^+$衰变转变成氧18（^{18}O）：

$$^{18}_{9}F \rightarrow {}^{18}_{9}O + \beta^+$$

氟［^{18}F］脱氧葡萄糖（^{18}F-fluorodeoxyglucose）是PET显像上应用最广泛的代谢显像剂，由小型回旋加速器和快速合成装置制备而成。

（2）半衰期　放射性核素的原子核数目衰变到原来一半所需的时间称之为半衰期，用$T_{1/2}$表示。例如上面提到的^{99m}Tc、^{131}I以及^{18}F的半衰期分别是6.02h、8.04d及109.8min。在核医学中，还常用到生物半衰期（T_b）和有效半衰期（T_{eff}）的概念。生物半衰期表示生物体内的放射性核素由于生物的代谢过程从体内排除到原来的一半所需的时间，而有效半衰期则是指放射性核素由于放射性衰变及生物代谢过程的共同作用，减少到原来一半所需的时间。

（3）放射性活度　放射性物质在单位时间内发生衰变的次数称为该物质的放射性活度，单位为居里（Ci）。

$$1居里 = 3.7 \times 10^{10}次衰变/秒；$$

较小的单位有毫居里（mCi）和微居里（μCi），1mCi和1μCi分别对应3.7×10^7次衰变/秒和3.7×10^4次衰变/秒。

（4）射线探测原理　在医学实践中，用于探测和记录放射性核素发出射线的种类、能量、活度及其随时间变化在空间分布的仪器，统称为核医学仪器。它是核医学工作中必备的条件。

核医学仪器探测射线的基本原理都是利用射线与物质相互作用，并根据使用的实际情况而设计的，主要的原理如下。

①电离作用：射线穿过气体时，能使气体分子电离，在电场作用下，电离所产生的正离子和电子将分别移向电场两极漂移，形成电离电流。电离电流的大小和射线的能量、射线的强度、收集电离电荷的电场强弱有密切关系。用外电路测量该电离电流就可以获知射线的强度。

②荧光现象：激发射线能使闪烁物质，如 NaI（TI）晶体发出荧光，荧光通过光电倍增管转化为电信号，再由仪器测出该电信号，可得到射线的性质和强度。

③感光作用：射线使感光材料形成潜影，经显影和定影处理后，形成黑色颗粒沉淀，显示出黑影，根据黑影在被测样品的部位和它的灰度，对被测样品中的放射性作出定位、定性和定量的判断。

2. γ照相机　1958年美国科学家Anger成功研制出了第一台γ照相机，使得核医学影像技术从同位素扫描仪的静态显像发展到了动态显像。为了纪念Anger，所以γ照相机又称为Anger相机。γ照相机可采用闪烁探测器、半导体探测器或多丝正比室等探测器。采用闪烁探测器的γ照相机称为闪烁γ照相机，简称闪烁照相机。

γ照相机可对人体内脏器中的放射性核素分布进行一次成像，同时可动态观察、显示、记录放射性药物在人体脏器内的代谢情况。所以γ照相机不仅具有人体脏器的形态显像功能，而且具有功能显像功能，同时又具有动态显像功能。

γ照相机的基本结构包括闪烁探头、探头支架、病床和操作控制台（图2-68）。

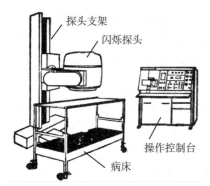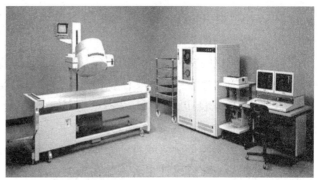

图2-68　γ照相机及其基本结构

探头支架上安装闪烁探头，探头可作上下运动和前后倾角运动，病床可作左右移动，这样可使探头视野充分对准患者的脏器部位。操作控制台上安装有能量选择器、显示选择器、控制器、定时器、定标器、摄影显示器。另外还有储存器和各种高低压电源等。

3. **单光子发射型计算机断层装置**　γ照相机是将脏器组织形态的三维信息变成二维平面影像。示踪核素在体内的浓度分布是不均匀的，由于前后组织放射性的重叠，平面影像不能将脏器组织中的病灶以三维形式真实地显示出来。如果利用计算机辅助体层成像技术，就能以断层的方法将人体脏器和组织以三维的方式显示出来，这就是发射型计算机断层成像（Emission Computed Tomography，ECT）。ECT包括两种：一种是单光子发射型计算机断层（Single Photon Emission Computed Tomography，SPECT），另一种是正电子发射型计算机断层（Positron Emission Computed Tomography，PECT），简称为PET。

SPECT的研制工作早于X线CT，1963年Kuhl和Edwards等人研制了一种称为横向断层的扫描装置，该装置已具备了X线CT的概念，只是在图像重建方法上采用了简单的反投影法，图像模糊、对比度差。Kuhl等人而后又做了不少改进，引入了计算机校正，终于在1979年做了第一台头部SPECT，SPECT真正应用于临床还是在20世纪80年代初期。

（1）SPECT的数据采集　商用的SPECT的数据采集均为采用γ照相机，故也可称之为γ照相机型SPECT。采集的方式有固定式和旋转式之分。固定式采用4个固定式γ照相机探头安装而成，90°扫描通过旋转病床来实现，这种机器特别适合于胸部成像。而旋转式则是将γ照相机探头实现可旋转扫描，这也是目前普遍采用的方法，旋转式一般由单探头、双探头和三探头之分，如图2-69所示。

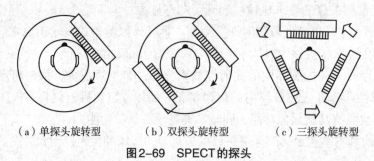

　　（a）单探头旋转型　　　　（b）双探头旋转型　　　　（c）三探头旋转型

图2-69　SPECT的探头

（2）γ相机型SPECT的结构　SPECT通常由探头、机架、病床、控制台、计算机以及外围设备构成，如图2-70所示。

探头与γ相机的探头是一样的，包括准直器、闪烁晶体、PMT、位置计算电路等，最终得到γ光子的位置信息和能量信息传送给计算机处理。

机架一般要求稳定、可靠、安全，还应该能迅速灵活地调整定位，采集数据时应旋转平稳、精度高、旋转中心准确。为了能提高采集数据的灵敏度，除采用圆形旋转外，许多厂商设计成椭圆形旋转或自动人体轮廓旋转。

病床也叫检查床，可让患者平躺在床上，完成数据的采集工作。

控制台负责数据的录入（如患者资料的输入、扫描控制命令及图像处理参数的选择等）和图像后处理的功能。

外围设备包括显示器、打印机、照相机、不同类型的准直器、准直器交换装置以及生理信号检测设备等。

（3）SPECT的临床应用　SPECT的成像空间分辨率比X线CT低，但是由于两者的成像原理上的本质差别，在医学诊断上的价值是完全不同的。X线CT反映的是病变组织的密度差，而SPECT反映的是人体正常组织与病变组织的摄取和代谢的功能差异，对于肝血管瘤、脑缺血、癫痫、痴呆等疾病的诊断，SPECT与X线CT相比，还是有明显的优越之处。

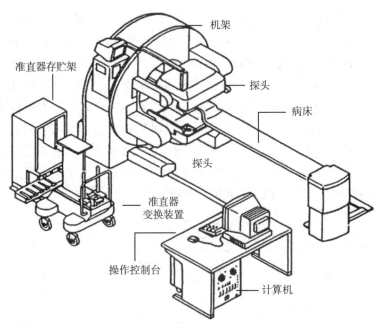

图2-70　SPECT的组成

4. 正电子发射型计算机断层装置（PET） PET是医学影像领域中最先进的技术之一，代表了现代核医学影像技术的最高水平，现已在医学生物研究和临床诊断及处理中担任重要角色。PET是从人体分子水平反映人体内脏器和组织的功能及代谢状况的诊断技术。如图2-71为全身PET。

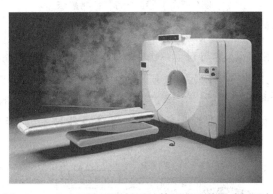

图2-71　全身正电子发射型计算机断层装置（PET）

（1）PET成像原理　将含有正电子放射性的药物（如^{18}F-FDG）注入人体，由于FDG的代谢情况与葡萄糖非常相似，可聚集在消耗葡萄糖的细胞内，尤其是生长迅速的肿瘤组织中。^{18}F衰变放出的正电子与组织中的负电子发生湮灭反应，产生两个能量相同方向相反（互为180°）的两个γ光子。这两个γ光子可通过两个相对（互为180°）的探测器，并利用符合测量技术法测得，从而可获得正电子的位置信息。再用图像重建软件进行处理后可得到正电子在人体内三维分布情况，也就是药物在人体中的分布情况。由于PET可进行三维成像，有较高的灵敏度，可在短时间内获得清晰的三维图像，这就使得连续获取图像成为可能。以时间为轴的一系列三维图像，经过数学处理，可从中提炼出有用的功能信息，即组织对某种物质的摄取比、生物率常数（如代谢常数、血流）等。

（2）符合测量技术原理 正电子的测量采用符合测量法，如图2-72所示，利用相对的（互为180°）的两个探测器，测量人体内正电子湮灭产生的两个能量相等、方向相反的γ光子（如光子1与4、2与5）。若单道分析器分析出γ光子的能量为511keV，则输出脉冲（如脉冲1与4、2与5），经符合电路输出两个脉冲，代表在探测器直线上有两个正电子湮灭事件，即此直线位置有两个正电子，这种测量方法称为符合测量。显然，不在探测器直线范围内的正电子湮灭事件不可能同时被两个探测器同时测量到（如光子3和6），也就不能符合输出，这种测量方法实际上相当于起到了一个准直器的作用，称为电子准直。与SPECT相比，由于PET不必使用铅准直器，因而提高了系统的灵敏度。

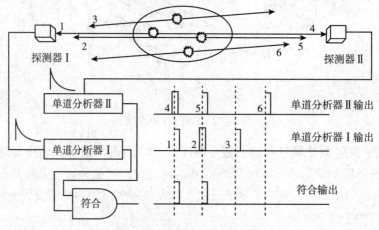

图2-72 正电子的符合测量法

（3）PET的探测器环 PET机器的符合探测器是由数百个探测器排列成环形组成，叫探测器环。环上的每一块晶体与对面一组晶体都有符合关系，形成一组扇形束的符合线，如图2-73，扇形束的宽度决定了PET的径向视野。图2-73中对于这样一个扇形束经过单道分析器进行能量筛选后，在经过符合电路即可得到一个投影方向上的数据。如果同时获得的各不同角度扇形束投影数据通过图像重建技术就可以得到FOV内的正电子分布情况的断层影像。

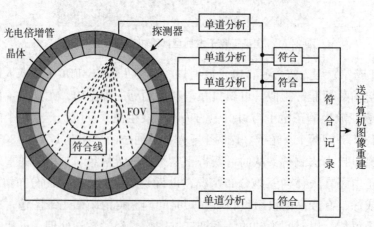

图2-73 PET探测器环

（4）探测器结构　PET探测器的结构变化经历了几十年的探索和改进，从单环到多环，从六边形到圆形，每一种结构的改进都是为了满足不同的要求，提高各项性能指标（如空间分辨率、灵敏度等）。发展到今天，用于临床的PET多采用多晶体组合结构。这种结构的优点是可以用较少的探测器得到较多的环数、较大的轴向视野和较高的空间分辨率。常用的结构组合多为4×64组合，即四个光电倍增管与一块被切割成8×8的晶体组合而成，成为一个探测器块，如图2-74（a）所示。若将众多的探测器块组合成一个环，则可构成8个探测器环，如图2-74（b）轴向有4个探测器块组成，则最终可获得32个探测器环。

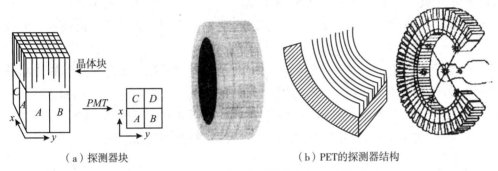

（a）探测器块　　　　　　　　　　　　（b）PET的探测器结构

图2-74　PET的探测器结构与探测器块

（5）PET的基本组成　PET装置由扫描机架、主机柜、操作控制台、检查床等构成。扫描机架是最大的部件，内部装有探测器环、激光定位器、电子学测量线路等。主机柜主要有CPU、输入输出系统、内外存贮系统等，主要负责数据的存贮、处理和图像重建。操作控制台主要是由一台计算机和软件组成，负责整个检查或质量过程的控制、图像显示和分析等。

（6）飞行时间（TOF）技术在PET中的应用　由于湮没辐射的两个γ光子同时发生，且向相反方向运动，如果知道了它们到达两个探头的时间差则湮灭点的原始位置也就知道了。例如，两个湮没辐射的γ光子正好发生在两个探头的中间，它们将同时到达两个探头，没有时间差。若湮没辐射发生在其他位置，则两个γ光子到达两个探头的时间是不相等的，存在一定的时间差，通过这个时间差就可以确定闪烁事件发生的位置。这个时间差称为飞行时间（Time-of-Flight，TOF）。把飞行时间信息加入到PET中去的机器称为TOF-PET，但目前TOF技术还不能测得正电子的确切位置，但可以使图像信息计算更加精确。

（7）基于SPECT的PET断层成像　由于PET价格昂贵，^{18}F-FDG的应用又日益广泛，近两年不断寻找应用现有的单光子发射计算机断层仪（SPECT）实现PET功能。经过研究和临床试用，证明这种方法是可行的，这种能实现PET成像又能实现SPECT成像的系统称之为混合型显像系统，也称为混合型PET。

（8）PET的临床应用及特点　PET是目前唯一可在活体上显示生物分子代谢、受体及神经介质活动的新型影像技术，现已广泛用于多种疾病的诊断与鉴别诊断、病情判断、疗效评价、脏器功能研究和新药开发等方面。

目前85%PET检查是用于肿瘤的检查，多用于肺癌、乳腺癌、大肠癌、卵巢癌、淋巴瘤、黑色素瘤等的检查，其诊断准确率在90%以上。还可用于癫痫灶定位、老年性痴呆早期诊断与鉴别、帕金森病病情评价以及脑梗死后组织受损和存活情况的判断。另外对于心血管疾病患者，能检查出冠心病心肌缺血的部位、范围，并对心肌活力准确评价，确定是否需要行溶栓治疗、安放冠脉支架或冠脉搭桥手术。能通过对心肌血流量的分析，结合药物负荷，测定冠状动脉储备能力，评价冠心病的治疗效果。

（9）融合成像设备　近年来，影像诊断学的一个重要进展，就是图像融合技术的发展与应用。图像融合包括硬件与软件，是一个全自动图像配准及多种图像的解读技术，它不仅具有全自动的功能与解剖图像的融合，还可以让具有不同特征的影像在同一平台显示、解读、对比与分析，为临床诊断与治疗之间架起了一座高速、流畅的桥梁。

①正电子发射断层显像–X线计算机体层成像仪　图像融合最为成熟的产品就是正电子发射断层显像/X线计算机体层成像仪（Positron Emission Tomography–Computed Tomography，PET-CT），就是将PET（功能代谢显像）和CT（解剖结构显像）两种先进的影像技术有机地结合在一起的新型影像设备，如图2-75为PET/CT产品。

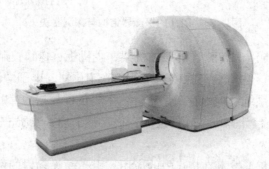

图2-75　正电子发射断层显像/X线计算机体层成像仪（PET/CT）

PET主要根据示踪剂来选择性地反映组织器官的代谢情况，从分子水平上反映人体组织的生理、病理、生化及代谢等改变，尤其适合人体生理功能方面的研究，但是图像解剖结构不清楚；利用CT图像对PET图像病变部位进行解剖定位和鉴别诊断，同时还可以利用以X线衰减系数基础的CT图像对PET图像进行衰减校正，所以PET-CT从根本上解决了核医学图像解剖结构不清楚的缺陷，同时又通过全能量的衰减校正，使核医学图像真正达到定量的目的，从而提高诊断的准确性，实现了功能图像和解剖图像信息的互补。

②正电子发射断层显像/磁共振成像仪　GE、西门子及飞利浦相继于2011年前后推出了正电子发射断层显像/磁共振成像仪PET-MRI（Positron Emission Tomography–Magnetic Resonance Imaging）设备，其中GE、西门子的PET-MRI产品均是一体式，而飞利浦的PET-MRI采用的是分体式，中间通过一个可以180度旋转的床体相连，如图2-76所示。

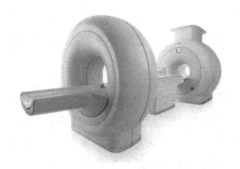

图2-76　正电子发射断层显像/磁共振成像仪（PET/MRI）

将PET和MRI完全整合为一台设备，其中一个主要的问题就是PET元件和MRI的磁场会互相干扰，比如强磁场下正电子位置的漂移，光电倍增管的电磁干扰等导致测量产生误差；而PET元件也会影响MRI成像系统，例如梯度系统、射频系统及磁场均匀性问题。另外一个问题就是PET图像的衰减校正，在PET-CT中可以直接采用CT图像进行衰减校正，而MRI图像不提供衰减方面信息，故基于MRI的衰减校正仍是一大挑战。

但是，PET-MRI与PET-CT相比具有更高的软组织分辨率，能通过特殊序列可提供功能、代谢等影像信息，且MRI无电离辐射，特别适用于儿童、孕妇和需要反复进行影像检查的患者。可以预见，PET-MRI将在多种病理生理状态的评估中体现出重要价值和独特优越性。

技术要点

依据标准YY/T 0829-2011和YY/T 1408-2016，放射性核素成像设备技术要点主要包括：灵敏度，模糊度或分辨力，对比度，均匀性，系统噪声，旋转中心，线性，能量分辨率，空间分辨率，时间分辨率，噪声等效计数率，系统灵敏度，最大计数率。

第四节　呼吸、麻醉和急救器械

? 问题

呼吸急救设备可以分为哪几大类？呼吸中最主要的参数有哪些？不同呼吸机的技术特点有哪些？

麻醉机的主要结构组成是什么？

急救设备为什么能进行急救？除颤器除颤的主要原理是什么？

一、呼吸设备

（一）概述

1. 呼吸   氧气是维持人体生命正常进行的重要物质，而人体获得氧气的最基本途径是呼吸。呼吸是不断地把空气中的氧气吸入体内，再把体内的二氧化碳排出体外的过程。呼吸又分为外呼吸和内呼吸，外呼吸是气体中的氧气进入人体和血液结合的过程，内呼吸是毛细血管中的血液和组织细胞之间进行气体交换的过程（细胞吸收氧气，排出二氧化碳）。气体要进入人体进行气体交换，必须通过人体的呼吸系统才能实现，呼吸系统是人体八大系统之一，而呼吸道是气体在呼吸系统中气体进出人体的重要通道，呼吸道又称为气道，整个呼吸道由鼻腔、咽、喉、气管、支气管及终末细支气管组成，分为上呼吸道和下呼吸道两大部分，喉以上部分称为上呼吸道，喉以下部分称为下呼吸道，气体在呼吸道中只能进行气体传导而不能进行气体交换。

2. 呼吸功能障碍   如果人体自身呼吸系统发生疾病或者其他因素引起呼吸系统不能正常工作，气体在人体内部的交换不能正常进行，最终会引起细胞缺氧，其后果会导致人体的正常器官因缺氧而产生慢性衰竭，最终会造成人体的死亡。

解决呼吸功能障碍最好的方法和手段就是利用呼吸机进行治疗。

（二）呼吸机

呼吸机又称通气机（图2-77），是通过人工正压通气方法进行呼吸支持治疗、重症抢救、预防和治疗呼吸衰竭的重要医疗设备，它可以减少呼吸做功，使肺泡通气增加，改善氧合，挽救和延长患者的生命。呼吸机最终的目的是按照一定的节律（时间）对气体的压力、容量及流速进行控制后，将气体提供给患者。呼吸机属于临床常见的治疗设备，属三类医疗器械管理。呼吸机治疗的目的主要如下。

（1）维持适当的通气量，使肺泡通气量满足机体要求。

（2）改善气体交换功能，维持有效的气体交换。

（3）减少呼吸肌的作功。

（4）肺内雾化吸入治疗。

（5）预防性机械通气，用于开胸术后或败血症、休克、严重创伤情况下的呼吸衰竭预防性治疗。

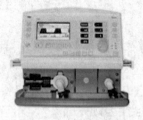
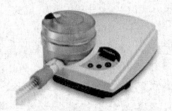

（a）治疗用有创呼吸机   （b）家用无创呼吸机

图2-77　呼吸机

1. 呼吸机的分类

（1）按呼吸机动力来源分类　机械呼吸机的动力来源于电力、压缩气体或两者的结合，故可将呼吸机分为电动呼吸机、气动呼吸机和电－气动呼吸机。

①电动呼吸机：只靠电力来驱动并控制通气的呼吸机称为电动呼吸机。电能带动活塞往复运动产生机械通气，或通过电泵产生压缩气体，压缩气体再推动风箱运动而产生通气。此类呼吸机利用单能源运行，使用方便，一般适用于临床麻醉。

②气动呼吸机：以压缩气体为动力来源的呼吸机称为气动呼吸机。由高压压缩气体所产生的压力通过呼吸机内部的减压阀、高阻力活瓣，从而提供适当的通气驱动压控制呼吸机运作。此类呼吸机利用单能源运行，适合携带，急救通气机多采用此类设计。

③电－气动呼吸机：压缩气体及电力两者同时提供动力。压缩空气和压缩氧气按不同比例混合，提供了适当氧浓度的吸入气体，也供给通气的动力，但是通气的控制、调节及各种监测、警报系统的动力则来自电力，所以这类呼吸机又称为气动电控呼吸机。

（2）按呼吸机用途分类

①成人呼吸机：主要适用对象为体重30kg以上的患者，其适用患者体重下限随各种呼吸机不同而不同。

②婴儿与新生儿呼吸机：由于婴儿呼吸器官十分柔嫩，插管都使用直插管，即不带气囊的插管。使用持续流量、压力限制、时间切换通气方式可以维持PEEP，同时可以减少生理死腔，稀释呼出气体，提高通气效率。婴儿呼吸机一般不具有呼气流量监护，使用时应特别注意患儿胸廓变化情况。婴儿呼吸机适用对象包括早产儿到4岁左右，或体重不超过15kg的儿童。

③麻醉用呼吸机：麻醉机可以将液体麻醉药物转变为蒸汽与氧气混合形成麻醉气体，通过呼吸机将此混合气体供给患者吸入后，实现全身麻醉，而且能辅助危重患者麻醉过程中的呼吸，以便于患者安全顺利的接受手术。麻醉呼吸机已成为当前重大手术不可缺少的设备。

④辅助呼吸和呼吸治疗用呼吸机：呼吸机借机械动力建立肺泡与气道口的压力和逆差，使肺泡充气和排气。对无呼吸的患者进行强迫通气，对通气障碍的患者进行辅助呼吸。

⑤便携式急救呼吸机：主要用于急救或者灾难出现的时候使用，特点是重量轻、体积小、便于携带，但功能较单一，无法满足治疗呼吸系统疾病引起的呼吸困难。

⑥高频喷射呼吸机：高频通气是一种特殊的正压通气方式。频率高于正常呼吸频率，常大于60次/分，潮气量小于或接近解剖死腔量，因通气压力低，所以气压伤发生概率小，极少影响循环生理。可分为高频正压通气、高频震荡通气、高频喷射通气。

（3）按呼吸切换的方式分类　吸气相向呼气相的转换方式是呼吸机分类的重要特征。以时间、压力、流量或流速作为转换条件，或上述条件组合成复合形式作为转换条件。

①定压型呼吸机（压力切换）：呼吸机产生气流，进入呼吸道，使肺泡扩张，随着胸廓和肺被动性扩张，呼吸道内压力不断升高，同时隔膜向左鼓起，当达到某预定值即气道压大于磁铁吸引力时，滑动阀左移，气流中断，开始呼气；呼气时，呼吸机打开呼气阀，胸廓和肺因弹性回缩被动性地萎陷产生呼气，当气道内压力不断下降，达到另一预

定值后，呼吸机再次通过正压产生气流，并引起吸气。如此周而复始，呼吸机不断地产生呼吸动作。

定压型呼吸机的气流量除受呼吸机工作压力的影响外，还受气道阻力（摩擦力和弹性阻力）和胸、肺组织顺应性的影响。因此，定压型呼吸机一般不适合用于肺部病变较严重的患者。

②定容型呼吸机（容量切换）：吸气时呼吸机通过正压将预定的潮气量输入呼吸道或肺内，使肺泡扩张，并将压力控制在一定范围内（有压力安全阀）。当达到预定的潮气量后，呼吸机停止供气，气流中断，进入屏气或直接进入呼气状态；呼气时，呼吸机的呼气阀打开，肺和胸廓弹性回缩，气体排出，即产生呼气。

定容型呼吸机的潮气量或每分钟通气量恒定，呼吸机可自动调节工作压力和气流速度，以克服由气道阻力增高、肺顺应性降低引起的通气量下降。由于定容型呼吸机潮气量稳定，吸氧浓度可随意调节，适用于肺部病变严重的患者。

③时间切换（定时型）：呼吸机产生气流，进入气道，达到某预定的吸气时间，吸气停止，产生呼气；在呼气相，气道内仍有低压气流通过。其吸入氧浓度、吸气时间、频率和吸/呼比值均可调节，同步性能良好。这种呼吸机保留了定时型及定容型，在气道阻力增加和肺顺应性下降时仍能保证通气量的特点，又具有由于压力峰值受限制而不容易造成气压伤的优点，吸气时间、呼气时间、吸呼比、吸气平台的大小、氧浓度大小均可调节，同时还可提供IMV（间歇指令通气）、CPAP（气道持续正压通气）等通气方式，是目前最适合婴儿、新生儿、早产儿的呼吸机。

（4）按使用范围分类　呼吸机可以根据患者的情况，由专业医护人员操作使用，或者是在专业医护人员的指导下操作使用。可以分为专业型和家用型。

①专业型：这种呼吸机的操作复杂，功能齐全，机器以有创为主，需要专业人员进行操作和专业人员进行检测和护理，根据患者的实际情况对呼吸机的参数进行调整。这种呼吸机一般用于需要长期使用的患者，必须要采用插管等有创的方法对患者连接。

②家用型：这种呼吸机从功能上较为简单，可进行操作的类型有限，治疗的范围不多，一般为单一类型的治疗为主，这种类型的呼吸机可以通过专业人员的简单培训后就可以在家庭使用。此种呼吸机大部分采用面罩通气的方法，是一种无创型的呼吸机。

2. 呼吸机的基本原理及结构组成

（1）呼吸机工作基本原理　人体正常的呼吸是受人体的中枢神经控制的。在中枢神经的控制之下，机体随时间的变化而产生呼吸运动，而呼吸运动可以产生一定的大气-肺内压差，这样人体就可以进行气体交换。每个人产生的气体交换的量是不一样的，我们将人体吸入或者呼出的气体的量称为潮气量，人体吸入气体和呼出气体的量几乎相等，在呼吸机上，一般设置的是吸入的潮气量，而检测的是呼出的潮气量。呼吸机是一种机械装置，可以完全脱离呼吸中枢的调节和控制，机械性地辅助人体的呼吸动作。呼吸机由供气（吸气）部分、呼气部分、控制部分三部分构成。呼吸机本质上是一种气体开关，控制系统通过对气体流向的控制而完成辅助人体通气的功能。呼吸机采用不同的控制方法会导致其性能和结构方面的根本差异，但是呼吸机的基本工作原理是相似的，即：打开吸气阀、关闭呼气阀完成向患者的送气过程，然后再关闭吸气阀、打开呼气阀使患者完成呼气过程。另外，呼吸机还要进行必要的安全性监测，如气道压力和漏气监测、气源和窒息报警等，具体如图2-78所示。

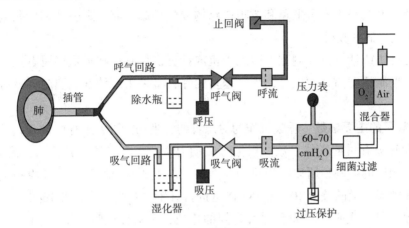

图2-78　呼吸机结构

　　呼吸机基本工作流程可以分为四个阶段：从呼气切换成吸气阶段、吸气阶段、从吸气切换成呼气阶段、呼气阶段。当呼吸机控制部分发出供气信号时，就由呼气切换成吸气，这种切换可以由呼吸机自动发出，称为时间切换（控制性通气时）；也可以由患者自主吸气触发，称为自主切换；还可以人工手控，称为人工切换。在吸气阶段，供气部分提供的气体容量为吸气潮气量（Vt），提供的压力为吸气压力。从吸气切换成呼气阶段，有些呼吸机具有屏气功能，即当吸气Vt达到所需值后，呼吸机停止供气，但是呼气阀仍不打开，进入屏气状态；然后，再由屏气转为呼气。这种切换由屏气的时间决定。没有屏气功能的呼吸机，其切换方式与通气模式有关，可为容量切换、压力切换、流速切换和时间切换。大多数呼吸机在呼气阶段时通过打开呼气阀，使患者产生呼气。应用PEEP时，当气道压力低于PEEP设定时，呼气阀或PEEP阀持续关闭，且直到呼气结束或下一次吸气开始。呼吸机就是由此周而复始地完成通气功能。

　　（2）供气（吸气）部分　能提供吸气压力，将不同含氧浓度的新鲜气体压入肺内，根据产生吸气压力方式的不同，分为电动和气动两种。电动控制是采用电动机驱动气体产生一定的压力，此压力大于患者的肺内压力，呼吸机就可以将气体送入患者的体内；而气动是通过压缩气体产生吸气压力而将气体送入患者的体内，分为直接和间接驱动两种方式。吸气部分的控制主要控制吸入气体在一定时间内的流量、压力等。在吸气期间，整个呼吸机的呼气部分不能打开，否则会造成漏气，引起患者供气的不足，从而会对患者的治疗效果产生重大影响。

　　（3）呼气部分　根据呼吸的动作，吸气完成后将进入呼气阶段，此阶段呼吸机停止对患者供气，而呼气阀打开，患者随着肺泡的收缩，肺内的气体将通过呼气阀后排出体外。呼气阀的种类有以下几类：①电磁阀；②气鼓阀；③鱼嘴活瓣阀；④电磁比例阀；⑤剪刀阀。这几种类型的阀都能很好的在呼吸机中对患者的呼吸进行控制，几乎所有的呼吸机都能按照自身的工作类型方式的不同选用以上介绍的呼气阀。

（4）控制部分　根据控制所采用的原理不同，可分为：

①气控　气控呼吸机无须电源，特点是精度不够高，难以实现较复杂的功能，一般可作一些简单控制。

②电控　电控是用模拟电路和逻辑电路构成的控制电路，来驱动和控制电动机、电磁阀等电子装置的呼吸机。

③微处理机或计算机控制型　微处理机或计算机控制型呼吸机仍属电控型。这种类型呼吸机，控制精度高、功能多，越来越多的呼吸机采用这种方法控制呼吸机各种模式与功能。

3. 呼吸机的主要参数　呼吸机作为对患者的呼吸功能进行治疗的设备，其参数设置主要针对和呼吸有关的气体参数。根据呼吸动力学要求，必须对其压力、流量（流速）和容量进行相应的控制，所以呼吸机的参数的控制主要是对潮气量、呼吸频率、吸呼比的控制。其中潮气量的按照10~12ml/kg体重进行设置；呼吸频率按照16~20次/分钟进行设置；吸呼比是一次吸气时间和呼气时间的比值，一般按照吸呼比（I：E）为1：1.5~2。呼吸机也是以此为基础，再进行其他一些参数的设定来对患者进行呼吸治疗。

4. 呼吸机的操作控制　要对患者的呼吸进行辅助，就需要根据患者的具体情况来操作呼吸机，呼吸机的主要目的是对气体按照一定的时间控制流量、压力和流速，以此来辅助患者的呼吸。而一定时间条件下对流量、压力和流速进行组合，称之为通气模式的设定，不同品牌的呼吸机都有属于自己的通气模式，同时，要解决呼吸机在给患者通气时患者自主呼吸和呼吸机节律不一致的问题，所以要设定同步，同步的设定可以设定压力，设定的压力值与患者的自主呼吸能力有关系，是患者自主呼吸时引起的气道内部压力的变化，如果呼吸机检测到压力产生的变化大于设定触发压力值时，呼吸机就认定患者有自主呼吸，此时，呼吸机启动吸气部分，将设定的患者所需气体量输入患者体内，如此就不会造成呼吸机在吸气阶段和患者的自主呼吸对抗，设定的触发压力值如果过大，会引起呼吸机无法判别到患者的自主呼吸，而设定的值如果过小，又会由于外界影响而对压力产生变化，而此变化非患者实际的呼吸引起的，会导致误触发。在实际使用过程中，比较合适的触发值为–0.2kPa较为合适；同时，触发的方式也可以设定流量，但是如果采用此种方式对呼吸机的技术要求比较高，需要有反应快速的流量传感器在呼吸机中使用，此种触发方式优于压力触发，这是因为压力的变化较易由外界环境而非患者自身的情况引起的，而流量的变化受外部环境的影响较小，可以比较好的根据患者的实际情况来进行同步，在设定完触发流量后，呼吸机会检测管路中流量的变化，当患者吸气的流速达到设定值时，就可以开始进行吸气动作了，而流量触发值的设定和压力触发值的设定一样，不能太大也不能太小，过高的触发阈导致吸气力增加；过低的触发阈引起"误触发"，一般设定为3~5L/min较为合适。

5. 呼吸机的发展趋势　在基本满足患者治疗需求的基础上，呼吸机的发展趋势是与患者自身情况紧密结合，通过判断患者肺内的气体分布情况，对患者进行自适应控制，充分满足治疗中个体的需求。

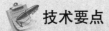

技术要点

依据标准 YY0600，呼吸机技术要求主要包括：氧浓度、呼气阻抗、吸气阻抗、通气性能等。

二、麻醉设备

（一）概述

一般认为，麻醉是由药物或其他方法产生的一种中枢神经和（或）周围神经系统的可逆性功能抑制，这种抑制的特点主要是感觉（特别是痛觉）的丧失。麻醉起源于古代应用鸦片、大麻、曼佗罗等天然植物药物镇痛，到 18 世纪，乙醚等全身麻醉成功地应用于外科手术，进入 20 世纪 50 年代，在临床麻醉学发展的基础上麻醉的工作范围与领域进一步扩展，麻醉学的基础理论和专业知识不断充实提高，麻醉操作技术不断改进完善，麻醉学科和专业进一步发展壮大，迈进了现代麻醉学发展的阶段。这一阶段的特点表现在出现了大量专职从事麻醉专业的人员，由于麻醉工作范围与领域的扩展，麻醉学又分支出亚学科，随着新理论、新知识、新技术的运用，促进了麻醉学的现代化。现代麻醉学包括了临床麻醉、重症监护、急救复苏以及疼痛治疗几个方面，而其中的临床麻醉在医学中的使用量是最大的。临床麻醉分为全身麻醉和局部麻醉两部分，早期的全身麻醉将麻醉药通过吸入、静脉、肌内注射或直肠灌注进入体内，使中枢神经系统受到抑制，致使患者意识消失而周身无疼痛感觉的过程。由于静脉、肌内注射或者直肠灌注进入体内的方法对人体的影响较大，因此，目前主要采用的是吸入麻醉的方法，而吸入麻醉为保证安全，采用麻醉机对患者的麻醉进行管理，这个过程包括三个阶段。

（1）麻醉诱导　让手术患者由清醒转为睡眠状态。麻醉医生会给患者静脉注射全身麻醉药或者吸入麻醉气体，患者在给药后 3~5min 便意识消失，由清醒进入睡眠状态。在全身麻醉状态下，由于没有意识、全身肌肉松弛，患者丧失呼吸的力量，自主呼吸通常会消失，因此在患者进入全麻状态后，麻醉医生会进行气管插管操作，即在喉镜等插管器械的辅助下把一根气管导管经患者的口腔或鼻腔插入患者的气管，气管导管的另一端连接麻醉机，由麻醉机通过气管导管给患者输送氧气，帮助患者呼吸。

（2）麻醉维持　麻醉医生会通过麻醉机给患者持续吸入麻醉气体，或通过静脉通路持续输注麻醉药物，使患者持续处在麻醉状态。此时就可以开始手术了。整个麻醉维持时间的长短，取决于手术时间的长短。

（3）麻醉苏醒　手术结束后患者即进入麻醉苏醒期。随着患者体内麻醉药物的代谢排出，麻醉药物浓度逐渐降低。当麻醉药物体内浓度降低到一定程度的时候，患者就可以恢复自主呼吸，意识也会清醒，此时麻醉医生会将气管导管拔出，继续给患者面罩吸氧，并吸除口腔分泌物。当患者的自主呼吸恢复良好，意识完全清醒，辨知能力良好，生命体征平稳时，即达到了麻醉苏醒离室标准，便可以返回病房。

（二）麻醉机

麻醉机是一种将麻醉和非麻醉气体提供给患者的设备。现有的麻醉机大多配有液体麻醉药物蒸发器（蒸发罐），它能混合供给或使用几种气体（氧气、笑气、空气）。蒸发罐能将液体麻醉药转变为蒸气与氧气混合，随气体提供给患者。患者吸入的麻醉混合气体通过患者的呼吸系统进入人体的循环系统，起到麻醉的作用。标准的麻醉机如图2-79所示。

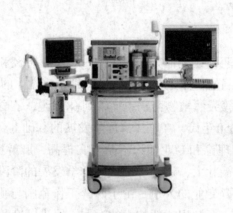

图2-79　标准麻醉机

由于大多数麻醉药本身都具有不同程度的呼吸抑制和升降血压等作用，再加之在麻醉的过程中易出现麻醉并发症及意外，因此，需要在麻醉的过程中使用麻醉机本身自带的呼吸器来辅助控制患者的呼吸，同时需要对患者的生理参数进行监测。现代麻醉机除了能进行麻醉以外，还能监测到患者的呼吸参数，高档的麻醉机还能同时监测患者的生理参数，具有用一台麻醉机完成从麻醉到监测患者的麻醉情况的完整功能。

1. 麻醉机的分类

（1）按功能多少、结构繁简分：全能型、普及型和轻便型。

①全能型：结构复杂、功能齐全，电子或者电脑控制，有监测系统和报警系统。

②普及型：具备基本和重要的结构和部件，有基本的功能和安全保障系统。

③轻便型：具备麻醉机基本功能，结构简单，便于携带。例如在救灾现场或者战地医院。

（2）按流量高低分：高流量麻醉机和低流量麻醉机。

①高流量：输出气体的流量为0.5L/min以上。

②低流量：输出气体的流量为0.02~0.03L/min。

（3）按对象分：成人型、小儿型和成人小儿兼用型。

2. 麻醉机的结构组成　一台完整的麻醉机是由供气系统、麻醉蒸发器、麻醉呼吸回路、麻醉呼吸器、和麻醉有关的监护及安全保障系统以及麻醉残气收集系统组成，其结构如图2-80所示。

（1）供气系统　麻醉使用的气体包括O_2、N_2O或者空气。麻醉机的供气系统分为高压、中压和低压系统，三个系统在供气系统中的作用不同，组成部分及结构也不相同，高压部分的目的是将高压气源中的气体经过减压后变成能够让麻醉机正常工作的气体压力，目前在大部分医院中已经采用的是中心供气，因此，气源高压部分已经不作为麻醉机一个组成部分来研究了；中压部分主要是为麻醉机的输入气源的压力提供保证的，这其中最重要的是麻醉气源低压报警系统以及气源压力显示等；低压部分是保证提供给患者麻醉气体同时能进行正常麻醉以及维持患者在正常麻醉状态下基本生命参数的部分。在中压系统中，包括了管道入口连接器、压力表、管道、气体压力出口、氧压中断安全装置、快速氧阀、减压阀、流量控制阀。低压部分包括了包括流量计、蒸发器控制阀、反压安全装置、低压管、共同气体出口、蒸发器等。低压部分中的流量计是麻醉机低压部分的重要部件，目前所使用的流量计包含以下几种类型：转子流量计、浮杆式流量计、滑球式流量计以及压力代偿性流量计等几种。在麻醉的过程中，一个很重要的问题是需要保证患者麻醉气体的氧气含量，一般认为，患者所吸入的麻醉气体的含氧量必须要≥25%，因此，保证患者含氧量是流量计使用中重要的一个问题，目前的流量计采用了N_2O-O_2联动装置防止手术过程中患者的缺氧。该装置的结构是保证在单独旋开O_2旋钮的时候，N_2O是关闭的；当旋开N_2O旋钮的时候，O_2流量随着一起上升，保证最基本的氧气浓度达到25%。目前最先进的麻醉机已经采用电子控制技术控制流量。

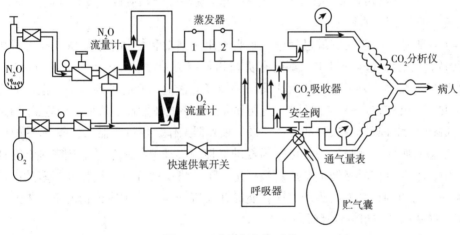

图2-80　麻醉机气体系统

（2）麻醉蒸发器　在麻醉的过程中，麻药使用时必须要保证一定的精准性，如果麻药用量不足，会造成麻醉效果的不好，如果过量，会造成麻醉意外甚至患者的死亡，因此麻药的精准控制由蒸发器这个部件调控，为了避免外界温度差异造成的输出浓度波动，蒸发罐普遍采用温度–气流补偿原理，其作用是不管是外界温度的波动还是蒸发罐的气流量过低（<250ml/min）或过高（>15L/min），蒸发罐仍能稳定地输出麻醉蒸气。尤其是在低流量下麻醉药挥发的精确更为重要，它为实施低流量麻醉建立基本条件。往蒸发器中灌注麻药时，切忌误吸麻醉药的蒸气。蒸发器一般都是专药专用，不可混用，即每种蒸发器只能存放属于自身的麻药。目前常规使用的麻药有以下几种：氟烷、安氟醚、乙氟醚、七氟醚和地氟醚，为了较好的区分不同的蒸发器，每种不同类型的蒸发器都用了不同颜色来表示，具体分类如表2-5所示。

表2-5　麻醉药色标表

麻醉药种类	蒸发器颜色标识	麻醉药种类	蒸发器颜色标识
氟烷	红	七氟醚	黄
氨氟醚	橙红	地氟醚	蓝
乙氟醚	紫红		

（3）麻醉呼吸回路　麻醉呼吸回路又叫麻醉通气系统或者患者系统，是麻醉机与患者相连接的联合气路装置，对麻醉机的临床呼吸麻醉和呼吸管理起着至关重要的作用，麻醉通气系统作为麻醉机必不可少的组成部分，主要包括：吸气阀、呼出阀、APL阀、PEEP阀、CO_2吸收罐和呼吸管路。回路分有两种：一种为标准回路（也称立件回路）；另一种为板式回路。板式回路主要是把标准回路中的六个部件集成在一起，这样做结构紧凑，使用方便，接口较标准回路减少，有效防止漏气。目前回路的类型采用的是循环系统，循环系统指全部或部分重复吸入呼出气体，有CO_2吸收装置，是目前应用较广的通气系统，输入的气体要恰好满足患者氧代谢的需要和全麻药的摄取。通气循环系统的工作状态分紧闭和半紧闭状态。现代麻醉机的呼吸回路越趋于紧凑化和集成化，大大缩减了管路死腔和可拆卸部件，从而降低回路阻力，提高呼吸顺应性，减少气体泄漏的可能，同时也易于拆卸、清洁和消毒。

（4）呼吸器　目前在麻醉过程中，呼吸器用于辅助和控制患者呼吸，是麻醉机必需的组成部分。在现代麻醉机中，都配有机控和手控两种呼吸方式。可以通过机控/手控开关来切换。在手控方式中，呼吸回路与手控气囊接通，麻醉师通过手动按压气囊控制患者呼吸。在机控方式中，呼吸器被接入呼吸回路中，按照设定好的呼吸模式（如PCV、VCV、SIMV）和呼吸参数来帮助患者呼吸。呼吸器工作是通过机器来代替手动按压气囊，从而控制患者呼吸。呼吸器一般可分为气动气控、气动电控和电动电控三种。在这三种呼吸器中，电动电控呼吸器最精准、最稳定、更节省麻醉成本，被越来越多的高档麻醉机所采用。它的特点是无需驱动气体，能够在没有任何气体供应的情况下，依然能够像呼吸机一样精确地控制患者呼吸。

（5）麻醉残气收集系统　该系统的作用主要是对患者呼出的气体（主要是多余的麻醉气体，CO_2已经被吸收器吸收）进行处理，保证排出的气体对环境空气没有污染，确保手术环境的洁净，防止伤害医务人员的健康。

系统包括：残气收集装置、输送管道、连接装置、残气处理管。清除方式主要有管道通向室外、化学吸附或真空泵吸引等，目前普遍使用含活性炭等吸附材料的过滤器对残气进行净化处理。

（6）相关监测系统　为保证麻醉的安全性，现代麻醉机还有一些安全监测装置。

低氧压自动切断装置及各种压力、容量和浓度监测部件和故障报警装置。实时监测设备的多项参数，如呼吸回路中气体流量、气体压力、呼吸次数、吸入端氧浓度和呼气末CO_2浓度等，由微电脑控制、处理和显示各项数据，同时，报警装置全程实时监控。监测系统将测出数值和压力波形显示给麻醉师，麻醉师根据相关信息对麻醉机进行参数调整。

3. 麻醉机故障及其原因

（1）潮气量不足　目前使用的麻醉机其呼吸机一般为电动电控，此种呼吸机控制简单，按照麻醉的要求，麻醉呼吸机的功能不需要很复杂，通气时只需要提供基本的潮气量给患者，输入设定值应该和呼出值基本相等，一般不会超过10%，如果测量的潮气量和设定值相差很大，基本原因一般为管路漏气、流量传感器失效等情况。

（2）气道压力过低　一般情况下，设置的潮气量正常的话，气道压力一般为1.0~3.0kPa，如果气道压力过低，有可能是管道漏气，而这种情况是伴随潮气量不足一起出现的情况较多；还有一种情况，是将APL阀的限制设置的过低，造成压力的不足。

（3）CO_2含量过高　一般现代较高档麻醉机都是带呼吸功能监测的，其中有项CO_2含量功能指标，呼出气体的CO_2含量应该不会超过30%，若此含量超过标准，则说明回路中的CO_2含量过高，此种情况有可能是CO_2吸收罐中的钠石灰失效造成。

> **技术要点**
>
> 依据标准YY0635，麻醉机技术要求主要包括：电气要求、连接端口、排气阀、循环吸收组件、压力监测等。

三、急救设备

（一）概述

急救设备主要用于在紧急情况下对患者进行抢救，是医院内抢救患者的必备医疗设备。它包括心脏除颤器、简易呼吸器、心脏按压泵、负压骨折固定装置、氧气瓶；多功能抢救床、负压吸引器、全自动洗胃机、微量注射泵、定量输液泵等以及气管插管及气管切开所需的急救器材；监护系统、体外膜式肺氧合（ECMO）装置；腹膜透析和血液净化系统等设备，其中以心脏除颤器及微量注射泵为最主要设备，属于是手术室、急救室、诊疗室设备及器具。

（二）心脏除颤器

心脏除颤器是急救设备中最常用的一种急救设备，又名电复律机，是一种应用较强的脉冲电流通过心脏来消除心律失常的一种医疗电子设备。操作时是以设置一定能量作为标准，按照不同的能量，对患者进行治疗。

1. 心脏除颤器的分类

（1）按电极板放置的位置来分　体内除颤器与体外除颤器。体内除颤器是将电极放置在胸内直接接触心肌进行除颤。早期除颤主要用于开胸心脏手术时直接心肌电击，这种体内除颤器结构简单。现代的体内除颤器是埋藏式的，这与早期体内除颤器有一定区别，它除了能够自动除颤以外，还能自动进行心电的监护、心律失常的判断、疗法的选择。体外除颤器是将电极放在胸外，间接接触心肌除颤，如图2-81所示。

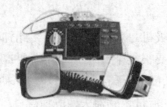
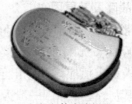

（a）体外除颤器　　　　　　　　　　　　　　（b）体内除颤器

图2-81　标准除颤器

（2）按波型来分可分为　单相波形除颤器与双相波形除颤器。单相波除颤，电流只在电极之间单向流动；双相波除颤，电流先单方向流动，然后逆转再流向另一方，同时将除颤能量降到130~150J范围内。双相波的优点是单相波结束心脏干扰杂波后再给出一个方向的引导性电波，该引导性电波接近心脏正常电信号，因此能更有效激发起心脏的正常工作。单相波形除颤器首先问世，但目前应用的大部分人工除颤器和几乎所有AED和ICD都为双相波形。

（3）按自动化程度来分　自动除颤与手动除颤。手动除颤是把电极片贴到患者身上后，由医生来选择能量焦耳对患者进行操作。自动除颤是医生只要把电极片贴到患者身上后，它会自动检测患者的心跳频率，根据患者的心跳频率自行选择能量来除颤。

（4）按配置来分　单除颤、除颤+监护、除颤+监护+血氧、除颤+监护+血氧+起搏。

2. 除颤器的基本工作原理　心律正常的心脏，其左心房、左心室、右心房、右心室按照正常的节律收缩、舒张，实现泵血功能。当患者发生严重快速心律失常时，如心房扑动、心房纤颤、室上性或室性心动过速，往往会造成不同程度的血液动力障碍。尤其当患者出现心室颤动时，由于心室无整体收缩能力，心脏射血和血液循环中止，如不及时抢救，常造成患者因脑部缺氧时间过长而死亡。

心脏除颤器对某些发生严重快速性异位性心律失常的心脏实施电击，借以消除这些心律失常，称作电除颤（也叫电复律）。在电除颤时，除颤仪释放强大的瞬时电脉冲，使全部心肌在同一时间完成除极，导致心律失常的异常兴奋灶及折返环被完全"消灭"，全部心肌在瞬间处于心电静止状态。由于窦房结产生的信号最强，因此将重新支配心脏的收缩，从而将各种室上性或室性快速性心律失常转复为正常窦性心律。

3. 除颤器基本结构和主要工作原理

（1）体外除颤　体外除颤分为手动除颤和自动除颤两种类型。

手动除颤：心脏除颤器的基本结构为除颤充/放电电路、心电信号放大/显示电路、充放电控制电路、心电图记录器、电源以及除颤电极板等组成。充电电路由低压直流电源、电压变换器、高压整流组成，放电电路由电容器组成，充放电控制电路由继电器、瓦特表等组成。系统通过心电电极（或除颤极板）采集患者心电信号，经过放大和A/D变换后送到系统控制部分利用专用算法进行分析，如果出现室速或室颤，则对储能电容充电，然后将储能电容中的能量通过除颤极板向患者释放，纠正心律失常，同时显示能量水平。工作原理图如图2-82所示。

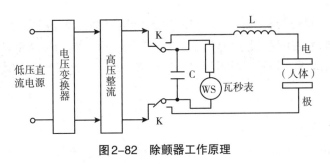

图2-82　除颤器工作原理

手动体外电除颤有同步与非同步两种模式。同步电除颤，习惯上称之为"同步电复律"，即除颤仪的电脉冲释放由患者心电R波所激发，以使其恰好落在R波的降支上，从而避开心肌的易损期。同步电复律适用于心房颤动（房颤）与心房扑动（房扑）、室上性心动过速（室上速）与室性心动过速（室速），并且伴有血液动力学障碍。如果除颤仪的电脉冲释放与患者心电R波无关，即不是由R波所激发，则称为非同步电除颤，习惯上简称"电除颤"。非同步电除颤的适应症主要是心室颤动（室颤），也包括室颤的前奏心室扑动（室扑）或无脉性室速。室颤、室扑或无脉性室速是致命性心律失常，必须在极短时间内将其消除，故它们是非同步电除颤的紧急适应症。

自动除颤：又称自动体外电除颤器（Automated External Defibrillator，AED）。AED是一种由微型计算机编程与控制、自动化、便携式除颤仪。它由节律分析系统和电击指导系统组成。AED拥有微处理器，可分析体表心电图信号的多种特征，包括频次、幅度斜率、波形，能够迅速识别与判断可除颤性心律——室颤或无脉性室速，并通过语音提示和屏幕显示的方式建议操作者实施电击（非同步电除颤）。现代的AED大多采用双相波技术，而且除颤能量水平可以由仪器生产厂家或使用者预先设置。全自动体外除颤仪不需要按电击键，这类仪器仅在特定场合应用。

AED的工作原理：电压变换器将直流低压变换成脉冲高压，经高压整流后向储能电容C充电，在电容中储存一定的能量。除颤治疗时，控制高压继电器K动作，将储能电容C、电感L及人体（负荷）串联接通，使之构成RLC（R为人体电阻、导线本身电阻、人体与电极的接触电阻三者之和）串联谐振衰减振荡电路，即为阻尼振荡放电电路，对人体放电（图2-82）。

（2）体内除颤　体内除颤又称为植入型心律转复除颤器（Implantable Cardioverter Defibrillator，ICD）。ICD降低致命性室性心律失常患者总死亡率的效果，明显优于抗心律失常药物。ICD可在致命性室性心律失常发生时自动识别，并自动发放程控的分层治疗，及时终止室性心律失常。

其主要结构和工作原理：ICD系统主要包括脉冲发生器和识别心律失常、释放电能的电极导线系统两个基本部分。脉冲发生器的能源由2个锂、银、钒五氧化物电池提供，其外壳是由钛金属制成，连接头由环氧化物制成。连接头有3~4个电极插孔，可以与除颤以及感知电极连接。其心内电极为一螺旋绕制的弹簧（约长5cm），经静脉插入右心室后，正好与心腔长轴一致，另一电极为脉冲发生器外壳，埋植于左胸大肌附近。放电时电流均匀流经左心室心肌及间隔以降低除颤阈值（能达到除颤效果的最低能量）。有时还要在上腔静脉入口处设置或另行植入第二个电极与外壳连在一起以提高放电电流对心室肌的覆盖度。

放电的持续时间约为8~12ms，瞬间的电压可达750V，电流可达5~6A。尽可能增加电极面积以降低电流密度不仅是电流均匀性的需要，而且是为了减低热耗散防止凝血和灼伤。放电的波形早期都采用单极性指数截尾形，而后期均采用双相波，因双相波可使阈值降低26%。

（三）输液注射泵

1. 概述　输液注射泵是临床上用于控制液体传输进患者体内的医疗器械产品。根据不同的目的和使用环境，有各种不同种类的产品。既可用于大剂量液体的输入，也可用于小剂量液体的传输；可传输营养液也可传输各种药品，如：胰岛素、各种激素、抗生素、化疗药品或者镇痛剂等。使用较广泛的输液注射泵主要是置于患者病床旁的使用设备，也有一些设计成便携式可携带的设备。

通常用于特殊目的输液注射泵有：肠道泵用于传送营养液或各种药品到消化道；镇痛泵用于减轻患者的疼痛（有的产品还设计有患者可以根据需要控制用药量）；胰岛素泵用于传输胰岛素控制糖尿病。

一般输液注射泵按照使用的动力来源不同分为电动泵和机械泵。目前较常见的有以下几种产品。

（1）注射泵　需传输的液体保留在注射器中，控制活塞移动来控制速度（常见的有注射泵、胰岛素泵）。

（2）弹性泵　需传输的液体保留可伸缩的球体中，通过球体弹性壁的压力来控制传输速度（常见的有一次性使用输液泵）。

（3）蠕动泵　通过挤压一个长的带弹性的软管，控制并推进管内液体的流速（常见的有输液泵、营养泵）。

（4）多通道泵　液体的传输是使用了多个管道以不同的速度注入人体。

（5）智能泵　增加了安全装置，比如使用者发现药品相互作用产生有害作用时或者使用者设置参数超出产品安全范围时，产品可报警。

典型的注射泵及输液泵如图2-83所示。

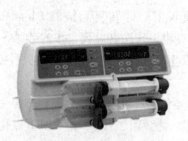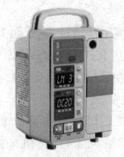

（a）双道注射泵　　　　　　　（b）智能输液泵

图2-83　典型注射泵及输液泵

2. 输液注射泵的基本原理、结构和功能

输液注射泵的工作主要以蠕动排以波动方式连续挤压充满液体的输液管，推动管内液体向下流动。传送带动得越快，液体被挤出越多，反之越少。因此，可准确控制输液泵流量。输注速度不受液面高度和患者体位变化影响，完成超低速至高速输液。

（1）智能医用型输液泵的功能　智能型医用输液泵可满足多种功能的需求：①可精确测量和控制输液速度；②可精确测定和控制输液量；③液流线性度好，不产生脉动；④能对气泡、空液、漏液、心率异常和输液管阻塞等异常情况进行报警，并自动切断输液通路；⑤实现智能控制输液。

（2）智能型医用输液泵的系统结构　智能型医用输液泵系统主要由以下几个部分组成：微机系统、泵装置、检测装置、报警装置和输入及显示装置。

第五节　血液净化和体外循环器械

⑦ 问题

血液净化设备的主要作用是什么？血液净化设备由哪些设备组成？
体外循环设备由哪些部分组成？体外循环设备控制的主要参数有哪些？

一、血液净化设备

（一）概述

肾脏不仅是人体主要的排泄器官，也是一个重要的内分泌器官。肾脏的主要生理功能包括尿液的生成，调节人体水、电解质和酸碱平衡，同时肾脏能产生某些激素类的生理活性物质，主要有肾素、缓激肽、前列腺素、促红细胞生成素等。因此，肾脏对维持机体内环境的稳定起相当重要作用。

慢性肾功能衰竭是发生在各种慢性肾脏疾病的基础上，缓慢地出现肾功能减退而至衰竭，临床上表现为毒素及代谢废物的潴留、水电解质和酸碱平衡失调、内分泌障碍等所导致的临床综合征。

肾脏替代治疗是终末期肾衰竭最重要的治疗方法之一，包括血液透析、腹膜透析、肾脏移植。而血液透析是终末期肾衰竭最主要的肾脏替代治疗方法之一。进行血液透析的主要设备为血液透析机，属于体外循环及血液处理设备一大类。

（二）血液透析基本原理

血液透析是利用半透膜原理，将患者血液与透析液通过体外循环同时引入透析器，在透析膜两侧呈反向流动，借助膜两侧溶质的浓度梯度、渗透梯度和水压梯度，通过扩散、对流和吸附清除体内毒素；通过超滤和渗透清除体内潴留的水分；同时可补充机体需要的物质，纠正电解质和酸碱平衡紊乱。血液透析的原理涉及患者与透析过程中的各个要素（主要是透析器与透析液）之间复杂的相互作用。在透析过程中毒素及水的清除主要依靠扩散及对流转运这两个同时进行的物理过程。

（三）血液透析系统

血液透析系统是由血液透析机、透析器、透析液和水处理系统组成。血液透析系统示意图如图2-84所示。

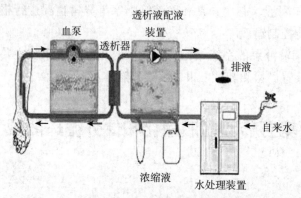

图2-84　血液透析装置

1. 血液透析机的主要组成与功能　血液透析机主要由血泵、透析液供给系统、监测装置、肝素泵等组成。

（1）血泵　血泵是驱动血液在体外循环的动力，保证患者血液通过透析器后再回到患者体内，通过血泵调节血流量的大小。

（2）透析液供给系统

①温度控制系统：包括加热和温度检测两部分，在正常透析时，一般将符合治疗标准的反渗透水加热至36~40℃，与浓缩液混合后由温度传感器检测温度，进而控制加温使得透析液温度与设定的温度符合，一般透析液温度控制在37℃左右，根据患者情况可适当调节。具有热消毒的机器，在进行热消毒时加热温度可以达到100℃。

②配液系统：配制合格的透析液，以碳酸盐透析为例，其混合比例为：A液–B液–纯水=1：1.83：34。目前很多机器都采用陶瓷泵进行配比，通过调整转速快慢来达到配制透析液的精确性。

③除气系统：在水和浓缩液中存在一定的空气，配制透析液过程中由于碳酸盐的存在也会有气体的生成，这些气泡在透析液中有可能引起血液空气栓塞、降低废物的清除率、影响透析液的流量和压力、进而影响电导率浓度等情况的发生，因而需要除去透析液中的空气。除气时利用负压原理，一般除气压设为–600mmHg左右，但在高原地区要适当降低负压，如兰州、昆明等地设为–500mmHg即可。

④电导率监测系统：一般碳酸盐透析功能的血液透析机往往配置有2~3个电导率监测模块，首先检测A液的浓度，如果A液浓度达到要求再吸B液，然后检出的电导率就是透析液的实际电导率。电导率监测模块监测到的电导率值传到CPU电路，与设定电导率相比较，进而控制浓缩液配制系统，使其配制出符合要求的透析液。通常测定透析液中阳离子浓度范围为13.0~15.0ms/cm，透析液浓度维持在13.8~14.2ms/cm之间。

⑤超滤监测系统：利用跨膜压（Trans-membranous pressure，TMP）的压力控制或容

量控制来达到超滤、去除血液中水分的目的。跨膜压增大，相应超滤量在时间确定的情况下也会增大。由于大部分血液透析患者肾脏功能衰竭或完全丧失，无法排除体内水分，因此超滤系统在血液透析机中非常重要。目前市场上血液透析机的超滤控制系统可以分为流量传感器系统和平衡腔两类，各有优缺点，都是通过比较通过透析器前后的流量差异来计算超滤量的，都比较准确。

⑥漏血监测系统：血液透析过程中有时会发生透析器破膜现象，这时就会发生漏血，为了检测漏血的发生，一般血液透析机利用光学原理检测透析液中的血红素，其检测灵敏度为0.25~0.35ml血红素/升透析液，在透析过程中如果有沉淀或过脏，易发生假报警，这就需要操作人员及时清除漏血检测部位的脏物。

（3）监测装置　为了保证患者在透析过程中的安全、有效，透析机配置电子监测器监测血液循环和透析液循环，一旦出现故障监测器发出报警，甚至自动停机。

①血液循环系统监测。

Ⅰ.压力监测器：常位于血泵近端（监测动脉压力）、血泵远端（透析器流入压力监测）和透析器远端（静脉压力监测）。

Ⅱ.静脉空气收集器和空气检测器：位于与静脉压力监测器紧连的透析器远端。目的是为了防止进入血液循环系统中的空气进入患者体内，又叫气泡检测器。

②透析液循环系统监测包括透析液电导度、透析液温度、旁路阀、漏血监测器和透析液流出压力监测器等。

（4）肝素泵　在血液透析过程中，患者血液与静脉插管，透析管路，动、静脉壶以及透析膜等相接触，可以触发机体的凝血系统，引起血液凝固，导致体外循环堵塞和功能不良。因此，血液透析时，必须应用抗凝方法以防止血液在体外循环时发生凝固。抗凝是血液透析顺利进行的必要保证。血液透析时一方面应充分抗凝，以保证体外循环的血液不发生凝固，并阻止纤维蛋白原等附着于透析膜及透析清除率下降；另一方面应避免过度抗凝，以免引起或加重出血。肝素是目前临床上最常用的抗凝剂，而将抗凝剂注入体外循环的方法主要是用肝素泵。通常有注入完成检测及注射器安装检测。

2. **透析器**　透析器由透析膜及其支撑结构组成。血液透析过程中血液和透析液在膜的两侧呈反方向流动，透析液和溶质通过半透膜在透析器内进行交换。

（1）透析器类型　透析器类型主要分为管型、平板型和空心纤维型，目前使用最多的是空心纤维型透析器。空心纤维透析器是通常由8000~15000根薄壁空心纤维构成，纤维内径200μm左右，壁厚10μm左右，空心纤维成束固定在透析器两端坚硬的聚氨酯壳中，血液在空心纤维内流过，透析液以相反方向在纤维外流动。血液与透析液不直接接触。

（2）透析膜分类及特性　通常将透析膜分成以下三类：①再生纤维素膜，由天然的纤维双糖制成，膜表面含有自由羟基，可促进补体等血液成分与膜发生反应。生物相容性差，超滤系数小。如铜仿膜或铜氨膜透析器；②改良纤维素膜，通过膜制作工艺的改良，替代纤维素膜上的羟基，生物相容性较再生纤维素膜好，超滤系数不如合成纤维膜。如醋酸纤维素膜、双醋酸纤维素膜和三醋酸纤维素膜；③合成膜透析器，如聚砜、聚醚砜、聚丙烯腈、聚甲基丙烯酸甲酯、聚碳酸酯、聚乙烯乙烯醇、聚酰胺等。生物相容性好，转运系数和超滤系数均较大。

3. 透析液　透析液基本成分与人体内细胞外液成分相似，主要有钠、钾、钙、镁四种阳离子，氯和碱基两种阴离子，大多数透析液含有葡萄糖。根据透析液中碱基的不同，分为醋酸盐和碳酸氢盐两种透析液。目前临床上主要应用碳酸氢盐透析液。

配制浓缩碳酸氢盐透析液时，必须把酸性与碱性浓缩液分开，避免形成碳酸钙和碳酸镁沉淀，因此由两种浓缩液组成，即酸性浓缩液（A液）、碱性浓缩液（B液）。目前已有市售碳酸氢盐浓缩液（A液、B液）以及B液干粉制剂。

4. 水处理系统　透析用水要求清除所有对人体有害的物质、影响透析液电解质浓度的物质和对透析机造成损坏的物质。水处理系统是将市政用水（自来水）中的微粒、离子、细菌和微生物祛除，提供高纯度的透析用水装置系统。

血透透析水处理系统包括：供水系统、预处理系统、反渗系统、透析用水输送系统。

（1）预处理系统　主要包括：①沉淀物过滤器（砂滤），滤过可见的杂质及悬浮在水中的胶体物质。滤过功能的好坏取决于进水量的大小和砂的质量和数量，使用寿命则取决于进水的水质和反冲的频度和时间。②软化装置，用钠型阳离子交换树脂，将钠离子与水中阳离子交换，吸附钙、镁离子，释放钠离子。软化功能与树脂的质和量有关。树脂饱和后可再生。③炭罐（活性炭吸附装置），是水处理系统中主要也是唯一能吸附游离氯、氯胺的装置，此外也吸附部分分子量小于200~300Da的非离子有机溶解物。常用颗粒状的活性炭作为吸附剂，吸附能力与它的体积及水质有关，饱和后无法再生，冲洗并不能明显提高其吸附能力。④纱芯滤过，通常在活性炭滤过之后安装纱芯滤过。不同的水处理系统使用的纱芯规格不同，但一般都能滤过$5\mu m$以上颗粒，保护反渗膜。

（2）反渗系统　反渗机原理上利用高压将水分从供水侧通过膜逆渗透梯度压入产水侧，供水中的各种离子无法通过反渗膜，则从废水管道排出。反渗膜能清除98%以上的无机溶质、99%分子量大于300Da的有机溶质和细菌。

5. 血液透析的血管通路　进行血液透析首先要建立血管通路，将患者血液引入透析器，经透析后净化了的血液由静脉端回入体内。可供反复使用并保持通畅的血管通路，是顺利进行血液透析的重要条件。血液透析的血管通路可分为临时性血管通路和永久性血管通路。

（1）临时性血管通路　临时性血管通路是只能迅速建立、立即使用的血管通路。使用时间从数小时到数月不等。常常行经皮中心静脉（股静脉、颈内静脉）插管来建立临时血管通路，可用双腔导管或单腔导管。

（2）永久性血管通路　目前常用的永久性血管通路有自体动-静脉内瘘和移植血管动-静脉内瘘。在某些情况下，也可在颈内静脉放置带袖套的硅胶双腔管或一对带袖套的单腔插管作为永久性通路。

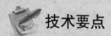 **技术要点**

依据标准YY0645，血液净化设备技术要求主要包括：流量监控、脱水误差、平衡误差、温度控制、压力监控、漏血防护等。

二、体外循环设备

（一）概述

人工心肺机又称为体外循环装置。它主要用于心脏直视手术时，替代心脏和肺的功能。心脏内腔手术必须在直视条件下才能进行，要切开心脏并要暂时阻断上、下腔静脉的血流，使心脏内处于无血状态，在正常情况下，静脉血流停止时间不得超过3~4min，否则将因缺氧而造成死亡。人工心肺机工作时既能满足阻断上、下腔静脉的血流，同时又要做静脉腔手术的条件。随着医学和工程技术的发展，体外循环系统的使用已非常普遍，并愈来愈完善，愈来愈安全。

（二）体外循环工作原理

体外循环系统如图2-85所示。整个管道系统的静脉血液是被阻止进入右心脏内的，各血管汇合的静脉血液由一台血泵输送到人工气体交换装置的氧合器中，经过充氧处理后的血液由另一台血泵通过主动脉的分支管送入动脉的系统中，然后进入各毛细血管同组织细胞做物质交换，而主动脉瓣膜则由血液的反作用压力成闭合状态，阻断了血液反流进入左心室。通过上述旁路作用，心脏的内腔在整个心动周期中始终没有血液流入而处于无血状态，为心脏直视手术提供了条件。此时，心脏的主动脉、腔静脉与体外装置基本上形成了一个封闭的循环回路，形成心脏与肺脏的功能，我们称为体外循环系统。由图中粗黑线表示，深色部分为静脉血，白色表示动脉血，其流动方向如箭头所示。归根结底，体外循环的最终目的是手术期间维持良好的微循环和机体内环境，在细胞水平上进行有效的气体和物质交换。

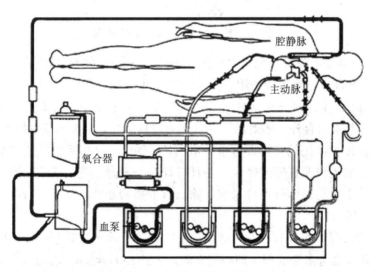

图2-85 体外循环系统

目前，体外循环主要有两种方式：完全体外循环（全流转）是将几近全部的体循环静脉血引出到氧合器，进行血氧和排出二氧化碳后在经过心肺机的血泵泵回人体。部分体外循环（平行循环）则意味着除了一部分血通过腔静脉插管引流到心肺机系统作体外氧合之外，尚有另外一部分静脉血回流心内，并随患者本身的心跳注入主动脉。

随着心脏手术数量的增加、手术类型及难度的增加，体外循环的领域也在不断扩大，如在体外膜式氧合器急诊抢救、心肺复苏、肿瘤治疗、神经外科手术、一氧化碳中毒抢救、有机磷中毒等领域中的应用等。

（三）人工心肺机的结构组成

一台完整的人工心肺机系统一般由4~5个血泵泵头、氧合器、变温水箱以及相关的监测设备组成。图2-86为一台完整的人工心肺机系统。在人工心肺机系统中血泵是最主要的部件，它作为整个体外循环系统的动力部分，承担了心脏泵血的功能以及对手术中的出血进行吸收和心脏停搏液的灌注功能；氧合器的作用是实现血液中氧气和二氧化碳的交换。变温水箱的作用是在手术过程中对人体的血液的温度进行控制；监测设备是为了保证手术过程中的安全，以防止意外情况的发生造成对患者的伤害。

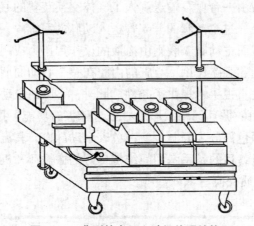

图2-86   典型的人工心肺机外观结构

1. 血泵   血泵是心肺机系统的"心脏"部分。一个良好的心肺机系统，在体外循环技师的管理下，将能更好地发挥作用，使体外循环更安全、可靠和顺利地进行。

目前的心肺机均配备4~5个滚柱泵头。这些泵头功能单一，仅能进行平流灌注。新一代的产品除了基本组合外，还附加了一系列的监测系统。泵头不仅可以用于平流灌注，还可进行搏动灌注。灌注的选择即可由心电图R波触发，又可手控。监测系统可以监测小气泡、血位，出现情况报警或停泵。还具有计时、测温、热交换水箱等附属设备。更新一代的产品为电脑化的体外循环系统，除具有上述功能外，尚可进行电脑控制、资料记忆、贮存和分析。

正常人一般情况下左、右心室的搏出量基本相等。搏出量等于心舒末期容积与心缩末期容积之差值。心舒末期容积（即心室充盈量）约130~145ml，心缩末期容积（即心室射血期末留存于心室的余血量）约60~80ml，故搏出量约65~70ml。因此理想的血泵应该具有以下一些特点：①必须在克服500mmHg阻力的同时可以提供7L/min的流量；②血泵在驱动泵管中的血液同时，不能损害血液细胞及非细胞成分；③所有与血液接触的部分应该是没有死腔的光滑表面，以防止产生血液停滞和湍流，也不会污染血泵的固定部件；

④泵流量应该能正确校正，以便精确检测血流量；⑤必须配备不间断电源（UPS），以防止断电，同时所有的血泵都能够手动。按其结构可分为：指压式泵、往复式泵、滚柱式泵和离心泵等。还可按其使用的目的分为动脉泵、静脉泵、吸引泵和灌注泵等。到目前为止，血泵类型主要有以下两种：滚柱泵、离心泵。

（1）滚柱泵 滚柱泵在临床多年的使用中不断地改进和完善，从最简单的单向平流型血泵发展为当今现代化的由电脑控制的亦可双向驱动以及产生搏动血流的装置。使灌注更趋于安全、有效及合乎生理。

滚柱泵主要是由泵头、泵控制面板、电气传动装置等部分组成。

①泵头：电机旋转运动通过传动装置传入泵中心轴，带动与中心泵轴相连接的两个自行运转的滚柱，在半圆形的泵槽内旋转滚动，推动血液向前流动。如图2-87及图2-88所示。

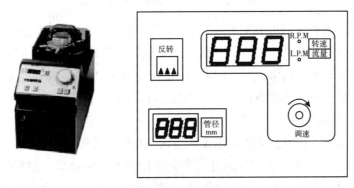

图2-87 人工心肺机滚柱泵及其控制面板

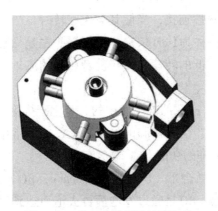

图2-88 人工心肺机滚柱泵泵头

②控制面板：控制面板在高级的人工心肺机上是全电脑化的控制开关及显示器，一般的心肺机泵头上所具有的装置为：a.电源开关；b.流量旋钮；c.流量显示；d.转速显示；e.管径选择；f.指示灯；g.反向转流开关；h.搏动控制装置。

③电气传动装置：目前的人工心肺机，其控制主要为计算机控制，通过计算机带动泵头按照设置的参数进行工作，而其结构上机械传动采用的是步进电机，通过精准控制，达到对人工心肺机患者血流量的精准控制。典型的电气传动原理结构如图2-89所示。

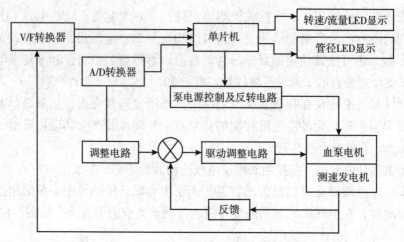

图2-89　人工心肺机血泵泵头控制原理

（2）离心泵　离心泵问世以来至今已近20年的历史，第一个Bio-Medicus离心泵制造成功以后，临床应用并未被广泛接受，直至80年代初左心辅助被广泛重视以及Dixon等报告在临床应用离心泵无需肝素化后，离心泵的应用才迅速发展。1984年又推出了centrium离心泵，也就是后来进一步改进的1987年所推出的Delphin离心泵，后来又推出一种名为Lifestream系统Isoflow离心泵，其系统可与Bio-Med兼容。离心泵和滚柱泵之间有许多不同之处，并具有众多的优点，而被临床逐渐地认识和广泛采用。

工作原理：离心泵泵头的磁性后室与带有磁性装置的驱动马达相互磁性连接，当驱动马达高速旋转时，带动泵内结构高速旋转，产生涡流和离心力，推动血液前进。

离心泵最常用的有两种，一种为Bio-Med离心泵，泵头内为一系列的旋转锥体，最里面的一个锥体与泵控制仪磁性连接，当使其高速旋转时，产生离心力带动外面两个锥体旋转，推动血液向前。另一种为Isoflow离心泵，泵头也是靠磁性连接，其内部带有高度光滑的翅片，使其能以相对低的转速产生与前者相同的流量，以减少因高速旋转产生热溶血的机会。

2. 氧合器　氧合器是将进入的静脉血中的二氧化碳排除，使氧分压升高而成为动脉血的一种人工装置。由于其模仿人体肺的换气功能，临床常用于心脏外科手术，在心肺循环阻断后暂时地替代人体肺的功能。

氧合器主要有鼓泡式氧合器（Bubble Oxygenator，BO）和膜式氧合器（Membrane Oxygenator，MO）两种类型，BO是通过发泡后再去泡而达到氧合目的的一种氧合器。由于其氧合效果好，使用安装方便而被广泛地应用于临床，鼓泡式氧合器按其工作原理一般分为五大部分：氧合、消泡、过滤、贮血和变温。MO是现今最接近人体生理状况的一种氧合器。此种氧合器的气体交换是通过一层可透气的高分子膜进行的。其特点是气血不直接接触。膜式氧合器的种类可以分为以下种类：按膜结构分可分为无空型和有空型；按血流进入方式分可以分为泵后型和泵前型；按膜肺形状分可分为卷筒式、平板折叠式和中空纤维式；按静脉回流方式分可分为开放式和封闭式。

3. 变温水箱　随着心血管手术技术的不断发展，对人体温度控制的要求也越来高。体外循环对温度的控制的方式有体表降温和血流降温两种方式，但对目前的心脏手术特别是超低温体外循环来说，体表降温方法已经无法满足对手术的要求。目前，临床上较常用的方法是血流降温，临床上亦有用体表降温与血流降温相结合，即先用循环水毯进行体表降温，体外循环建立后再进行血流降温。体外循环热交换系统总体上分为二个部分，即直接于血液接触而执行变温功能的变温器以及为变温器提供冷、热水源的驱动装置，即变温水箱。

虽然有诸多因素影响到热交换器的变温效能、但影响降、复温速度较为重要的是通过热交换器达到最大效率的水流量。因此，为了能迅速达到满意的温度，不仅要有一个效能良好的变温器，而且还要有一个能提供足够水流量的变温水箱。一般热交换器达到最大效率的满意水流量为15~20L/min。

4. 体外循环中的监测系统　为了保证体外循环安全和体外循环医师操作的准确性，体外循环应用了一些辅助设备如血氧饱和度仪、液面监测系统、气泡和压力监测系统等。

（四）人工心肺机的发展趋势

人工心肺机目前已经能很好的满足各种体外循环手术需要，但是对血细胞的破坏始终无法解决，为保证对血液细胞的破坏达到最小，已经有厂家开始研制将空气作为血流动力的血泵，这种血泵对血细胞的破坏最小，是未来人工心肺机发展的一个趋势。

第六节　物理治疗器械

> **？问题**
>
> 物理治疗器械有哪些类型？各自有什么特点？这些设备使用中必须注意什么？监管必须注意什么？

一、电疗设备

应用电流治疗疾病的设备称为电疗设备。根据所采用电流频率的不同，电疗设备分为低频治疗、中频治疗和高频治疗三大类。

（一）低频电疗设备

低频电流（又称低频脉冲电流）是指频率在0~1000Hz，电压和电流幅度按一定的规律从零或某一水平上瞬间出现、然后降低或消失的电流。低频电流治疗的主要作用有兴奋肌肉组织，镇痛，促进局部血液循环，镇静中枢神经系统和消炎等。

1. 直流电治疗　用直流电作用于人体来治疗疾病的方法叫直流电疗设备。它应用低电压（30~80V）、小强度（小于50mA）的平稳直流电作用于人体，是应用最早的低频电疗之一。

　　直流电治疗包括直流电疗设备和直流电离子疗法等。直流电疗设备是使用低电压的平稳直流电通过人体的一定部位以治疗疾病的方法。使用直流电将药物离子通过皮肤、黏膜或伤口导入体内进行治疗的方法称直流电药物离子导入疗法。

　　2. 感应电治疗　　感应电疗设备是利用法拉第电磁感应原理的一种电疗设备，应用这种电流治疗疾病的仪器，称为感应电治疗机。

　　如图2-90所示，感应电流是用电磁感应原理产生的一种双相、不对称的低频脉冲电流。其峰值电压约40~60V，频率60~80Hz，周期12.5~15.7ms，正相脉冲持续时间为1~2ms。感应电流的两相中，主要有作用的是正相高尖部分，其负相低平部分由于电压过低而常无生理的治疗作用。目前由电子管产生出类似感应电流中的高尖部分而无低平部分的尖波电流，称为新感应电流，如图2-91所示。也有将频率50~100Hz，脉冲持续时间0.1~1ms的三角波或锯齿波统称为感应电流。

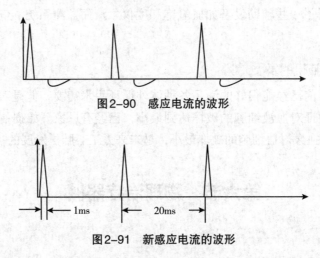

图2-90　感应电流的波形

图2-91　新感应电流的波形

　　3. 低频脉冲治疗　　低频脉冲治疗能通过各种波形或波组的脉冲电流，对感觉与运动神经系统进行强刺激，所以又称刺激治疗。

　　低频治疗的波形多样，从输出波形上看有弧形波、尖形波、矩形波、三角波、指数曲线波、梯形波等。输出波形的形式，不仅仅是单一波形输出，更重要的是以波组或波群的形式输出；从幅度上看，有等幅波输出，也有依照各种变化规律的不等幅波输出，如起伏波、间升波、各种低频脉冲信号的调幅波；从频率上看，有单一频率的密波或疏波，更有多种脉冲频率的疏密波、断续波等。

　　低频脉冲电流可分为调制和非调制两种。所谓调制是使一种频率较高的电流幅度或频率随另一种频率较低的电流（调制波）的幅度发生相应的变化，如图2-92所示，常用的调制型低频脉冲电流如图2-93所示。非调制型则是无幅度或频率的变化而连续出现。

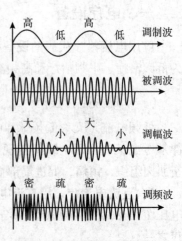

图2-92　调制电流的形成

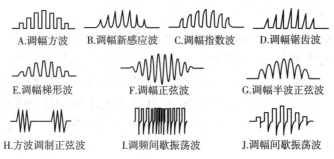

图2-93　电疗中常用的调制电流

（二）中频电疗设备

在医学上把应用电流脉冲频率1000~100kHz治疗疾病的设备称为中频电疗设备。当脉冲频率大于1000Hz时，脉冲周期短于运动神经和肌肉组织的绝对反应期，它就不能引起足够的兴奋，而是依着中频电流所特有的规律发挥作用。

中频电流治疗的主要作用有镇痛，促进局部血液循环，消炎，软化疤痕，松解粘连等。

1. **音频治疗机**　应用频率为1000~5000Hz的等幅正弦电流治疗疾病的方法，因其所用的频率在声频范围内，所以称为音频疗法，又称等幅正弦中频电流疗法。目前常用频率为2000Hz，其主要治疗作用为软化疤痕和松解粘连，术后早期应用有预防疤痕增生作用。

2. **调制治疗机**　分为正弦调制中频电疗机和脉冲调制中频电疗机两种。调制中频电疗的主要作用是止痛、改善局部血液循环、促进淋巴回流、提高神经肌肉的兴奋性和提高内脏平滑肌的活力和张力。常用于治疗神经炎、神经痛、胃肠张力低下、创伤后遗症、末稍循环障碍、肌肉麻痹等。

3. **干扰治疗机**　干扰治疗机是一种特殊的正弦调制治疗机，它利用四个电极将频率相差很小的两组中频电流交叉的输入人体，在其交叉处形成干扰场，按照差拍原理产生由两组中频电流的差频所调制的脉冲电流。干扰电疗在两路电流交叉深处因电学上的差拍现象产生具有显著治疗作用的由0~100Hz的低频调制的中频电流。这种深处"内生"的脉冲中频电刺激是干扰电疗设备最突出的特点，"内生"的低频调制中频电流可以同时发挥低频电与中频电的双重治疗作用。

干扰电疗设备分为静态干扰电疗设备、动态干扰电疗设备和立体干扰电疗设备三种。

（1）静态干扰电疗设备　静态干扰电疗设备是将两路频率为4000Hz与4000Hz±100Hz正弦交流电流通过A、B两组电极（4个）交叉输入人体，于体内电流交叉处形成电流干扰场，如图2-94所示，产生差频为0~100Hz的低频调制中频电流，这种电流就是干扰电流。应用这种电流治疗疾病的方法，称为静态干扰电疗设备。两组电流交叉时，交叉处形成低频的脉动电流，但有一个旋转的向量改变。两组电流综合形成的电流强度比两组中任何一组电流大，又比两组电流之和的平均值大，这就可能弥补低频电疗时电流在人体深处

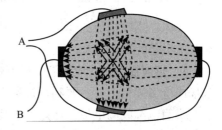

图2-94　静态干扰电疗电流场

减弱的不足。

（2）动态干扰电疗设备　因为静态干扰电流只产生平面二维效应，它有许多缺陷，如体内电流作用范围受限、干扰电场处于恒定不变状态、人体易产生适应性等。为了克服静态干扰电疗这些缺点，人们在静态干扰电疗的基础上研究出动态干扰电疗设备，即将两组电流输出以周期6s的节律交替变化，A组电流增强时，B组电流减弱；相反，B组电流增强时，A组电流减弱。由此形成XY轴方向上节律性变化，如是往复循环。此种电流，称为动态干扰电流。

（3）立体干扰电疗设备　立体干扰电疗设备是将在三维空间流动的三路5000Hz交流电互相叠加交叉输入人体，如图2-95所示。立体干扰电疗设备能够产生立体的、多部位的刺激效应。

（三）高频电疗设备

应用频率为100kHz~300000MHz，波长为3000m~1mm（波长=光速除频率，光速=3×10^8m/s）的高频电流或其所形成的电场、磁场或电磁场治疗疾病的方法称为高频电疗设备。因为高频电磁场有辐射作用，所以可以用于无线电通讯，这种应用已经有100多年历史。在无线电通讯中，为了避免信号的相互干扰，各国都对信号频率作了严格规定。医用高频电治疗也有信号辐射，所以应用频率必须符合这一规定。它们是采用一些特殊的预留频率，这些频率如表2-6所示。

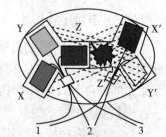

图2-95　立体动态干扰电疗电极的放置方法

表2-6　医用高频电流

高频电流			医用高频电流		
波段名称	波长	频率	疗法名称	波长	频率
长波	3000~300m	100~1000kHz	共鸣火花疗法	2000~300m	50~1000kHz
中波	300~100m	1~3MHz	中波疗法	184m	1.63MHz
短波	100~10m	3~30MHz	短波疗法	11.06m~22.12m	13.56MHz~27.12MHz
超短波	10~1m	30~300MHz	超短波疗法	6.00m~7.37m	40.68MHz~50.00MHz
分米波	100~10cm	300~3000MHz	分米疗法	33cm~69cm	433.92MHz~915MHz
厘米波	10~1cm	3000~30000MHz	厘米疗法	2.24cm	2450MHz
毫米波	10~1mm	30~300GHz	毫米疗法	8mm	37.5GHz

人体在高频电流的作用下，将主要产生热作用，另外也有一些特殊的热外作用，对有些疾病起到治疗效果。

1. 短波治疗机　应用波长为100~10m，频率为3~30MHz的高频交流电在肌体内产生磁场或电场能量，并主要利用高频电磁场能量治疗疾病的设备，称为短波电疗设备。由于它采用电缆线圈电极，治疗时主要利用高频交变电磁场通过导体组织时感应产生涡流而引起组织产热，故又称为感应透热疗法。短波电疗操作技术比较简便，一般可穿着衣服进行，不良反应少。其生理治疗作用和临床应用与中波电疗设备基本相似，故目前国内多以此代替中波电疗。

目前短波治疗机常用波长为22.12m、频率为13.56MHz或波长11.06m、频率27.12MHz。连续短波输出电压100~150V，功率250~300W；脉冲短波的峰功率100~1000W，脉冲持续时间25~400μs，脉冲周期1ms，脉冲重复频率15~600Hz；射频治疗的短波输出电压3000~4000V，功率1000~2000W。

2. 超短波治疗机　应用波长为10~1m的超高频交流电作用人体以达到治疗目的方法称为超短波疗法。由于治疗时采用电容式电极，而电容场中主要是超高频电场的作用，故又称为超高频电场疗法。超短波电场作用于肌体产生热效应和非热效应，因频率比短波高，故非热效应比短波显著，而热效应比短波更深，更均匀。

超短波治疗机通常采用频率为40.68MHz、波长为7.37m的电流，或频率为50.00MHz、波长为6.0m的电流。输出功率可分为两种规格：一种是立地式大功率（200~400W）治疗机，另一种是手提式小功率（30~50W）治疗机。超短波的电流曲线一般为连续式，电流振荡是连续的；另一种为脉冲式超短波电流，是在连续超短波电流基础上加以低频脉冲调制和放大，形成一种间断的一般为矩形的超短波电流，其脉冲频率通常为100~1000Hz，持续时间为1~100μs，间断时间为1~10s，脉冲最大功率为1~20kW，相当于普通连续式超短波电流的数十倍。连续式超短波所产生的热能要比脉冲式大得多。

3. 微波治疗机　波长范围为1m~1mm，频率范围为300~300000MHz的电磁波为微波。微波分为分米波、厘米波、毫米波三个波段。

（1）分米波治疗　应用分米波段电磁波治疗疾病的方法称为分米波疗法。因分米波作用人体时产生温热效应，故分米波疗法又称为分米波透热疗法或微波透热疗法；因分米波属于特高频波段电磁波，又称为特高频电疗设备。

目前国内多数厂家及一些欧美厂家生产的分米波治疗机输出的电磁波波长为33cm、频率915MHz，有些欧美厂家及国内少数厂家生产的分米波治疗机输出的电磁波波长为69cm、频率433.92MHz。分米波治疗机的作用深度一般为5~7cm。

一般分米波治疗机的输出功率是200~250W，为台式或落地式，用于肿瘤治疗的分米波治疗机的输出功率可达500~700W。

（2）厘米波治疗　应用厘米波段电磁波治疗疾病的方法称为厘米波治疗。

厘米波治疗机的输出波长12.24cm、频率2450MHz、功率200W，为台式或落地式。脉冲厘米波治疗机输出波长24.2cm、频率1240MHz或波长10cm、频率3000MHz的电磁波，脉冲波宽2ms。厘米波治疗机穿透组织深度一般为3~5cm，穿透肌肉为1~1.2cm。

（3）毫米波治疗　因毫米波属于极高频电磁波，故又称为极高频电疗设备。又因目前认为毫米波通过与人体内粒子发生谐振产生治疗作用，故毫米波疗法又称微波谐振疗法或毫米波谐振疗法。

目前在医疗上常用的波段长与频率为8mm（37.5GHz）、7.11mm（42.19GHz）、5.6mm（53.53GHz）、4.96mm（60.48GHz），以前二者应用较多。毫米波治疗机的作用深度不及1mm，但能引起深部效应和远离效应，产生生物学作用。

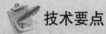**技术要点**

　　依据标准YY 0016-1993，低频电治疗机技术要求主要包括：输出脉冲电流，输出脉冲电压，工作频率，脉冲宽度，波形（调制、非调制），负载阻抗，绝缘电阻，漏电流，定时功能，输出指示。

　　依据标准YY 91093-1999，中频电治疗机技术要求主要包括：输出电流，电流稳定度，输出电压，负载阻抗，工作频率（范围），波形（调制、非调制），调制频率范围，差频频率范围，调幅度，绝缘电阻，电介质强度（绝缘耐压），漏电流，定时功能，输出指示。

　　依据标准YY 91086-1999、YY 91087-1999、YY 0839-2011、GB 9706.6-2007，高频电治疗机技术要求主要包括：工作频率/波长，输出功率，对不正确输出的防止，输出功率稳定性，波形（连续波，脉冲波），定时功能，输出指示。

二、温热（冷）治疗设备

（一）温热疗法

　　凡以各种热源为供体，将热直接传至肌体达到治疗作用的方法，称为温热疗法，它是一种简便、经济、安全、有效的物理疗法。

　　1. 热垫治疗法　热垫式治疗仪是一种将柔性应用部分放置在患者身上或身下，通过热传导方式给患者躯体局部加热的医用治疗设备。这种热垫是应用电阻丝或其他元件的电热效应，在电子电路控制下将电能转换成热能。由于具有柔软的发热垫，与身体结合比较紧密，加热均匀，具有较好的温热治疗效果。适用于颈椎病、肩周炎、退行性骨性关节病及软组织损伤的辅助治疗。

　　为了具有一定疗效而又不引起烫伤，要求仪器的热垫温度在37~60℃之间，应有超温保护和报警功能，能多档设置治疗温度和治疗时间，并提供设定值显示。

　　2. 热气流治疗法　热气流治疗法也称干热空气疗法，是利用强烈的干燥热气流作用于患病部位或全身的热疗方法。其特点是不含水分，患者更易于耐受高温治疗。

　　（1）局部热气流治疗仪　小范围病变可利用手枪式热吹风机，距治疗部位10~20cm喷射热气流，以患者能耐受的热度为准。如图2-96所示，整个肢体的疾患需用特制的局部热空气浴箱。加热空气的热源可以是白炽灯或电阻丝，需有箱内温度显示和调温装置。箱内可盛一些赛璐珞颗粒，当热气流通过时，这些颗粒悬浮起来，使热气流的特性类似液体。治疗过程中，肢体可在箱中活动，或利用动力夹板促进其伸展，以利关节功能恢复。治疗温度从40~45℃开始，随着患者对热的耐受性的提高，可逐渐升高到60~80℃。

　　（2）全身热气流治疗仪　向特制全身浴箱或自制简

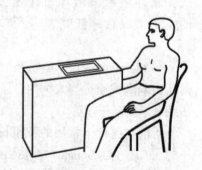

图2-96　局部热气流装置

易浴箱内通入大量的干热空气，即可进行全身治疗。为保持箱内空气的干燥性，避免空气在闭塞的空间内迅速被人体散发的蒸汽所湿润，发生烫伤，箱内必须保持足够的通风。治疗温度和时间同局部热空气浴箱疗法，同时应考虑不同患者的耐受程度。干热空气较蒸汽和水疗法更易耐受，故可每日进行。

（二）低温与冷冻疗法

低温冷冻疗法按温度降低程度可分为三类：第一类是冷疗法，即治疗温度在0℃以上，体温以下。它作用于肌体后不引起组织损伤，但可以通过寒冷刺激引起肌体发生一系列功能性改变而达到治疗目的；第二类是冷冻疗法，即温度在0~-100℃范围。作用于肌体后，组织细胞发生冻结和破坏现象；第三类是深度冷冻疗法，即温度继续下降到-100℃以下。

> ### 技术要点
>
> 依据标准YY/T 0165-2007，温热治疗设备技术要点主要包括：额定功率，治疗温度，最高温度，温度误差，定时功能，超温保护功能，输出指示功能。
>
> 依据标准YY 0677-2008、YY 0678-2008，低温冷冻治疗设备主要包括：液氮存贮器工作压力，工作噪音，工作温度范围，冷冻头温度控制，温度计精度，过压释放功能，压力报警，液位报警。

三、光治疗设备

（一）光治疗概述

光治疗即利用各种光线的辐射能作用于人体来达到治疗疾病目的的一种物理疗法。光治疗常用的物理因子有红外线、可见光、紫外线及激光。

1. 光的物理学基础

（1）光的本质　光是物质运动的一种形式，光具有波粒二象性。也就是说光既是一种电磁波，又是由一个个的物质微粒组成的粒子流。光辐射的粒子称为光子或光量子。具有动能和质量，其能量大小与频率成正比，与波长成反比。即：

$$E=h\nu=hc/\lambda$$

其中E为光子能量，ν值等于光的频率，h是普朗克常数，其值为6.607×10^{-27}尔格·秒，c为光速，λ为光波长。

从公式可知，光的频率越高，波长越短，也就是颜色越偏向紫色，其光子的能量也越大。由于红外线、紫外线、可见光线三者波长不同，故对肌体的作用有明显的差别。

（2）光谱　光谱是根据光的波长或频率将各种光线排列起来而制作成的图表，如图2-97所示。光谱是整个电磁波谱的一小部分，位于无线电波与X线之间。光波的波长为1000μm~180nm。根据波长的不同分为可见光和不可见光两部分。可见光由红、橙、黄、绿、青、蓝、紫七色光组成。不可见光包括红外线和紫外线。

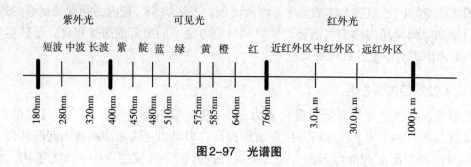

图2-97　光谱图

（二）红外线疗法

1. 红外线的物理学特性　红外线是人眼看不见的光线，其波长较红光长，为760nm至50μm之间。目前医疗用红外线分为两段，即短波红外线（760nm~1.5μm）和长波红外线（1.5~15μm）。

红外线的穿透力由波长和物质的特性而决定。短波红外线的穿透力强，穿透程度为1~10mm，可达真皮及皮下组织；长波红外线的穿透力较弱，大部分被组织表层吸收，穿透程度为0.05~1mm，仅达皮肤表皮的浅层。

红外线照射时皮肤及表皮下组织将吸收的红外线能量转变成热，热可使血管反射性扩张充血，血流加快，血液循环得到明显改善，增强物质代谢和改善营养状态，提高免疫功能。不同组织吸收红外线的能力不同，其产生的热效应亦不同，从而产生一系列治疗作用。红外线治疗的主要作用有：缓解肌肉痉挛、镇痛、消炎、促进组织增生等。

2. 红外线治疗机的分类　按光源分类，可分为灯泡式（发光元件是红外线灯泡），电炉丝式（发光元件是用热阻丝制成的一种红外线光源）。

按治疗要求分类，可分为全身光疗治疗机、躯干或肢体光疗治疗机、局部红外线治疗机。

（三）紫外线疗法

1. 紫外线的物理特性　紫外线位于光谱紫色光线以外，是一种不可见光线，波长范围为400~180nm。目前，将紫外线按波长分为三部分。

A段（长波）波长400~320nm，生物学作用较强，主要为荧光作用。

B段（中波）波长320~250nm，生物学作用明显，具有促使红斑反应，色素沉着、伤口愈合等作用。

C段（短波）波长250~180nm，具有较强的杀菌作用。

照射到人体的紫外线几乎全被表皮吸收，因此，紫外线只透入皮肤组织的0.2~0.3mm，但可引起肌体一系列的生物学作用。

紫外线治疗的主要作用有镇痛、消炎、杀菌、促进维生素D_3的形成、脱敏、促进伤口愈合、调节肌体免疫功能、光致敏等。

2. 常用的紫外线灯类型

（1）高压汞灯　又称热石英灯，水蒸气压强为0.3~3个大气压，该灯工作时热辐射温度可高达500℃，光谱为248~577nm，紫外线主峰为365nm。

（2）低压汞灯　又称冷光紫外线灯，管内水银蒸气压为0.005~0.01个标准大气压，灯管工作时，温度为40~50℃，辐射的紫外线光谱以短波为主，80％以上为254nm的紫外线。

（3）太阳灯　为一种特殊灯泡，内有小紫外线灯管，如图2-100所示，功率100~275W，钨丝发热时辐射出大量红外线，紫外线灯管辐射紫外线，波长为289.4nm以上长波紫外线，辐射最强的是365nm、313nm、334nm紫外线。

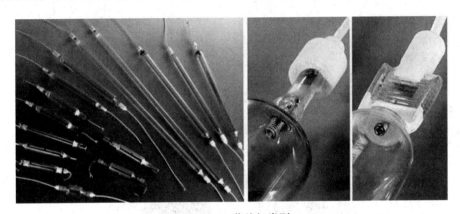

图2-100　紫外灯类型

技术要点

依据标准YY 0323-2008，红外线治疗设备技术要点主要包括：红外线波长，输入功率，输出功率，强度设定，定时功能。

依据标准GB19258-2012，紫外线治疗设备技术要点主要包括：紫外线波长，输入功率，输出功率，紫外线辐射通量，紫外线辐射照度，辐射效率，臭氧产出率，定时功能。

四、力疗设备

（一）牵引疗法

牵引疗法指将外力施加于患者身体一定部位，通过牵拉作用以达到治疗目的的一种疗法。

1. 颈椎牵引　颈椎牵引是颈椎病康复医疗的首选治疗方法，是通过牵引带沿颈椎轴方向施加拉力，对抗躯体重力而牵大椎间隙，理顺颈椎序列，调整颈椎与其周围神经、血管及肌肉的关系，改善颈椎生理功能，消除颈椎病理改变。另外牵引亦用于颈椎骨折和脱位的固定和整复。

机械牵引设备可有重锤式的、电动的，以及水压式、气压式牵引。图2-99（a）所示为电动式颈椎牵引装置，图2-99（b）为充气式颈圈。

2. 腰椎牵引 腰椎牵引是治疗腰间盘突出症的有效疗法，是对腰椎施加牵拉力，使紧张和痉挛的腰部肌肉松弛，使腰椎体间距增大，腰间盘内压降低，缓解突出物的压迫症状，使疼痛得以消除。

腰椎牵引由按摩手法的"人工拉压复位"为基础，逐渐发展为自重牵引、重垂牵引和动力牵引法。如图2-100所示，近几年来在水平牵引力的基础上，又增添了成角、旋转的功能，提高了治疗效果。本法快速牵引，牵引力大，作用时间短，减少患者牵引中的不适，节省时间，受到临床欢迎。

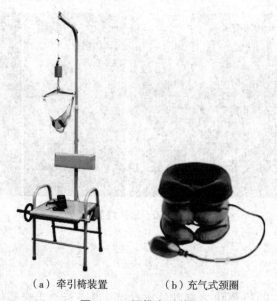

（a）牵引椅装置　　　　　（b）充气式颈圈

图2-99　颈椎牵引装置

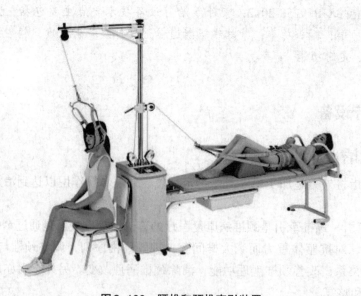

图2-100　腰椎和颈椎牵引装置

（二）压力疗法

压力疗法是指对肢体施加压力，以达到治疗疾病目的的一种疗法。如果将正常环境下的大气压设为"零"，则把高于环境大气压的压力称为正压，低于环境大气压的压力称为负压，压力疗法可分为正压疗法与负压疗法，或两种压力交替的正负压疗法。

目前所使用的压力治疗装置多为电脑控制，较常用的有舱式正负压治疗仪或负压治疗仪和气袋式正压顺序循环治疗仪。

（1）正负压疗法　正负压治疗过程中，正负压的变化是周期性的，促使毛细血管壁两侧压力也产生一个周期性的压力差，相当于在微循环内加入一个吸排泵的作用，它可促进血管内外的物质交换，改善由于各种病因造成的物质交换障碍，促进溃疡、压疮以及局部营养障碍引起的各种病变的再生与修复。图2-101为舱式正负压治疗仪，其主要部件有：高度和倾斜角度可调的透明筒状压力舱及密封、肢体固定装置，操作和控制系统，压力表等。

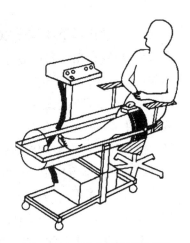

图2-101　舱式正负压治疗仪

（2）负压治疗法　负压疗法可分为全身负压和局部负压两种。目前仅局部负压治疗用于临床治疗。局部负压有腹部负压、股部负压、半体负压、肢体负压及拔火罐等。肢体局部负压疗法又称大火罐疗法，是在中国医学拔火罐疗法的基础上发展而来。不同部位的负压疗法有着其自身的适应症，目前常用的是肢体负压疗法，主要用于动脉硬化性闭塞、血栓闭塞性脉管炎及雷诺综合征等。一般认为凡肢体缺血性疾病，若不宜手术或患者不愿手术，均可应用负压治疗。另外有的仪器在负压舱内配有药液雾化和吹氧装置，以取得更好的疗效。

（3）正压治疗法　正压治疗可包括正压顺序循环疗法、体外反搏疗法和皮肤表面加压疗法。

正压顺序循环疗法：常采用气袋式的治疗装置。治疗时，将已排空气体的袖（腿）套套在患肢上，设定气袋压力后，打开电源开关，机器自动从位于肢体末端的气袋开始逐一充气，末端气袋压力最大，依次递减。四只气袋全部充气后，压力维持一段时间，再从肢体近端气袋开始依次排气，直至末端，此为一个作用周期。压力大小可根据患者的感觉和耐受情况随时调节。由于其作用方式较舱式治疗仪柔和，故末端压力可设定在100~130mmHg之间。其他各节段压力由电脑控制相应递减。

体外反搏：是以心电R波作为触发信号，在心脏进入舒张早期时，将扎于四肢及臀部的气囊充气，由远端向近端依次地快速加压，迫使主动脉流向四肢的血液受阻，并产生逆向压力波，提高主动脉的舒张压，从而增加冠状动脉、脑动脉及肾动脉的血流量，起到辅助循环的一种无创治疗方法。

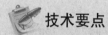 **技术要点**

依据标准YY/T 0697-2016，牵引治疗设备技术要点主要包括：最大牵引力，设定牵引力，牵引治疗时间，牵引间歇时间，牵引角度，牵引力指示，定时功能，紧急保护功能。

依据标准YY 0833-2011，压力治疗设备技术要点主要包括：正负压强范围，极限压强，过压保护，压强指示，脉动压力频率，定时功能，耐压性能。

五、超声治疗设备

（一）超声波的生物学效应

1. 机械作用 超声波在介质内传播过程中介质质点交替压缩与伸张形成交变声压，不仅可使介质质点受到交变压力及获得巨大加速度而剧烈运动，相互摩擦，而且能使组织细胞产生容积和运动的变化，可引起较强的细胞浆运动，从而促进细胞内容物的移动，改变其中空间的相对位置，显示出超声波对组织内物质和微小细胞结构的一种"微细按摩"的作用。超声波的机械作用是软化组织、增强渗透、提高代谢、促进血液循环、刺激神经系统及细胞功能，有重要的治疗意义。

2. 温热作用 超声波作用于肌体时可产生热，有些人甚至称为"超声透热疗法"。超声波在肌体内热的形成主要是组织吸收声能的结果。

3. 理化作用 超声波的机械作用和温热作用可引发一些物理化学变化，如空化作用、氢离子浓度的作用、对酶活性/蛋白质合成的影响及对自由基的影响等。

因此，物理超声治疗的主要作用有：镇痛、促进伤口愈合、促进结缔组织增生、改善肝脏功能、增强心肌收缩率及恢复眼睛功能等。

（二）超声波治疗设备

超声波治疗系统由超声波治疗机、辅助设备、耦合剂组成。

1. 超声波治疗机 临床上使用的超声波治疗机多采用逆压电效应的原理发射超声波。治疗机由主机和声头两部分组成。

主机包括电源电路、高频振荡电路、调制器和定时器。电源电路提供电功率和电压，高频振荡电路产生振荡电压，使声头晶体产生机械振动。调制器用以调节电压幅度，选择输出方式。定时器用以调节治疗时间。

声头又称换能器，是由两面镀有金属层的压电晶体装在一个圆柱形的金属外壳内构成。在高频电压作用下，压电晶体的厚薄发生规律性变化，引起机械振动，产生超声波。

2. 辅助设备 超声波治疗的辅助设备包括水槽、水袋、漏斗、声头接臂，它们用于特殊治疗。

（1）水槽 用于水下超声疗法。水槽的材料可为木、塑料、金属、玻璃和陶瓷等，水槽的容积需容纳治疗的肢体和声头。

（2）水袋　当治疗体表凹凸不平时，应用水袋进行超声波治疗。水袋用塑料或薄橡皮膜制成，袋内水为无气体水。治疗时水袋放置在声头与皮肤之间。

（3）漏斗　用塑料等坚实材料制成，治疗时漏斗小口朝下放置在治疗部位，紧贴皮肤，漏斗中加无气体水，声头从漏斗大口放入漏斗，声头表面浸在水中。漏斗用于小部位或体腔的超声波治疗。

（4）声头接管　用与声头表面相同的材料制成，上端紧接声头，下端紧贴皮肤，用于小部位的超声波治疗。

3.　**耦合剂**　耦合剂又称接触剂，应用耦合剂的目的是减少声头与皮肤之间的声能损耗，使得更多的声能进入人体。水与人体组织的声阻接近，对超声波能量吸收少，是理想的耦合剂。水用作超声波耦合剂时，一定要去除水中的气泡，可用煮沸法或蒸馏法去除气体。

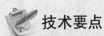

技术要点

依据标准GB 9706.7-2008、YY 1090-2009，超声治疗设备技术要点主要包括：超声频率、输出功率、功率（时间变化和电压波动的）稳定性，波束类型，有效辐射面积，波束最大声强，脉冲持续时间，脉冲重复周期，脉冲占空比，定时功能，功率指示。

六、高频治疗设备

（一）高频电刀的特点

高频电刀是一类非常重要的电外科器械。它可取代机械手术刀进行组织切割的。简单地说，高频电刀就是一个变频变压器，它将220V/50Hz 的低压低频电流经变频变压、功率放大转换为频率400~1000kHz、电压为几千甚至上万伏的高频电流。它通过有效电极尖端产生的高频高压电流与肌体接触时对组织进行加热，实现对肌体组织的分离和凝固，从而起到一定的切割和止血的目的。

（二）高频电刀的工作模式

1.　**单极模式**　在单极工作模式中，有一个有效电极，一个分散电极，如图2-102所示。高频发生器产生的高频电流经连接电缆、有效电极到达手术部位，电流穿过患者身体后到分散电极，再经另一根连接电缆返回高频发生器，形成一个闭合回路。

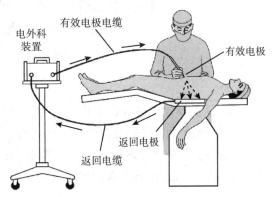

图2-102　单极模式电流通路

（1）有效电极   有效电极就是在其附近产生预期的手术治疗效果的电极。单极工作模式下只有一个有效电极。有效电极工作面积小，其尖端附近的组织中电流密度高图2-103，组织中的温度升高，产生切割、凝结等治疗效果。如图2-104所示，为了适应不同的手术需要，有效电极形状有多种，除了刀片形电极以外，还包括针形电极、环形电极、球形电极等。针形电极用于凝结在神经外科或整容手术中的小组织。环电极用于息肉切除或病理组织标本提取。

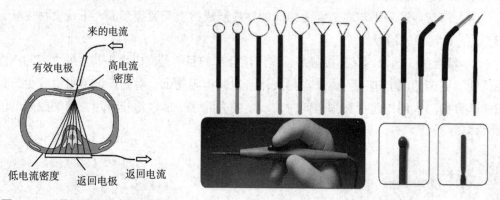

图2-103   单极模式体内电流分布   图2-104   有效电极实例

（2）分散电极   分散电极的作用是为高频电流提供流出人体返回主机的回路。分散电极加在患者不进行手术的皮肤部位，其相对有效电极的面积大许多，附近的组织中电流扩散，电流密度下降，高频电流不会产生较高的温度升高，因此不会损伤分散电极附近的组织。如图2-105所示。由于它的功能是安全分散电流，确保在该接触部位免除烧伤，所以称之为分散电极。

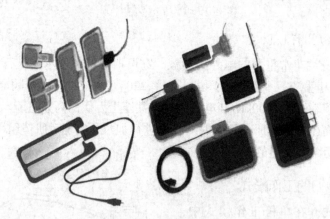

图2-105   分散电极实例

2. 双极模式   在双极工作模式中，使用两个有效电极，没有分散电极。通常一只特殊的双极镊子的两个尖端作为有效电极，如图2-106所示。双极模式电路原理图如图2-107所示。双极镊子的两个尖端向肌体组织提供高频电能，使双极镊子两端之间的组织血管脱水而凝固，达到止血的目的。

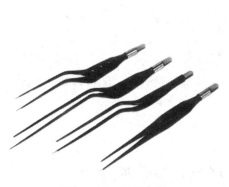

图2-106　双极电极

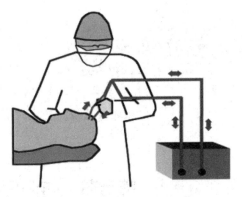

图2-107　双极模式电流通路

如图2-108所示，在双极工作模式中，高频电流只流经患者身体处于镊子两个尖端之间的组织。由于两个尖端之间距离非常近，高频电流通过身体的范围很小，使得双极工作模式与单极模式相比安全性更高，功率要求更低，对组织治疗效果更可预测，对神经肌肉刺激危险更小，也避免了单极模式分散电极贴敷不良导致的烧伤危险，对其他电子设备的干扰也更低。大多数双极电外科装置采用低电压波形，用于进行止血。

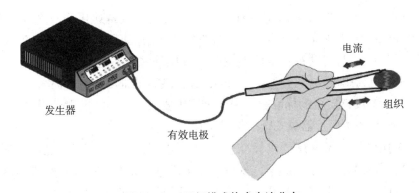

发生器　　　　有效电极　　　　电流　　　组织

图2-108　双极模式体内电流分布

（三）高频电刀参数

电外科手术中的功率要求变化幅度很大。精细的神经显微外科、眼外科、视网膜修复或牙科齿龈重建等，仅要求几十瓦数量级的低功率，而在普通外科中的切割作业功率需要为30~100W，而粘结则要求25~50W。如果在液体中手术，如经尿道的前列腺切除，一般切割时需要大功率切割功能（需要250W以上），而粘结则需要150W以上。因为负载阻抗可以在几百欧姆范围内变化，所以负载电流变化范围为100mA到1.5A。

大多数商用外科手术设备的基频在500kHz左右，或者在1.8~3MHz范围内。

技术要点

依据标准GB9706.4-2009，高频治疗设备技术要点主要包括：工作模式（单极、双极），输出功率，工作频率，工作波形，最大输出电压，负载阻抗，输出指示功能；电极连续性检测功能；有效电极形状，分散电极类型。

第七节　有源医疗器械的安全性评价

? 问题

有源医疗器械根据哪些标准进行通用安全性评价？有源医疗器械的电气安全和电磁兼容检测标准是否是强制的？

一、有源医疗器械安全性评价的背景

有源医疗器械中大部分为医用电气设备，医用电气设备通用的安全性评价包括电气安全评价和电磁兼容评价两个部分，这两部分评价是根据相关标准进行测试和评估来完成的。我国的医用电气设备安全标准主要是对IEC60601系列标准等同采用转化而来。IEC60601系列标准是国际电工委员会（International Electrotechnical Commission，IEC）发布的关于医用电气设备安全的标准族，由安全通用要求、并列标准和专用要求三者构成，是保证医用电气设备类医疗器械安全的最基本技术法规。

我国的医用电气设备通用要求标准是等同采用国际电工委员会（IEC）或国际标准化组织（ISO）发布的国际通用标准，现行的《医用电气设备–第1部分：安全通用要求》GB 9706.1–2007等同采用IEC 60601–1：1988《医用电气设备–第1部分：安全通用要求》（英文版）及其修改件1：1991和修改件2：1995。IEC 60601–1发展到现在历经三版，现行的国内GB9706.1标准采用的是IEC60601–1标准的第二版，最新的IEC60601–1第三版对第二版作了比较大的修订，GB9706.1–2007标准自实施之日起，生产企业必须按照标准要求组织医用电气设备的生产。

现行的《医用电气设备–第1–2部分：安全通用要求　并列标准：电磁兼容　要求和实验》YY0505–2012等同采用IEC 60601–1–2：2004标准。

二、医用电气设备的电气安全评价

（一）术语和定义

通用标准中的某些术语和定义有其特定含义，应准确理解、掌握。

1. **医用电气设备（ME设备）** 与某一指定供电网有不多于一个的连接，且其制造商旨在将它用于对患者的诊断、治疗或监护，消除或减轻疾病、伤害或残疾，具有应用部分或向患者传送或取得能量或检测这些所传送或取得能量的电气设备。该定义规定了医用电气设备的界定范围。

（1）设备正常使用时，与供电网只能有一个或没有（如内部电源等）连接。否则，设备构成一个医用电气系统，适用于IEC60601–1医用电气设备系统的安全要求。

（2）设备处于医疗监视下，用于对患者进行诊断、治疗或监护。医用电气设备不同于一般家用的保健电气设备，更与非诊断、治疗或监护用途的其他设备相区别。

（3）设备与患者有身体的或电气的接触，和（或）在医疗监视下向患者传递或从患者取得能量，和（或）检测这些所传递或取得的能量。也就是说，设备与患者间必须有身体或电气的接触，或者从患者传递或取得能量（所谓能量一般是指声能、光能、热能、电能等）或者检测这些传递的能量。这三者可以是其中之一，也可以任意组合。

（4）设备包含正常使用所必须的附件，不包含如设备维修、保养、调试等设备非正常使用制造商配备的其他附件。

并非所有在医疗实践中使用的电气设备都符合本定义（例如，某些体外诊断设备）。有源植入医用装置的植入部分能符合本定义，但依据通用标准第1章的相应说明它们不在通用标准适用的范围内。通用标准使用术语"电气设备"来指ME设备或其他电气设备。

2. 可触及部件　不使用工具即可接触到的设备上的部件。接触包括使用功能上需要的接触，还包括无意的偶然接触，可以通过标准试验指能否触及进行判定。

3. 应用部分　设备为了实现其功能需要与患者有身体接触的部分或可能会接触到患者的部分或需要由患者触及的部分，它属于正常使用的设备的一部分。设备中用来同被检查或被治疗的患者相接触的全部部件，包括连接患者用的导线在内。

通用标准要求用风险管理过程来明确除应用部分以外需要满足与应用部分相同的要求的部件。应用部分的主要特征是与患者接触，但应用部分不仅仅是与患者相接触的部件，对那些操作者在操作设备时必须同时触及患者和某一部件时，该部件应被视作应用部分。

由于医用电气设备使用在不同的场合，故对设备的电气防护程度的要求也不同。这是因为人体各部位对电流的承受能力不同的缘故。医用电气设备同患者有着各种各样的接触，有与体表接触和与体内接触，甚至也有直接与心脏接触。例如各种理疗设备大多同患者的体表接触；各种手术设备（电刀、妇科灼伤器）要同患者体内接触；而心脏起搏器、心导管插入装置则要直接与心脏接触，这样就把医用电气设备的应用部分分成各种型式，按其使用场合的不同，规定不同的电击防护程度，在标准中划分为B型、BF型、CF型。

（1）B型应用部分　符合通用标准对于电击防护程度规定的要求，尤其是关于患者漏电流和患者辅助电流容许要求的应用部分。

一般没有应用部分的设备，或虽有应用部分，但应用部分与患者无电气连接（如：超声诊断设备、血压监护设备等）的设备，或虽与电气连接，但不直接应用于心脏的设备均可设计为B型。

（2）BF型应用部分　有F型应用部分的B型应用部分。其容许漏电流规定值增加了对应用部分加电压的电流测量要求。

B型、BF型应用部分适宜应用于患者体外或体内，不包括直接用于心脏。具有F型隔离（浮动）应用部分的B型应用部分。它对漏电流容许值的要求并不高于B型。对于低频电子脉冲治疗设备，行业标准规定必须为BF型应用部分。

（3）CF型应用部分　对电击的防护程度特别是在容许漏电流值方面高于BF型应用部分，并具有F型应用部分的应用部分。CF型应用部分主要是预期直接用于心脏。

打算直接应用于心脏的设备或设备部件必须设计为CF型。CF型设备对电击危险的防护程度要求高于BF型设备，特别是其漏电流容许值应低于BF型设备。目前，大部分心电图机，心电监护设备均设计为CF型。

此外，直接用于心脏的具有一个或几个CF型应用部分的设备，可以另有一个或几个能同时应用的附加的B型或BF型应用部分（如手术中应用的多参数患者监护设备，其心电部分设计为CF型，血压、呼吸监护部分设计为B型，肌肉松弛程度的监护部分设计为BF型）。

对某些设备来说，F型应用部分是从患者向设备内部看，一直向内延伸到所规定的绝缘处和（或）保护阻抗处为止。

4. 网电源部分　设备中旨在与供电网作导电连接的所有部件的总体。一般是指电源变压器的一次绕组（包括一次绕组）之前的部分，包括保险丝、电源开关及有关的连接导线，有时还包括抗干扰元件和通电指示元件等或延伸至隔离之前部分，但不包括保护接地导线。

5. 基本绝缘、辅助绝缘、双重绝缘和加强绝缘

（1）基本绝缘　用于带电部件上对电击起基本防护作用的绝缘。正常状态下起防电击作用。

（2）辅助绝缘　附加于基本绝缘的独立绝缘，又称附加绝缘。当基本绝缘发生故障时由它来提供对电击的防护。

（3）双重绝缘　由基本绝缘和辅助绝缘组成的绝缘。两种绝缘之间是相互独立的，可以分开使用，单独进行电介质强度试验。

（4）加强绝缘　用于带电部件的单绝缘系统，它对电击的防护程度相当于通用标准规定条件下的双重绝缘。双重绝缘一般用于需要双重保护的带电部件，加强绝缘适用单绝缘带电部件，但绝缘程度相当于双重绝缘。

6. Ⅰ类设备、Ⅱ类设备和内部电源设备

（1）Ⅰ类设备　对电击的防护不仅依靠基本绝缘，而且还有附加安全保护措施，把设备与供电装置中固定布线的保护接地导线连接起来，使可触及的金属部件即使在基本绝缘失效时也不会带电的设备。

保护接地措施是Ⅰ类设备的基本条件。Ⅰ类设备也可以有双重绝缘或加强绝缘的部件，或有安全特低电压运行的部件，或者有保护阻抗来防护的可触及部件。

（2）Ⅱ类设备　对电击的防护不仅依靠基本绝缘，而且还有如双重绝缘或加强绝缘那样的附加安全保护措施，但没有保护接地措施，也不依赖于安装条件的设备。

Ⅱ类设备一般采用全部绝缘的外壳，也可以采用有金属的外壳。采用全部绝缘外壳的设备，是有一个耐用、实际上无孔隙（连接无间断的）、并把所有导电部件包围起来的绝缘外壳，但一些小部件如铭牌、螺钉及铆钉除外，这些小部件至少用相当于加强绝缘与带电部件隔离。

带有金属外壳的设备是一个由金属制成的实际上无孔隙的封闭外壳，其内部全部采用双重绝缘和加强绝缘，或整个网电源部分采用双重绝缘（除因采用双重绝缘显然行不通而采用加强绝缘外）。

Ⅱ类设备因功能的需要可以备有功能接地端子或功能接地导线，作为患者电路或屏蔽系统接地用，但不得用作保护接地，并在随机文件中加以说明。

（3）内部电源设备：能以内部电源进行运行的设备。具有和网电源相连装置的内部电源设备，这种设备必须为双重分类（如：Ⅱ类设备，内部电源设备）。

7. 电气间隙、爬电距离

（1）电气间隙　两个导体部件之间的最短空气路径。

（2）爬电距离　沿两个导体部件之间绝缘材料表面的最短距离。

图2-109所示为爬电距离和电气间隙示意图。

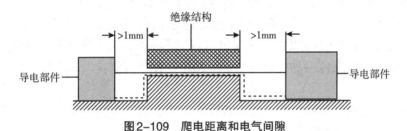

图2-109　爬电距离和电气间隙

图中的虚线表示爬电距离，实线表示电气间隙

8. 漏电流

（1）对地漏电流　由网电源部分穿过或跨过绝缘流入保护接地导线的电流。

（2）接触电流　从除患者连接以外的在正常使用时患者或操作者可触及的外壳或部件，经外部路径而非保护接地导线流入地或流到外壳的另一部分的漏电流。

"接触电流"与IEC 60601-1标准第一版和第二版中的"外壳漏电流"相同。该术语的改变是为了和GB4943（IEC 60950-1）保持一致，也为了反映现在的测量同样涉及到了正常保护接地的部分。

（3）患者漏电流　从应用部分经患者流入地的电流，或是由于在患者身上意外地出现一个来自外部电源的电压而从患者经F型应用部分流入的电流。

（4）患者辅助电流　正常使用时，流入处于应用部分部件之间的患者的电流，此电流预期不产生生理效应。例如放大器的偏置电流、用于阻抗容积描记器的电流。

9. 单一故障状态和单一故障安全

（1）单一故障状态　只有一个降低风险的措施失效，或只出现一种异常情况的ME设备的状态。若一个单一故障状态不可避免地导致另一个单一故障时，则两者被认为就是一个单一故障状态。

（2）单一故障安全　在预期使用寿命内，ME设备或其部件在单一故障状态下不发生不可接受的风险的特性。

10. 基本安全和基本性能

（1）基本安全　当ME设备在正常状态和单一故障状态下使用时，不产生由于生理危险而直接导致的不可接受的风险。

基本安全与设备运行时不对患者造成危害。基本安全通常是被动方式的保护（例如辐射屏蔽或电气接地）。对于ME设备来说，单一故障状态下同样需保障基本安全。

（2）基本性能　与基本安全不相关的临床功能的性能，其丧失或降低到超过制造商规定的限值会导致不可接受的风险。

（二）试验的通用要求

通用标准的原则是按制造商的说明，当运输、贮存、安装、正常使用和保养设备时，正常状态和单一故障状态下，医用电气设备应不引起可以合理预见到的危险，也不会引起同预期应用目的不相关的安全方面的危险。医用电气设备不仅应保证正常状态下的安全，还要保证单一故障状态下安全。

通用标准中每一具体条款的要求、试验、结构等都是从这一安全原则出发而确定的。在医用电气设备设计、制造、试验、产品标准制定等各环节中，都要符合这一原则。

1. 选择安全试验项目的原则　标准要求仅对那些在正常状态或单一故障状态下一旦损坏就会引起安全方面危险的绝缘元器件和结构特性进行试验，通用标准规定的试验均为型式试验。

有些绝缘、元器件和结构细节发生故障，可能影响设备的正常使用，但未对患者和有关人员产生安全方面的危险，则这些试验就不必进行。

试验要满足"最不利原则"，即要参照说明书在"最不利"的工作条件下进行。

2. 重复试验和样品数量　考虑到部分安全试验项目的破坏性，除非通用标准另有规定，安全项目不得进行重复试验。

有关安全的型式试验只需使用一个能代表同类被测项的样品进行试验。但是，若不显著影响结果的有效性，多个样品可被使用。试验中由于发生了故障或为了防止以后可能发生故障而应进行修理和改进时，可提供一个新样品重新进行全部试验、或作全部必要的修理和改进后，仅对有关项目重新进行试验。

3. 试验顺序　任何试验的结果不能影响后续试验。为避免可能造成重复试验、增加试验成本、得出不真实试验结果等缺陷，有效的测试应该根据通用标准附录B给出的顺序进行操作，除非有专用标准另外声明。

有一些测试可以不按照通用标准附录B给出的测试顺序而独立进行，比如通用标准第10章的放射危险测试、11.7的生物适应性测试、12.2的可用性测试、12.3的报警系统测试、14章的PEMS测试和17章的电磁兼容性测试。通用标准第16章中指定的医疗系统的测试应该采用与医疗设备相同的测试顺序进行。

4. 试验的其他条件　通用标准还对环境温度、湿度，大气压力，供电类型、频率，潮湿预处理等其他几个方面规定了试验通用要求，详细可看通用标准。

5. 输入功率　通用标准规定了医用电气设备的稳态电流和输入功率不得超出制造商标称额定值。医用电气设备使用者要根据医用环境中供电网的容量考虑选用设备的额定功率。供电网是有容量限制和内阻要求的，一旦实际功率过大就会使供电网内阻加大，从而使供电线路过热，影响整个供电网的正常运行，直接影响到被治疗或诊断患者的安全。

（1）输入功率额定值的要求　医用电气设备的输入功率一般用伏安值表示。只有功率因数大于0.9时，才用瓦特值表示。一些输入功率较小的医用电气设备可以用安培值表示（如mA级）。

输入功率额定值过低时会直接影响到产品的功能和效果，功率过大时又会造成资源的浪费，并且会造成安全隐患。因此，医用电气设备实际输入功率与标称额定功率的偏差不得超过通用安全标准的要求。

（2）检查和检测　首先确定额定值。额定值是以随机文件或设备标记或产品标准中的输入功率标称值为准，标称值不一致的以最小标称值为准。

按使用说明书规定的预热时间、额定电压、环境温度和最大输出设定值运行的设备，待设备运行稳定后进行测量。用伏安值表示时，用有效值电压表和电流表测量其稳态电压和电流，并计算其乘积；用瓦特值表示时，用功率计测量稳态功率；用安培值表示时，用有效值电流表测量其稳态电流。

（三）ME设备的分类

（1）按对电击防护分类

①按防电击的措施和类型：由外部电源供电的Ⅰ类ME设备或Ⅱ类ME设备，内部电源ME设备。具有和网电源相连装置的内部电源设备，这种设备必须为双重分类。

②按照防电击程度：B型应用部分、BF型应用部分、CF型应用部分。应用部分若为防除颤应用部分，则可分为防除颤B型应用部分、防除颤BF型应用部分、防除颤CF型应用部分。

（2）按对有害液体或微粒进入的防护　外壳应按照GB 4208（IEC 60529）描述的对有害进液和特殊物质的防护进行分类，分类为IPN$_1$N$_2$。其中，N$_1$是用来表示对有害微粒进入的防护程度，用0~6的数字或字母"X"表示；N$_2$是用来表示对有害进液防护程度，用0~8的数字或字母"X"表示。

（3）按灭菌的方法　用环氧乙烷气体灭菌、用伽马射线辐照灭菌、用高压灭菌器湿热灭菌和用制造商描述和验证的其他方法灭菌。

（4）按适合富氧环境下使用　AP型或APG型。

（5）按运行模式　连续运行和非连续运行。

（四）标识、标记和文件

由于技术水平和经济条件的限制，任何医用电气设备的安全性都是相对的。对于技术上或经济上的原因无法根除的残余危险，应当提供适当的警告，包括警告标志和在说明书中详细说明。通用标准对医用电气设备的外部标记、内部标记、控制器和仪表标记、用作标记的符号、导线绝缘颜色、医用气瓶及连接识别、指示灯和按钮的颜色以及随机文件应包含的内容进行了规范。在医用电气设备设计过程中应遵守这些规定，否则可能会带来安全隐患。

1. **标记**　标记应是"永久贴牢的"和"清楚易认的"。标记应该完整把标准规定的内容都要标注出来，包括设备内外标记和说明书等。对于有些设备的尺寸或外壳特征不容许将所规定的标记全部标上时，必须满足标准的最少标记要求，而其余的标记必须在随机文件中完整地记载。正确的标注方法、文字、符号要符合标准要求和国家相关法律、法规的规定，标注的载体和位置要符合要求。标识字迹要清晰耐久、粘贴牢固、粘贴位置合理，要考虑温度、湿度、水渍、摩擦等的影响。

2. **符号**　为避免文字上的差异和便于理解，有时标在有限面积内的标记或指示在设备上往往优先采用符号而不采用文字。应根据通用标准附录中的符号，其附录中未列入的符号，可首先参照IEC或ISO的符号。如需要，可将两个或两个以上的符号组合在一起表示一个特定的含义，并且只要基本符号主要表达的含义不变，在图形设计方面允许有某种自由。

3. **导线绝缘的颜色、气瓶识别、指示灯和按钮**

（1）保护接地导线应使用黄绿双色。

（2）电源线应符合GB 5013.1或GB 5023.1的规定。

（3）医用气瓶的标记应符合GB 7144的规定。

（4）指示灯的颜色和含义应符合要求，红色应仅用于指示紧急情况（点阵和字母式的显示装置不作为指示灯考虑）。

（5）红色按钮只能用于紧急时中断功能的按钮。

4. **随机文件**　医用电气没备随机文件被认为是设备的一个重要组成部分。随机文件一般包括使用说明书、技术说明书和可供用户查询的地址在内的其他文件（如安装、保养、维修维护、校准方法等）。如果使用说明书和技术说明书单独编写，则要求安全标准有关分类的全部内容在两个说明书中都要体现。

通用标准对随机文件的一般性要求做出规定。专用安全标准还对具体类型医用电气设备给出了更加详细的特殊性要求。

（五）对电击危险的防护

电击是医用电气设备最主要也是最常见的潜在危害。一些医用电气设备在电击危险防护方面有具体要求和试验方法。

1. **电压和（或）能量的限制**　电击的主要危险是流过人体的电流，而流过人体电流的大小又取决于遭受电击的电压和人体遭受电击部位的电阻，但这个电阻是一个不确定因素。因此，需要限制其电压和（或）能量。为防止患者、操作者或其他人员在断电瞬间触及带电部件而发生危险，标准规定：用插头与供电网连接的设备，应设计成在拔断插头之后1s时，各电源插脚之间以及每一电源插脚与外壳之间的电压不超过60V；在设备电源切断后立即打开在正常使用时用的调节孔盖就可触及的电容器或与其相连的电路带电部分上的剩余电压，不应超过60V，若电压超过此值，则剩余能量不应超过2mJ。

2. 隔离

（1）防护措施　医用电气设备主要是与患者和操作者相接触，标准对设备的应用部分与带电部分之间、应用部分与未保护接地的可触及金属部件之间、非应用部分的可触及部件应与带电部件提出了隔离要求。其可采取隔离措施包括：①用基本绝缘与带电部件隔离，但要保护接地；②用保护接地金属部件与带电部件隔离；③未保护接地的，用任何绝缘失效都不会导致漏电流超过允许值的中间保护接地电路与带电部件隔离；④用双重绝缘或加强绝缘与带电部件隔离；⑤用元件的阻抗防止超过容许值的接触电流流到可触及部件进行隔离。

（2）防除颤应用部分　在对与防除颤应用部分连接的患者进行心脏除颤放电期间，危险电能不得出现在下列部件上：外壳、信号输入/输出部分、不小于ME设备底部的面积的试验用金属箔、任何其他应用部分的患者连接、任何未使用的或断开的被测应用部分连接，或同一应用部分的任何功能。并且在施加除颤电压后，再经过随机文件中规定的任何必要的恢复时间，ME设备应符合通用标准的相关要求并应继续提供基本安全和基本性能。通过共模试验、差模试验和能量减少试验来验证。

3. 外壳与防护罩

外壳与防护罩是用于防止人与带电部件接触或防止与保护绝缘发生故障后可能带电的部件接触，同时也防止机械、热能等其他方面的危险。

（1）外壳的封闭性　能防止与带电部分以及在单一故障状态下可能带电的部分接触。

（2）不用工具就能打开的罩和门的安全性　当设备在正常使用条件下运行时，甚至在不用工具或按使用说明书打开盖子和门以及拆卸部件之后，设备所有的可触及部分不能为带电部分。

（3）灯泡安全性　若不用工具就能更换灯泡时，应保证在装、卸灯泡时防止与灯的带电部分接触。

（4）顶盖安全性　外壳顶盖上任何孔的位置或尺寸，都应使直径为4mm，长度为100mm的试验棒在整个长度都进入孔内自由垂直悬挂时，仍不会触及到带电部分。

（5）整机外壳安全性　防护外壳仅用工具才能移开，或当外壳打开或移开时有自动装置使其不带电。

（6）调节孔安全性　通过预置控制器的调节孔插入的试验棒不能触及基本绝缘或带电部件或仅用基本绝缘与网电源隔离的未保护接地的部件。

4. 保护接地

保护接地是Ⅰ类医用电气设备最重要的安全防护措施。其原理是利用导电性能良好的导线将设备金属外壳与大地之间相连接（配电设施的中性线也与大地相连）。当设备基本绝缘损坏时，设备金属外壳通过保护接地导线与大地构成了回路。电流将通过保护接地导线流入大地，使设备金属外壳与大地之间电位差降为零。同时短路电流较大也可使熔断器或过电流保护装置在短时间内切断电源，从而达到电击防护的目的。

保护接地的可靠性主要从以下三个方面来评估。

（1）结构　为了在各种情形下都能保证接地的长期可靠，除了要求保护接地措施满足电气连接的基本要求，结构上还必需采取一些特别的措施。

（2）材料　用于保护接地金属部件一定要有足够的防腐蚀性能，能够长期保证接地的可靠性。

（3）电气特性　保护接地的接地电阻必须尽可能小，并且能够有足够的载流能力来通过故障电流。根据具体情况一般有下列三种情形的要求：①不用电源软电线的设备，其保护接地端子至保护接地的所有可触及金属部分间的保护接地阻抗不大于 0.1Ω；②带有电源输入插口的设备，插口中的保护接地连接点与已保护接地的所有可触及金属部分间的保护接地阻抗不大于 0.1Ω；③带有不可拆卸电源软电线的设备，网电源插头中的保护接地插脚至已保护接地的可触及金属部分间的保护接地阻抗不大于 0.2Ω。

用 50Hz 或 60Hz、空载电压不超过 6V 的电流源，产生额定电流的 1.5 倍或 25A（两者中取较大者）的测试电流。测试时 GB 9706.1 标准规定测试电流的持续时间为在 5~10s，在有怀疑的情况时应持续到稳态建立为止。但要注意，因为测试的电流很大、测试时间过长可能损伤电源线。

标准中还对电位均衡导线连接装置、功能接地装置提出了具体的要求。

5. 连续漏电流和患者辅助电流　漏电流实际上就是电气线路或设备在没有故障和施加电压的作用下，流经绝缘部分的电流。连续漏电流和患者辅助电流是导致电击危险最直接的原因，是衡量设备绝缘性好坏的重要标志之一，也是产品防电击安全性能的核心指标。

（1）通用要求如下。

①起防电击作用的电气隔离应有良好的性能，以使流过它的电流被限制在容许值所规定的数值内。

②对地漏电流、接触电流、患者漏电流及患者辅助电流的规定值适用于下列条件的任意组合。

——在工作温度下和规定的潮湿预处理之后。

——在正常状态下和规定的单一故障状态下。

——ME 设备已通电，在待机状态和完全工作状态，且网电源部分的任何开关处于任何位置。

——在最高额定供电频率下。

——供电为 110% 的最高额定网电源电压。

（2）容许值　漏电流和患者辅助电流的允许值详见通用标准 8.7.3 条。

（3）试验

①试验的基本原则：应在达到规定的工作温度之后测量，还应在通用标准规定的潮湿预处理之后 1h 开始测量，被测设备接到电压为最高额定网电压的 110% 的电源上进行。

②测量供电电路：不同类型供电电源的医用电气设备，分别使用如 IEC60601-1：2005 中图 13~图 20 的一种测量供电电路。这些电路实现了医用电气设备与供电网的电气隔离，且具有提供 110% 额定网电压的功能，还可以实现断开一根电源线的单一故障状态功能。对于单相医用电气设备，如果电源极性是可转换的，需要在两种极性下都进行试验。内部供电医用电气设备的测试无需连接到任何测量供电电路。

③与测量供电电路的连接：配有电源软电线的ME设备用该软电线进行试验；具有设备电源输入插口的ME设备，用3m长或长度和型号由使用说明书规定的可拆卸电源软电线连接到测量供电电路上进行试验；永久性安装的医用电气设备，用尽可能短的连线与测量供电电路相连来进行试验。

④测量布置的要求。

a. 应用部分及患者电缆（如有），应放置在一个介电常数大约为1（例如，泡沫聚苯乙烯）的绝缘体表面上，并在接地金属表面上方约200mm处。

测量供电电路和测量电路放在尽可能远离无屏蔽电源供电线的地方，避免把ME设备放在大的接地金属面上或其附近。如果试验结果取决于应用部分如何被放置在绝缘体表面上，就有必要重复测试来确定可能的最不利的位置。

b. 如果隔离变压器没有用于漏电流的测试（例如，当测量非常高输入功率的ME设备的漏电流时），测量电路的参考地要连接到供电网的保护地。

⑤测量装置：对于直流、交流及频率小于或等于1MHz的复合波形来说，测量装置给漏电流或患者辅助电流源加上约1000Ω的阻性阻抗。如果采用IEC60601-1：2005中图12或具有相同频率特性的类似电路作测量装置，就自动得到了按通用标准规定的电流或电流分量的评价。这就允许用单个仪器测量所有频率的总效应。如果频率超过1kHz的电流或电流分量可能超过规定的10mA限值，就要采用其他适当的方式来测量，比如用一个1kΩ无感电阻和适合的测量仪器。

测量装置中所示的电压测量仪器（V）有至少1MΩ的输入阻抗和不超过150pF的输入电容。它指示了直流、交流或频率从0.1Hz到小于等于1MHz的复合波形电压的真有效值，指示误差不超过指示值的±5%。其刻度能指示通过测量装置的电流，包括对1kHz以上的频率分量的自动测定，以便能将读数直接与规定的限值比较。如能证实（例如，用示波器）在所测的电流中，不会出现高于上限的频率，这些要求可限于其上限频率低于1MHz的范围。

⑥连续漏电流和患者辅助电流的测量要求。

a. 通用标准对连续漏电流和患者辅助电流的测量规定了特定的组合状态，测量时不要遗漏。

b. 外壳或应用部分由绝缘体或低导电率部分材料组成，在进行接触电流或患者漏电流测试时，应将最大面积为20cm×10cm的金属箔紧贴在绝缘外壳或外壳的绝缘部分上进行测量。

c. 测量患者漏电流时：

——对于B型应用部分，从所有患者连接直接连在一起测量；

——对于BF型应用部分，从直接连接到一起的或按正常使用加载的单一功能的所有患者连接测量；

——在CF型应用部分中，轮流从每个患者连接测量。

d. 从所有相同类型（B型应用部分、BF型应用部分或CF型应用部分）应用部分的所有连接在一起的患者连接测量总患者漏电流。

6. **电介质强度**　电介质强度是衡量医用电气设备的绝缘结构在电场作用下耐击穿的

能力。由于电介质强度测试的试验电压较高，所以俗称耐压测试，是一种缩短测试周期的加速测试方法。

（1）确定绝缘关系图和绝缘关系表　对于没有应用部分的医用电气设备，通用标准给出了应该考虑进行电解质强度试验的9个试验部位，而对于具有应用部分的设备给出了有关应用部分的5个试验部位，并且针对每个具体的试验部位明确了应达到的绝缘程度。在进行测试前，先根据标准要求对被试品画出绝缘关系图。根据测试部位的绝缘等级、基准电压，得出测试电压值，建立绝缘关系测试表。它们是确定测试部位、施加测试电压等级的依据。

（2）试验条件　①在设备升温至工作温度后，立即断开电源后进行试验，或者对于电热元件升温至工作温度后按通用标准规定的电路保持工作状态进行试验；②在潮湿预处理之后，让设备保持在潮湿环境内，立即断开电源后进行试验；③在设备不通电及所有的消毒灭菌程序之后进行试验。

测试时，将确定的试验电压加到受试绝缘两端，历时1min。加压开始时，不得超过试验电压值的一半以上，然后在10s内将试验电压逐渐增加到试验电压值，保持此试验电压值1min，1min后应在10s内将试验电压逐渐降至一半试验电压值以下。

试验电压应有的波形和频率：应使受试绝缘体上受到的电压应力至少等于在正常使用时以相同波形和频率的电压施加各部分上时所产生的应力。

（3）试验结果判断　试验过程中，不得发生击穿或闪络［试验过程中发生轻微的电晕放电，但当试验电压暂时降到高于基准电压（U）的较低值时，放电现象即停止，且这种放电现象不会引起试验电压的下降，则这种电晕放电可不予考虑］。

（4）试验应注意的问题如下。

①在进行电介质强度试验时，不得使设备中的基本绝缘或辅助绝缘受到过分的应力，即试验电压在基本绝缘和辅助绝缘上的电压分布应合理（绝缘不限于低导电材料，使用元器件隔离也是常用手段）。

②使用金属箔进行试验时（对于低导电材料），应考虑放置金属箔的方法，避免绝缘内衬边缘产生闪络。

③与受试绝缘并联的功率消耗和电压限制器件，应从电路的接地侧断开。

④在进行与网电源部分、信号输入部分、信号输出部分和应用部分的接线端子有关的电介质强度试验时，应各自短接，避免造成被测设备的损坏。

⑤配有电容器且可能在电动机绕组和电容器连接点与对外接线的任一端子之间产生谐振电压U_C的电动机，应在绕组和电容器连接点与外壳或仅使用基本绝缘隔离的导体部件之间加$2U_C+1000V$的试验电压。试验中，上面没有提到的其他部件要断开，电容器要短接。

⑥电介质强度试验时，是否合格的依据只有击穿和闪络，试验泄露电流大小不是判定是否合格的直接依据。

（六）对机械危险的防护

作为治疗或诊断用的医用电气设备使用环境比较复杂。容易受到炸裂、压力、冲击、振动等机械应力，固体粒子、灰尘、液体、湿气和侵蚀气体的侵入，热应力和动态应力，受腐蚀，运动部件或悬挂质量的紧固件松动和受辐射，而造成设备部件受损或劣化，设备可能变得不安全。因此，标准对设备的机械方面潜在的危险防护提出了要求，包括由于设备的运动部件、粗糙表面、尖角锐边、不稳定、飞溅物、声能（包括次声和超声）和振动、压力容器与气压和液压部件、支承系统所引起的机械性危险。

（七）超温和其他危险的防护

1. 超温

（1）在正常使用、正常状态和10~40℃的环境温度范围内，通用标准规定了"具有安全功能的设备部件温度"以及"由设备或设备部件造成的周围温度"不得超过给定的限定值。

（2）在正常使用时和25℃环境温度的正常状态下运行时，设备部件及其周围的温度不得超过给定的限值。

（3）不向患者提供热量的设备应用部分，其表面温度不应越过41℃。

（4）用于隔热的防护件，需应用工具才能拆下。

2. 其他危险防护　通用标准对防火，溢流、液体泼洒、泄漏、水或颗粒物质浸入、清洗、消毒、灭菌和医用电气设备所用材料的相容性也给出了相关规定或指导原则。

（八）控制器和仪表准确性和危险输出的防止

通用标准中关于与控制器和仪器准确性相关风险管理过程、ME设备的报警系统和危险输出的防止具体要求不详尽，其主要由相关的并列标准和具体类型医用电气设备的安全专用标准进行规范。

（九）危险状况和故障状态

医用电气设备要求不仅正常状态下，即使在单一故障状态时，设备也不得存在安全方面的危险。根据标准要求，必须考虑的危险包括：①喷出火焰、融化金属、达到危险量的存毒或可燃气体；②外壳变形到有碍于符合安全标准要求的程度；③在规定的试验条件下，温度超过限值；④超过单一故障状态漏电流的限值；⑤单一故障状态下特低电压或安全特低电压超过限值；⑥运动部件的启动、中断或制动。

标准还给出了电源变压器过载、恒温器失灵、温度限制装置故障、液体泄漏、散热条件变差、活动部件被卡住、断开和短接电动机的电容器、电机驱动设备的附加试验、在富氧环境下使用的ME设备元器件的故障、过载等单一故障状态下的要求和试验。

（十）标准的其他内容

通用标准的15章是"设备的结构"。此章对于设备在检查、更换和维护时的可维护性，设备由于损坏或劣化引起机械强度降低的危险及其为方便设备制造商在设计设备时能尽可能广泛地选择设备的材料和结构提出了要求。通用标准规定了设备和可靠性有关的电气和机械结构细节。这些要求只是达到所要求的安全程度的一种方法，如果能得到和通用标准同等的安全程度，制造商可以采用与标准中规定不相同的材料和结构。

通用标准还对不需要的或过量的辐射危险的防护、可编程医用电气系统（PEMS）、ME设备的结构、ME系统、ME设备和ME系统的电磁兼容性作了相应规定。限于篇幅，不再详叙。

三、医用电气设备的电磁兼容评价

电磁兼容技术是以电磁场理论为依据，以试验为基础，以近代统计学和计算机为手段，涉及到众多技术领域的一门综合性系统工程。面对今日的技术进步和现代市场经济的状况，电磁兼容技术已形成一种产业。

电磁兼容性在医用电气设备中的广泛应用已日益受到人们的重视。医用电气设备的电磁兼容性即电磁骚扰和电磁抗扰度能力是检验医用电气设备的产品质量重要的指标之一。

（一）法规要求

鉴于医用电气设备电磁兼容的重要性，国家药品监督管理部门颁布 YY0505-2012《医用电气设备第1-2部分：安全通用要求—并列标准：电磁兼容—要求和试验》标准，该标准和GB9706.1医用电气设备安全通用标准是并列标准，这两个标准各医疗器械生产企业必须强制贯彻实施。

该标准的强制实施要求医疗器械生产企业应立即在研制、生产等全过程中贯彻实施电磁兼容标准，并按照国家法规要求组织生产，确保产品符合电磁兼容标准要求。

自电磁兼容标准实施之日起，首次申报注册的第三类医用电气设备在注册申报时应提交由医疗器械检测机构出具的符合电磁兼容标准要求的检测报告。在此之前申请注册并获得受理的和已获准注册的第三类医用电气设备，在重新注册时再提交符合电磁兼容标准要求的相应检测报告。首次申报注册的第二类医用电气设备，在注册申报时应提交由医疗器械检测机构出具的符合电磁兼容标准要求的检测报告。首次申报注册的第 I 类医用电气设备提交包含电磁兼容标准要求的全性能检测报告。在此之前申请注册并获得受理和已获准注册的第一、二类医用电气设备，在重新注册时再提交符合电磁兼容标准要求的相应检测报告。

医用电气设备在实施GB9706.1标准全项检测时，应对电磁兼容性能按照电磁兼容标准要求实施检测，并对涉及电磁兼容性能的检测出具相应格式要求的检测报告。

对于检测过程中发现的重大问题，如基本性能判据、型号覆盖等问题，应在检测报告备注中详细载明有关问题并注明自身意见，以供具体技术审查部门参考。

（二）电磁兼容评价的相关标准

有源医疗器械在进行电磁兼容检测时，根据非植入类、植入类和实验室类设备进行评价所采用的标准是不同的，具体如表2-7所示。

表2-7　电磁兼容评价标准列表

医疗器械类型	执行标准
非植入类	YY 0505-2012（idt IEC60601-1-2：2004）医用电气设备　第1-2部分：安全通用要求 并列标准：电磁兼容要求和试验
植入类	ISO 14708 系列标准（EN 45502 系列，AAMI标准） GB 16174.1-2015（idt ISO 14708-1：2000）手术植入物　有源植入物医疗器械　第1部分 安全、标记和制造商所提供信息的通用要求
实验室用	GB/T 18268.1-2010（idt IEC61326-1：2005）测量、控制和实验室用的电设备　电磁兼容性要求　第1部分：通用要求 GB/T 18268.26-2010（idt IEC61326-2-6：2005）测量、控制和实验室用的电设备 电磁兼容性要求　第26部分：特殊要求 体外诊断（IVD）医疗设备

非植入类IEC60601-1-2标准与YY0505标准版本的对应关系如表2-8所示。

表2-8　IEC标准和国内标准对应关系

国际标准编号	国内标准
IEC60601-1-2：2001	YY0505-2005 医用电气设备　第1-2部分：安全通用要求　并列标准：电磁兼容要求和试验
IEC60601-1-2：2004	YY0505-2012 医用电气设备　第1-2部分：安全通用要求　并列标准：电磁兼容　要求和试验
IEC60601-1-2：2007	国内暂未转换
IEC60601-1-2：2014	国内暂未转换

（三）基本原理

1. **电磁干扰的危害**　医用电气设备一旦因电磁干扰导致失效或损坏，将危及人体健康乃至生命。国际上多年来这方面的事例多有报道：美国FDA报告，自1973至1993年的20年间，曾收到疑为因医疗器械受电磁干扰引发的事故报告超过100件，其中，FDA认定的事例如下。

（1）新生儿呼吸监护仪受调频电台的FM发射的影响　这种新生儿呼吸监护仪是为新生儿呼吸停止报警而设计的。由于干扰调制波的影响干扰了呼吸的节律，导致报警失灵。

（2）心率/氧浓度仪　对已死亡的患者仪器显示100%的氧饱和度和60的心率，查其原因是通讯发射机过于靠近氧浓度仪。

（3）植入心脏起搏器的患者在乘坐救护车急救过程中，因救护人员使用双向无线通讯设备而导致起搏失效。

（4）患者监护仪受干扰影响　致使2位患者因检测不出心律不齐而死亡。

（5）设备的CRT显示器上出现过度的伪像：医务人员难以判断心率，致使患者无法复苏。

（6）X线治疗设备因静电（ESD）问题造成显示消失、X线球管和机架动作失控以及定时钟故障。

为了避免电磁干扰对医疗设备干扰，美国FDA还告示医生和医疗工程师等医务工作者，要求他们认识电磁干扰会影响许多医疗设备的功能；为避免电磁干扰要遵守医疗设备制造商的规定；医疗设备与移动电话和发射机一类的通讯机，尤其是对移动电话要有意识地保持一段距离。

2. **电磁兼容的定义**   电磁兼容的英文名称是Electromagnetic Compatibility（简写EMC），国际电工委员会（IEC）对EMC的定义为："电磁兼容是设备或系统在其电磁环境中能正常工作，且不对该环境中任何事物构成不能忍受的电磁骚扰的能力。"浅显地说，电磁兼容就是设备或系统在电磁环境中的共存能力，任何设备或系统都应该不受干扰和不干扰其他设备。

对于医用电气设备和系统而言，既要求它不影响无线电广播、电视、无线电通讯等设备或者不影响其他设备和系统的基本性能，又要求它对电磁干扰有一定的抗扰度，它的基本性能不受电磁干扰的影响。这两个方面分别通过电磁干扰（EMI）和电磁敏感度（EMS，抗扰度）的测试来进行评价，具体的测试项目如图2-110所示。

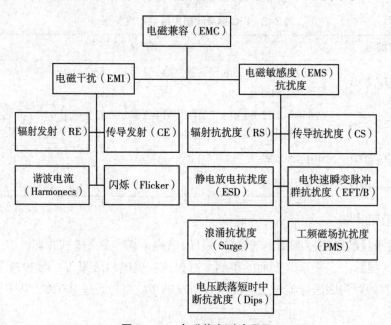

图2-110   电磁兼容测试项目

3. **电磁干扰的耦合**   医用电气设备在工作时，它可能作为一干扰源通过不同的耦合途径向周围传播出不同频率范围和电磁场强度的有用或无用的电磁波，影响无线电广播、通讯业务或周围其他设备的工作（图2-111）。

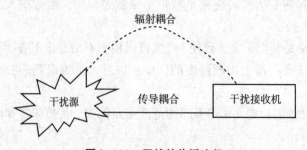

图2-111   干扰的传播途径

（1）辐射耦合　医用电气设备产生的射频能以电磁波的形式通过空中媒介向外辐射，这种射频电磁波会干扰接收机的接收，影响正常的广播和通讯业务；或者辐射的射频电磁波遇到处于设备周围的其他设备的外壳、电源线或信号电缆时感应干扰电流，影响其他设备的正常工作。

（2）传导耦合　来自网电源的波动或外界的干扰电压通过电源线/地线耦合、输入/输出口耦合对设备造成干扰。另外，设备自身的干扰电压也会通过电源线传导至公共电网上工作的其他电子或医疗设备中，从而影响其他设备的工作。

4. 电磁干扰三要素　理论和实验的研究表明，不管复杂系统还是简单装置，任何一个电磁干扰的发生必须具备三个基本条件：①干扰源；②传播干扰能量的途径（或通道）；③敏感器件。

电磁兼容性理论中把被干扰对象统称为敏感设备（或敏感器）。因此干扰源、干扰传播途径（或传输通道）和敏感设备称为电磁干扰的三要素。

在前面我们对电磁干扰源已作了分析。关于电磁干扰的传播途径一般分成两种方式，即传导耦合方式和辐射耦合方式。敏感设备是被干扰对象的总称，它可以是一个很小的元件或者一个电路板组件，也可以是一个单独的用电设备，甚至可以是一个大系统。

在实际工作中，为了分析和设计用电设备的电磁兼容性，或为了排除电磁干扰故障，首先必须分清干扰源、干扰途径和敏感设备3个基本要素，干扰源和干扰途径尤其难以寻找和鉴别。在简单系统中，干扰源和干扰途径较容易确定，例如家用电吹风机工作时，使电视机屏幕出现"雪花"干扰。其中吹风机内电动机电刷的火花放电是干扰源；火花放电辐射的电磁波通过空间传播到电视机天线回路被接收，空间辐射耦合是传播途径；电视机是敏感设备，因此干扰也就比较容易排除。

然而在现代电子设备的复杂系统中，干扰源和干扰途径并不那么一目了然。有时一个元器件，它既是干扰源，同时又被其他信号干扰；有时一个电路有许多个干扰源同时作用，难分主次；有时干扰途径来自几个渠道，既有传导耦合，又有辐射耦合，令人眼花缭乱。正因为确定电磁干扰三要素的复杂性和艰巨性，才使电磁兼容技术日益受到重视。

技术要点

依据标准GB9706.1，医用电气设备电气安全检测技术要求主要包括：标识、标记和文件的要求、对电击危险的防护、对机械危险的防护、超温和其他危险的防护、控制器和仪表准确性和危险输出的防止、危险状况和故障状态等。

依据标准YY0505，医用电气设备电磁兼容检测技术要求主要包括：发射试验和抗扰度试验。发射试验包括：辐射发射、传导发射、谐波电流、闪烁等试验；抗扰度试验包括：辐射抗扰度、传导抗扰度、静电放电抗扰度、电快速瞬变脉冲群抗扰度、浪涌抗扰度、工频磁场抗扰度、电压跌落短时中断抗扰度等。

?₂ 思考题

1. 简述有源医疗器械使用和检测的特点。
2. 常用监护生理参数有哪些？简述其测量方法和技术指标。
3. 现代医学放射成像设备主要有哪几种类型？
4. 试列举CR、X线CT和SPECT设备结构及成像技术的异同。
5. 简述呼吸机的原理。
6. 简述I类设备、II类设备、B型、BF型、CF型医用电气设备的含义，并举例说明。

第三章　无源医疗器械

1. 掌握无源医疗器械典型产品的特点。

2. 熟悉医疗器械的生物相容性及生物学评价方法。熟悉医疗器械物理、化学性能测试方法。

3. 了解无源医疗器械的定义和分类。了解各种无源医疗器械的技术要点。

无源医疗器械是指不依靠电能或者其他能源，但是可以通过由人体或者重力产生的能量，发挥其功能的医疗器械。无源医疗器械约占全部医疗器械的50％左右，无源医疗器械产品的安全性和有效性对其临床应用有决定性意义。鉴于无源医疗器械产品种类繁多、用途各异，本章将以国家医疗器械分类目录为参考依据，分别针对一次性注射输液器械、无源植入器械、无源手术器械、输血、透析和体外循环器械几类医疗器械的典型产品进行阐述，重点包括各种典型无源医疗器械的产品特点及技术要点等内容。此外，本章将对医疗器械的生物学评价、化学性能、物理性能等内容进行介绍。

第一节　无源医疗器械概述

❓ 问题

无源医疗器械按照使用形式可以分为哪两大类？

为了保证医疗器械产品的安全有效性，国家对医疗器械产品进行分类管理，主要分为哪几类？有哪些方面的区别？

如第一章所述，按《医疗器械分类规则》，根据结构特征的不同，可以将医疗器械分为无源医疗器械和有源医疗器械；根据是否接触人体，可以将医疗器械分为接触人体器械和非接触人体器械。无源医疗器械是指不依靠电能或者其他能源，但是可以通过由人体或者重力产生的能量，发挥其功能的医疗器械。根据不同的结构特征和是否接触人体，无源医疗器械的使用形式有如下几类。

（1）无源接触人体器械　液体输送器械、改变血液体液器械、医用敷料、侵入器械、重复使用手术器械、植入器械、避孕和计划生育器械、其他无源接触人体器械。

（2）无源非接触人体器械　护理器械、医疗器械清洗消毒器械、其他无源非接触人体器械。

无源医疗器械的基本特性是安全有效性。安全性是指无源医疗器械使用于人体后不产生有害副作用，并能够在无源医疗器械设计使用期内发挥效能。医疗器械的安全性包括三个方面：首先是对患者的安全性，从时间上分为近期或长远的安全性，甚至对遗传影响的安全性；其次是对医务人员和操作者的安全性；再次是对周围环境的安全性。无源医疗器械的有效性是指产品应达到预期的使用性能，医疗器械的使用性能即临床使用的有效性。医疗器械应能够达到其说明书所示的有效诊疗、防病的目的。

医疗器械产品的安全有效性涉及产品设计、材料、生产、灭菌、包装、储存、运输、使用等若干个环节。若要达到产品预期用途且保障其安全性，必须保证上述各个环节得到充分严格控制。为了保障产品质量，从产品设计阶段开始，企业根据产品特点对产品进行风险评估与风险控制，并形成文件化。同时，为了保证医疗器械产品的安全有效性，国家对医疗器械产品进行分类管理，将医疗器械分为三类。国家对医疗器械按照风险程度实行分类管理。第一类是风险程度低，实行常规管理可以保证其安全、有效的医疗器械。第二类是具有中度风险，需要严格控制管理以保证其安全、有效的医疗器械。第三类是具有较高风险，需要采取特别措施严格控制管理以保证其安全、有效的医疗器械。评价医疗器械风险程度，应当考虑医疗器械的预期目的、结构特征、使用方法等因素。评价医疗器械风险程度，应考虑医疗器械的预期目的、结构特征、使用方法等因素。

第二节　一次性使用注射、输液器械

? 问题

一次性使用注射、输液器械主要包括哪些产品？

一次性使用无菌注射器的基本组成及分类有哪些？

一次性使用静脉注射针、一次性使用输液器、一次性使用静脉输液针、一次性使用静脉留置针、一次性使用麻醉穿刺包等产品特点及技术要点主要有哪些？

一次性使用注射、输液器械主要包括一次性使用无菌注射器、一次性使用无菌注射针、一次性使用静脉输液针、一次性使用输液器、一次性使用静脉留置针、一次性使用麻醉穿刺包等。

一、一次性使用无菌注射器

（一）概述

一次性使用无菌注射器是指无菌、无热原、经检验合格，在有效期内一次性使用的注射器。一次性使用无菌注射器主要用于抽吸药液或在吸入液体后立即注射的手动注射。产品经环氧乙烷灭菌并经检验合格后出厂，具有无毒、无菌、无热原、使用方便等特点。

可以有效地防止交叉感染。

一次性使用无菌注射器属于临床常用的医疗耗材，在《医疗器械分类目录》中的类代号为：6815（注射、穿刺器械），管理类别属于三类。

（二）基本原理

按照结构可以将一次性使用无菌注射器分为两件式和三件式两类。两件式注射器指注射器由外套和芯杆组成（一般都为塑料件组成）。三件式注射器指注射器由外套、芯杆、活塞三部分组成（二件塑料一件橡胶）。

1. 两件式注射器 两件式注射器的工作原理是通过外套和芯杆的过盈配合，在硅油的润滑下进行抽吸和推注药液。

2. 三件式注射器 三件式注射器工作原理主要通过活塞与外套的过盈配合，进行抽吸或推注药液过程中由于胶塞与外套的过盈配合使活塞与外套之间无泄漏，在硅油的润滑下进行抽吸和推注药液的运动。

（三）基本组成

一次性使用无菌注射器的基本组成包括外套、芯杆、活塞、锥头等，见图3-1。它们的使用材料如表3-1所示。

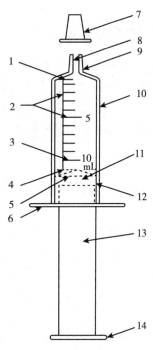

图3-1 注射器结构（三件式）

1.零刻度线；2.分度容量线；3.公称容量刻度线；4.总刻度容量线；5.基准线；6.外套卷边；7.锥头帽；8.锥头孔；9.锥头；10.外套；11.活塞；12.密封圈；13.芯杆；14.按手

表3-1 产品组件及原材料

产品组件	原材料
外套	聚丙烯
芯杆	聚丙烯
活塞	天然橡胶/合成橡胶

根据外套和芯杆的材料，主要分三类。第一类，外套、芯杆主要由聚丙烯（PP）注塑而成，活塞材料主要为天然橡胶或合成橡胶。外套内壁喷有用于润滑的硅油。第二类，外套、芯杆材料用聚碳酸酯（PC）注塑的，由于强度高，所以这类产品主要用于高压注塑，如一些造影注射器、骨水泥推进器等。第三类，外套、芯杆材料用环烯烃共聚物（COC）材料的，主要用于预灌装注射器。

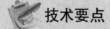**技术要点**

　　依据标准GB15810，一次性使用无菌注射器的主要技术要求包括外观、标尺、按手间距、滑动性能、推拉作用力、器身密合性、容量允差、残留容量、可萃取金属含量、酸碱度、易氧化物、环氧乙烷残流量、无菌、无致热原、溶血、急性全身毒性等。

二、一次性使用无菌注射针

（一）概述

　　一次性使用无菌注射针用于人体皮内、皮下、消化道黏膜下、肌肉、静脉等注射或抽取液体。一次性使用无菌注射针属于临床常用的医疗耗材，在《医疗器械分类目录》中的类代号为6815（注射、穿刺器械），管理类别属于三类。

（二）基本组成

　　一次性使用无菌注射针通常由针管、针座和护套组成，可带有自毁装置。针管一般采用不锈钢材料制成，针座一般采用高分子材料制成。以无菌状态提供。一次性使用无菌注射针结构示意图见图3-2。一次性使用无菌注射针针尖的几何图形及命名标示如图3-3。

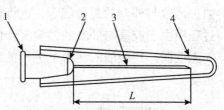

图3-2　一次性使用无菌注射针和护套
1. 针座；2.连接部；3.针管；4.护套

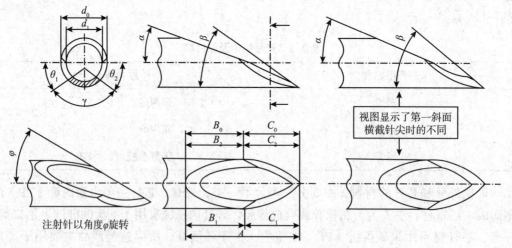

图3-3　一次性使用无菌注射针针尖的几何图形及命名标示

d_0为针管外径；d_1为针管内径；A为针尖长度；B_0为第一斜面公称长度；B_1为右第一斜面长度；B_2为左第一斜面长度；C_0为第二斜面公称长度；C_1为右第二斜面长度；C_2为左第二斜面长度；α为第一斜面角度；φ为第二斜面角度；β为针尖角度；θ_1为右第二斜面旋转角；θ_2为左第二斜面旋转角；γ为联合第二斜面角

注射针产品的标记以针管的外径、长度、管壁类型和刃角角度表示，外径和长度单位以"mm"表示，管壁类型以 RW（正常壁）、TW（薄壁）或 ETW（超薄壁）表示，刃角角度以 LB（长斜面角）或 SB（短斜面角）表示。

标记示例：0.7 × 30　TW LB

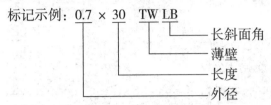

> 长斜面角
> 薄壁
> 长度
> 外径

技术要点

依据标准GB15811，一次性使用无菌注射针的主要技术要求包括注射针针管的刚性、韧性、耐腐蚀性；注射针针座与针管、针座与保护套的连接强度；针孔的通畅性；针尖的锋利度；可萃取金属含量、酸碱度；在生物学方面，要求注射针应无菌、无致热原、无溶血反应、无急性全身毒性。

三、一次性使用输液器—重力式输液器

（一）概述

一次性使用输液器是一种经过无菌处理用于静脉输注的医疗器具，是连接药液与人体静脉之间给药的一个通道，是临床常见的一次性医疗耗材，在《医疗器械分类目录》中的类代号为6866，属三类医疗器械管理。

（二）基本原理

一次性输液器（重力式）在大气压力和重力作用下，瓶内液体顺着输液管路流入滴斗，并继续沿管路流入输液针，最终流至静脉。使用时输液瓶与人体静脉穿刺部位应保持1m以上的高度差，以保证滴斗内压力大于静脉压。

（三）基本组成

重力式一次性输液器一般由瓶塞穿刺器、护帽、输液管路、滴斗、流速调节器、药液过滤器、输液针以及进气器件空气过滤器连接组成（图3-4）。

一次性使用输液器根据结构不同，输液器分为进气式输液器和非进气式输液器。进气式输液器适用于硬质输液容器，如图3-5所示。由瓶塞穿刺器保护套、瓶塞穿刺器、带空气过滤器和塞子的进气口、液体通道、滴管、漏斗、药液过滤器、软管、流量调节器、注射件、外圆锥接头、外圆锥接头保护套等组成。也可以不带进气口塞子，不装注射件。药液过滤器可以放在其他位置，常位于患者端，药液过滤器滤膜孔径大小一般为15μm。图3-6所示的输液器为非进气式输液器，适用于袋式塑料容器，由瓶塞穿刺器保护套、瓶塞穿刺器、液体通道、滴管、滴斗、药液过滤器、软管、流量调节器、注射件、外圆锥接头、外圆锥接头保护套等组成。非进气式输液器使用的分离式进气器件如图3-7所示。

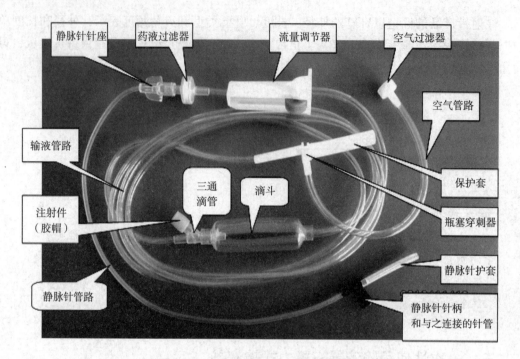

图3-4　一次性使用输液器的典型结构

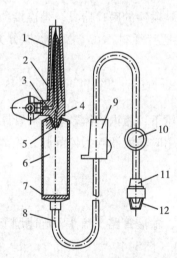

图3-5　进气式输液器

1.瓶塞穿刺器保护套；2.瓶塞穿刺器；3.带空气过滤器和塞子的进气口；4.液体通道；5.滴管；6.漏斗；7.药液过滤器；8.软管；9.流量调节器；10.注射件；11.外圆锥接头；12.外圆锥接头保护套

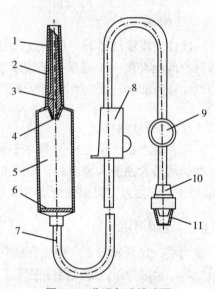

图3-6　非进气式输液器

1.瓶塞穿刺器保护套；2.瓶塞穿刺器；3.液体通道；4.滴管；5.滴斗；6.药液过滤器；7.软管；8.流量调节器；9.注射件；10.外圆锥接头；11.外圆锥接头保护套

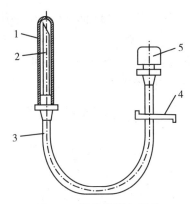

图3-7 输液器进气器件

1. 保护套；2.瓶塞穿刺器或穿刺针；3.软管；4.夹具；5.带空气过滤器的进气口

（四）制作材料

传统输液器以聚氯乙烯为主要原料制作，其中滴斗和输液管路为聚氯乙烯（PVC），瓶塞穿刺器材料为ABS；为了提高PVC材料的柔软性通常在生产加工过程中加入30%~40%的邻苯二甲酸酯（DEHP），还有一些添加剂。由于制作PVC的部分添加剂具有潜在的生物学危害，因此出现了高性能聚烯烃热塑弹性体（TPE）新型材料，并被认为是制作重力式一次性输液器更安全、更高性能的新材料。

避光输液器是对一些特殊药物需要的，传统的避光输液器是在PVC材料里面加入着色剂从而使其遮挡一定波长的紫外线，由于着色剂有着析出的潜在风险易进入药物，现在趋向提倡采用双层管材的输液管路，内层为不含DEHP的TPE材料，外层为含有避光剂的材料，提高了输液安全。

（五）临床常见问题

输液器常见问题包括：流量调节器失灵造成滴液失控、输液器堵塞不通、小包装破损、过滤器不进气、输液管路打折或者长度不够、产品内有杂质、原配件漏装等。

> **技术要点**
>
> 依据标准GB 8368，产品的技术要求主要包括无菌、无热原、无溶血反应、无急性全身毒性；输液器液体通道各组件的连接牢固，零件连接部位漏液、易氧化物超标、环氧乙烷残留量超标；尺寸、流速、空气过滤、药液过滤器滤除率、密封性能等。

四、一次性使用静脉输液针

一次性使用静脉输液针用于连接注射器、输液器、输血器进行静脉输注药液和输血。典型的输液针由保护套、针管、针柄、软管、连接座、保护帽组成，如图3-8。当输液针应用于静脉注射时，它由穿刺针、针柄、软管、药液过滤器和针栓依次相连接而成。

一次性使用静脉输液针主要有两种供应方式。一种是与输液器、输血器配套供应给医院，另一种是作为独立的商品供应给医院。国内绝大多数为第一种供应方式。

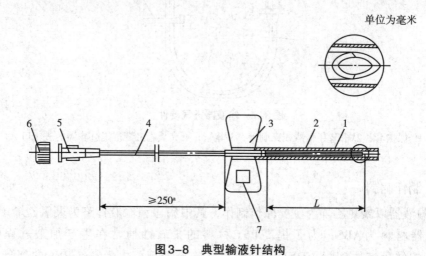

图3-8　典型输液针结构

1. 保护套；2.针管；3.针柄；4.软管；5.连接座；6.保护帽；7.针管外径规格

 技术要点

依据标准GB18671要求，一次性使用无菌输液针的技术要求主要包括无生物污染热源、细菌、无环氧残留、色标、微粒污染、连接牢固度、泄露、流量、针管长度、针尖、润滑剂、连接座、针柄、软管、保护套等。产品的主要材料应符合GB15593标准的PVC塑料和符合GB18457标准的不锈钢针管。

五、一次性使用静脉留置针

（一）概述

静脉留置针又称静脉套管针。穿刺时将外套管和针芯一起刺入血管中，当套管送入血管后，抽出针芯，仅将柔软的外套管留在血管中进行输液。其使用能减少患者因反复静脉穿刺而造成的痛苦和对打针的恐惧感，减轻患者的焦躁情绪，便于临床用药，急、危重患者的抢救用药，减轻护士的工作量，减少病患的疼痛。静脉留置针分类代号为6815注射穿刺器械，管理类别为三类。

（二）工作原理

静脉留置针通过不锈钢的针芯（硬度、韧性好）穿刺到静脉血管，将外侧套管一并导入到血管中，因导管采用生物相容性较好的柔性材料，在不损伤血管壁的前提下，在人体内部和外部之间形成暂时的通路，方便护士进行输液、输血，降低了传统静脉注射的穿刺风险性，为病患减轻了每次穿刺的痛苦。

（三）基本组成

一次性使用静脉留置针主要有普通型和Y型两种，普通型留置针结构如图3-9，Y型留置针如图3-10所示。

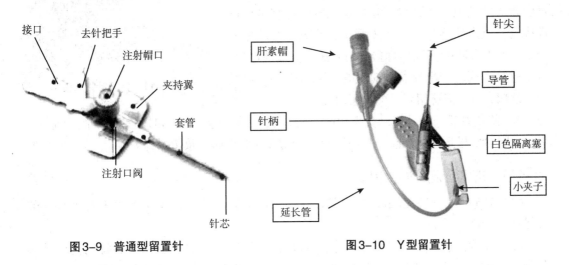

图3-9　普通型留置针　　　　　　　　图3-10　Y型留置针

留置针导管材料多采用聚四氟乙烯，该材质有生物相容性好、摩擦系数低等优点。连接管（延长管）多采用PU（不含DEHP塑化剂）或PVC。针芯部分采用不锈钢材质。

不同型号规格的静脉留置针流速范围不同，分别应用于不同的范围。一次性使用静脉留置针的常用规格型号详见表3-2。

表3-2　一次性使用静脉留置针常用规格型号表

（常用）规格	型号	颜色	流速	应用范围
24G	5#	黄色	19~25ml/min	小儿/脆小血管
22G	7#	蓝色	33~36ml/min	输液
20G	9#	粉色	55~65ml/min	输血
18G	12#	绿色	76~105ml/min	手术室/急诊

（四）使用方法

1. **准备用物**　留置针、5ml注射器、止血带、透明敷贴、输液器、消毒用品等，在操作前用肥皂水清洗双手或用消毒剂消毒双手，以防止外源性污染，减少操作中的感染率。

2. **穿刺方法**　一般选用患者的手足部浅静脉，穿刺同静脉输液，操作者进针见回血后降低穿刺高度再沿血管前行2mm，此时针芯停止向前移动，以免刺破血管，再一手固定针芯手柄，另一手拇指和食指捏住针翼将外套沿血管走向缓慢向前推进至根部，再拔出针芯（松开止血带），针眼外以无菌透明敷贴粘盖。临床使用见图3-11。

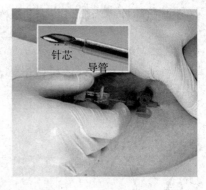

针芯
导管

图3-11　留置针临床使用

3. **封管技术**　输完液后应立即进行封管，一般有两种方法：第一种是肝素钠溶液封管法，第二种是生理盐水注射液封管法。研究表明：肝素副作用较大，可引起短暂性血小板减少、过敏反应等，特别是出血性疾病、凝血功能障碍、严重肝病、严重高血压患者及孕产妇不宜使用。而生理盐水封管法免去加药过程，减少感染。同时，生理盐水对血管的刺激性小，可减少并发病，延长静脉留置针的留置时间。

4. **留置时间**　在无静脉炎发生时，5~7天为常规留置，因为时间过长，血管通透性增加，有可能导致液体渗漏，从而引起导管堵塞或脱出而导致留置针失败。

（五）常见问题及注意事项

（1）导管与针芯紧密贴合在一起，在使用前应转动针芯，以便送管和拔针芯顺利，确保穿刺成功。

（2）在输液过程中导管阻塞是常困扰护士和患者的主要问题，其原因较复杂，通常与静脉高营养输液或导管冲洗不彻底、管液种类以及推注速度选择不当以及患者的凝血机制异常有关。注意以上几点，可避免导管阻塞。

（3）护理人员注意各个环节的严格无菌，选择静脉从远端开始，力争一次穿刺成功，输注对血管刺激性强的药物前后应用生理盐水进行冲洗，都会减少静脉炎的发生。

（4）避免反复多次在同一部位进行穿刺，留置时间缩短均可有效避免静脉血栓的形成。

（5）患者在留置期间，尽量避免大幅度的运动，烦躁患者应尽量制动。

 技术要点

依据标准YY1282要求，一次性使用静脉留置针技术要求主要包括标记、材料、色标、微粒污染、连接牢固度、流量、泄漏、尺寸、针尖、还原物质、金属离子、酸碱度、紫外吸光度、蒸发残渣、无菌、细菌内毒素、包装等。

六、一次性使用麻醉穿刺包

（一）概述

一次性使用麻醉穿刺包用于临床医师做术前麻醉穿刺和注射药物，主要用于人体硬膜外腔神经阻滞（简称硬膜外穿刺）、蛛网膜下隙阻滞（简称腰椎麻醉）、硬膜外和腰椎联合麻醉、神经阻滞局部麻醉等。一次性使用麻醉穿刺包（以下简称麻醉包）主要在医院的麻醉科、疼痛科、急诊科广泛应用。

麻醉包主要用于对人体做硬脊膜外腔神经阻滞、蛛网膜下隙阻滞等麻醉方法进行穿刺、注射药物。临床主要适应症包括术前局部麻醉；分娩期间（无痛分娩）及剖腹产术后镇痛；横膈以下的各种腹部、腰部、盆腔和下肢的手术，颈部、上肢和胸壁浅表手术。麻醉包可以分为硬膜外麻醉包、腰椎麻醉包、硬膜外和腰椎联合麻醉包、神经阻滞包四类。

在国家《医疗器械分类目录》中，麻醉包中的麻醉针为第三类，麻醉导管及导管接头为第二类。

（二）基本组成

麻醉包主要由一次性使用麻醉用针、药液过滤器、麻醉导管、麻醉接头与其他可选用配置如一次性使用无菌注射器、一次性使用无菌注射针、一次性使用低阻力注射器、医用手套、消毒刷、空气过滤器等组成。选用配件数量及规格可根据要求定制。一次性使用无菌麻醉包的基本配置见表3-3。分类代号：硬膜外麻醉以E表示；腰椎麻醉以S表示；硬膜外和腰椎联合麻醉以E/SII表示；神经阻滞以N表示。

表3-3　麻醉包的基本配置

序号	器械名称	数量	E	S	N	E/SII
1	一次性使用麻醉用针—硬膜外穿刺针	1	*			*
2	一次性使用麻醉用针—腰椎穿刺针Ⅰ型	1		*		
3	一次性使用麻醉用针—腰椎穿刺针Ⅱ型	1				*
4	一次性使用麻醉用针—神经阻滞穿刺针	1			*	
5	一次性使用麻醉用过滤器—药液过滤器	1	*	*	*	*
6	一次性使用硬膜外麻醉导管及导管接头	1	*			*

注1：麻醉包的基本配置按表3-3中"*"的内容配置。

注2：配置器械的规格和数量按订货合同规定并在单包装或使用说明书上注明。

麻醉包的其他配置可按需求以及推荐的器械、附件和辅料进行选配。麻醉包还应有一个可防止器械相互碰撞的托盘。硬膜外麻醉包和腰椎麻醉包见图3-12和图3-13。

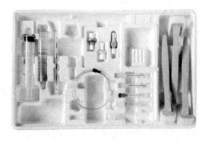

图3-12　硬膜外麻醉包

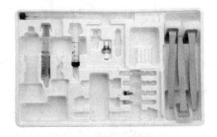

图3-13　腰椎麻醉包

（三）使用方法

麻醉穿刺包作为椎管内麻醉的一项主要工具，通过麻醉用针、麻醉导管将局麻药注入椎管内的不同腔隙，将脊神经根或脊神经产生传导阻滞，达到相应的麻醉效果。在临床应用过程中，首先对人体消毒，麻醉穿刺针进行穿刺成功后，拔出衬芯；然后用低阻力注射器与空气过滤器连接测其负压，随后将麻醉导管与导管接头相连并旋紧，分阶段间歇性注麻醉药物。值得注意的是本产品为一次性使用，严禁重复使用。

椎管内麻醉是将药物注入椎管内某一腔隙，可逆性阻断脊神经传导功能或减弱其兴奋性的一种麻醉方法，包括：蛛网膜下隙阻滞（又称腰麻）和硬脊膜外腔阻滞（又称硬膜外麻醉）。大量临床研究已表明，腰麻和硬膜外麻醉可延迟手术应激反应，减少术中出血，降低术后血栓栓塞发生率，从而降低高危患者术后并发症的发病率。另外，硬膜外阻滞还可用于术后镇痛，是目前胸、腹部手术术后和分娩镇痛的主要镇痛方法。

（四）临床常见问题

（1）硬膜外穿刺针易出现折断、弯曲、破损、穿刺针尾漏液、穿刺针较钝或粗糙、有裂纹、不通畅、与针管不配套、穿刺针缺失等问题。

（2）硬膜外导管应尽量避免其出现漏液、断裂、材质过硬、太软、置管困难、不通或导管衔接不紧密等问题。

（3）玻璃注射器易出现漏气、漏液或针管破裂。

（4）麻醉穿刺包包装漏气。

（5）橡胶手套缺失及破损。

 技术要点

依据YY0321系列标准要求，麻醉穿刺包的主要技术要求包括：麻醉用针的尺寸、刚性、韧性、针与针座的连接牢固度、酸碱度、金属离子、生物相容性等；麻醉用过滤器的主要技术要求包括滤除率、密合性、微粒含量、液体流量、生物性能等；一次性使用麻醉导管的主要技术要求包括导管及导管接头的结构、导管的基本尺寸、导管在X线下的显影、导管流量、导管断裂力、微粒污染、连接牢固、密封性，还原物质（易氧化物）、金属离子、酸碱度、环氧乙烷残流量，生物性能，细菌内毒素等。

第三节　无源植入器械

？ 问题

无源植入物主要包括哪些种类？

人工心脏瓣膜、血管支架、人工血管、骨水泥、乳房假体、人工耳蜗、骨蜡等植入物产品的特点及技术要点主要有哪些？

植入物是放置于外科操作造成的或者生理存在的体腔中，留存时间大于30天的可植入型物品。美国FDA鉴于更严格的公共卫生要求，认为留存时间小于或等于30天的物品也可认为是植入物，按照植入物进行全程管理。

一、心血管植入器械

依据医疗器械分类目录，心血管植入器械主要包括血管内假体、血管支架、腔静脉滤器、人工血管、心血管补片、人工心脏瓣膜及瓣膜修复器械、心脏封堵器、心血管栓塞器械。本节将重点介绍人工心脏瓣膜、血管支架、人工血管。

（一）人工心脏瓣膜

1. **概述**　人工心脏瓣膜是可植入心脏内代替心脏瓣膜，能使血液单向流动，具有天然心脏瓣膜功能的人工器官。当人体心脏瓣膜发生病变而功能失效时，须用人工心脏瓣膜替代。人工心脏瓣膜其实就是一个单向阀门，起着只允许血液朝着一个方向流动的作用，从而保证血液由右心房–右心室–肺循环–左心室–体循环的单向流动而不发生反流。维持人体血液循环系统的正常运转。

当心脏瓣膜病变严重而不能用瓣膜分离手术或修补手术恢复或改善瓣膜功能时，须采用人工心脏瓣膜置换术。其发病原因主要是瓣膜狭窄、瓣膜关闭不全、增厚等，临床表现为心肌劳损、左心或右心衰竭，严重的可导致心力衰竭死亡。理想的人工瓣膜应符合以下6个方面条件的要求：①具有良好的血流动力学，开放充分，闭合可靠；②不容易引起血栓形成；③机械性能好，不易磨损、变形；④不会引起明显的血液成分的改变；⑤易于外科手术的植入；⑥植入后，使用过程中对患者不会产生精神上和心理上的影响。

在国家《医疗器械分类目录》中人工心脏瓣膜的管理类别为第三类。

传统上将人工心脏瓣膜按制造材料分两大类。第一类是生物瓣膜，瓣的主体用生物组织材料制成图3-14。第二类是人工机械瓣膜，瓣的主体用生物人工材料制成。人工机械心脏瓣膜主要包括笼球瓣、笼碟瓣、侧倾碟瓣及双叶瓣四种，双叶瓣如图3-15。

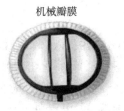

生物瓣膜　　　　　　机械瓣膜

图3-14　生物瓣膜　　　　　图3-15　双叶瓣

2. **产品特点**　机械瓣膜和生物瓣膜的特点如表3-4所示。

3. **临床常见问题及注意事项**　目前人工机械心脏瓣膜在临床上遇到的主要相关问题包括下述几个方面：人工瓣膜方向放置不当、抗凝不当、抗凝过度、卡瓣、瓣叶脱落、瓣周漏、瓣膜结构问题、瓣膜制作材料、瓣膜消毒不严格、瓣膜设计问题等。

表3-4　机械瓣膜和生物瓣膜的优缺点

瓣膜类型	优点	缺点
机械瓣膜	更加耐久，死亡率较低，再手术率较低，来源广，瓣膜强度较高等	出血率较高，生物相容性较差，需终身服用抗凝血药物，血液流体动力学性能较差，易发生血栓栓塞等
生物瓣膜	生物相容性高，出血率低，不需终身服用抗凝血药物，血液流体动力学性能好，更接近人体层流状态，理论上并发症发生率低，术后患者生活水平更高	不够耐久，易钙化，死亡率较高，再手术率较高，瓣膜强度不高，瓣膜易发生退变失效，可能会发生瓣膜反流等

（1）瓣膜质量缺陷　有些瓣膜在生产过程中存在着严重的缺陷，在临床使用中出现瓣膜活动不灵、瓣架断裂、瓣叶脱落、瓣膜破损、缝合环不牢、脱离瓣环、消毒不严、密封不良、瓣膜过期等。有些瓣膜本身存在设计上的缺陷，使临床应用中存在隐患，有些瓣膜一味追求大的开口面积，使瓣叶的开放角度偏大，造成开放性卡瓣且不能闭合。有些瓣架轴角度不适合，造成断裂。有些瓣叶活动角不灵活形成卡瓣。

（2）外科医师的技术培训　心脏外科医师在使用新型瓣膜前，应由厂家或公司技术人员对其瓣膜的正常使用进行培训，包括理论和技术的指导，并在初次应用的医院进行现场指导，以便外科医师熟练掌握，减少因术中操作不当所造成的损失。瓣膜置换术应由有经验的外科医师操作完成，并且有医师对心脏瓣膜置换手术后的患者进行术后回访，指导患者术后规范用药。

（3）不良事件的报告与监测如下。

①重视瓣膜不良事件出现后的鉴定制度：瓣膜不良事件报告以后，应组织有关专家，包括外科医师、工程技术人员、瓣膜公司进行分析鉴定，以确定是瓣膜质量问题、设计问题还是操作不当引起的，采取相当的措施，必要时责令封存停用，以减少对其他患者的伤害。

②建立瓣膜使用前的临床试用、审批制度：任何一种瓣膜在临床应用前必须进行临床试验，严格监测术后情况，观察有无并发症的出现。必须重视不良事件的报告与监测工作，避免不良事件的发生。

> **技术要点**
>
> 依据标准GB 12279，人工心脏瓣膜主要技术要求包括：生物相容性、机械和化学性能（耐磨性、摩擦系数、剥离强度、弯曲强度、压缩强度、拉伸强度、破坏应变能、残余应力、蠕变、断裂韧度、疲劳寿命、应力腐蚀、电位腐蚀、摩擦腐蚀、孔隙度等）、原材料的物理性能（材料硬度、撕裂强度、杨氏模量、复数模量、膜厚度、密度、吸水性、生物稳定性、泊松比、熔点、热膨胀系数等）、流体力学、膜总体性能等。

（二）血管支架

1. 概述

（1）血管支架　心脏血管支架（心血管支架）又称冠状动脉支架（冠脉支架），是用于支撑心脏冠状动脉内因病变而狭窄、闭塞的血管，恢复血液流通的管状器件，是心脏介入手术中常用的医疗器械，具有疏通动脉血管的作用（图3-16）。设计好的支架在展开后可提供机械性径向支撑，在其使用寿命期限内增强血管的开放状态。血管支架广泛用于动、静脉系统。主要用于治疗狭窄闭塞性疾病，但近年来也用于治疗胸、腹主动脉瘤及假性动脉瘤等扩张性动脉疾病及动静脉瘘，与单纯球囊成形术相比，血管开放率高，并发症少，疗效较好。在国家《医疗器械分类目录》中，血管支架的管理类别为第三类器械。

（2）血管支架分类

①根据支架的设计不同，分为网状支架、管状支架、缠绕型支架、环状型支架。

②根据支架材料的不同，分为316L不锈钢支架、镍钛合金支架、钴基合金支架。

③根据输送方式的不同，分为球囊扩张支架和自扩张支架。

④根据特殊用途而设计不同的支架，如适合分叉病变的支架和适合分叉的支架以及针对冠状动脉瘤或穿孔的带膜支架。

⑤根据支架的其他治疗功能不同，分为金属裸支架、涂层支架、覆膜支架等。

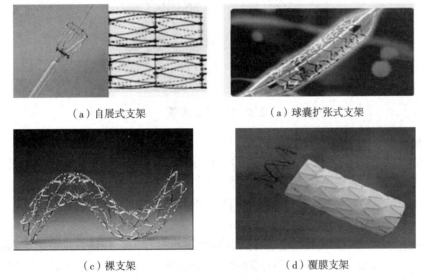

（a）自展式支架　　　　　　　（a）球囊扩张式支架

（c）裸支架　　　　　　　　　（d）覆膜支架

图3-16　血管支架

血管支架放置后，减少了血管弹性回缩和重塑性，保持血管腔通畅并光滑，降低了再次狭窄的发生。支架植入后，分支血管口不发生阻塞，不刺激动脉粥样斑形成。在进行血管内支架植入操作时，首先须进行血管造影明确病变的性质、部位及程度并选择合适的适应症，最重要的是根据病变特点选择适当的支架。支架直径应比病变血管邻近段正常血管直径大10%~15%。

2. 基本原理　将支架输送至病变部位，操作输送系统使支架从压握状态变为扩张状态，撤出输送系统后支架留在血管内，对病变部位血管形成永久支撑，减小血管回弹形成的再狭窄，保证血液通道。

目前血管支架在临床上遇到的主要相关问题包括下述几个方面：支架内再狭窄、远端栓塞与无复流现象、对侧支结构的影响、支架的脱落、冠状动脉穿孔、支架结构的影响等。

技术要点

　　依据标准YY/T0693和YY/T0663血管支架的主要技术要求包括释放直径、标称直径、标称扩张长度、装配长度、支架系统的顺应性、扩张均匀性、挤抗压性能、材料腐蚀、材料对腐蚀的敏感性、MRI相容性等。

（三）人工血管

1. 概述

（1）人工血管　人工血管（图3-17）是利用高分子材料合成的血管替代物，它来源丰富可以批量生产。但是生物兼容性差，容易形成血栓尤其是直径小于6mm的小血管移植的时候尤为严重。

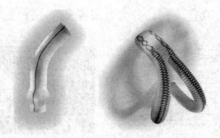

图3-17　人工血管

　　人工血管可以用于以下几个方面。

　　①动脉疾病　用替代或者架桥（血管旁路手术）的方式来恢复血液的通路，从而治疗胸主动脉、腹主动脉、髂动脉等血管段的动脉疾病，如动脉栓塞或者动脉瘤。

　　②静脉疾病　可以代替或者架桥（血管旁路手术）的方式来治疗静脉疾病，如布-加式综合征。

　　③动-静脉瘘　可以运用在慢性肾病的血液透析过程中，在四肢部分连接自身动脉和静脉，形成一条可反复穿刺的血液透析通路。在国家《医疗器械分类目录》中，人工血管的管理类别为第三类器械。

　　2. 产品特点　人工血管根据材料可分为合成型、生物混合型以及组织工程型，这三种类型的特点如表3-5所示。

表3-5　不同类型人工血管优缺点

分类	优点	缺点
合成型	具有较好的机械性	由于高分子材料PET、ePTFE的生物兼容性和顺应性不够理想，在小口径人工血管上的效果较差，容易形成血栓使血管堵塞
生物混合型	增强血管的生物兼容性；有利于细胞黏附生长，减少血栓形成	
组织工程型	减少血栓形成，提高通常畅率；更接近于天然血管，生物兼容性高	

3. 临床常见问题

（1）血栓和栓塞　控制措施是血管所采用的材料特性应符合标准的要求，特别是按照GB/T 16886系列标准进行生物学评价和进行生物稳定性考查。

（2）渗漏（血肿、出血和漏血）和血清肿　控制的主要指标是孔隙率、透水性、整体透水性、渗漏和渗水压。

（3）过敏反应　应按照GB/T 16886系列标准进行生物学评价，进行致敏试验和相关的试验。

（4）血管断裂（吻合口裂开）　在质量控制方面的指标是血管的强度和缝合强度。

（5）假性动脉瘤　在质量控制方面的指标是缝合强度和反复穿刺后强度测定。

（6）真性动脉瘤　在质量控制方面的指标是生物稳定性、缝合强度、加压内径和血管强度。

（7）感染　质量控制要点是对血管灭菌方法的有效性进行验证。

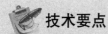 **技术要点**

依据标准YY0500《心血管植入物—人工血管》的要求，人工血管的主要技术要求包括：外观、孔隙、水渗透量、整体水渗透性、泄漏量、水渗透压、反复穿刺后残余强度、拉伸强度、破裂强度、有效长度、内径、扩张内径、壁厚、牵拉强度、扭结阻力等。

二、骨科植入物

（一）骨科填充物及修复材料

骨科填充物及修复材料通常有骨水泥、可吸收钙盐类骨填充植入物、生物玻璃以及金属填充物这四类。这里主要介绍骨水泥的特点、技术要点等。

1. 概述

（1）骨水泥　骨水泥是由粉剂和液剂双组分构成的具有自凝特性的骨粘合剂或骨填充剂。用于人工关节的粘接固定、骨缺损的填充、骨折的固定及药物控释载体等。骨水泥固定可保证术后假体的即时稳定，在骨组织–骨水泥–假体界面上无任何微动，允许术后早期负重。在国家《医疗器械分类目录》中，骨水泥的管理类别为第三类器械。

（2）骨水泥的分类　主要分为丙烯酸树脂型骨水泥和生物型骨水泥两种。如表3–6。

表3–6　骨水泥的分类及特点

类型	特点及用途
丙烯酸树脂型骨水泥	易塑形、室温下固化快；用于各种关节疾病造成的人工关节置换术和填补骨缺损
生物型骨水泥	主要用于骨缺损修复等

本节将重点介绍丙烯酸树脂型骨水泥。

2. 基本原理　当骨水泥粉剂和液剂成分混合时，会产生物理和化学两种不同的反应。首先，粉末的聚合物与液态单体相互溶解吸收而膨胀并由此形成黏稠的液体或面团，此物理过程对骨水泥发挥生物力学作用起关键作用。另外，骨水泥粉剂中过氧化苯甲酰与液剂中的二甲基氨基甲苯发生反应，构建大分子聚合体而完成骨水泥的最终硬化。

 技术要点

　　骨水泥的主要技术要点包括液体组分稳定性、骨水泥粉-液混合物面团时间、粉-液混合物最高温度和凝固时间、骨水泥粉-液混合物挤入度、抗压强度、抗弯模量和抗弯强度、过氧化苯甲酰含量、二氧化锆含量、环氧乙烷残留量、生物相容性等。

（二）脊柱植入器械或关节

脊柱植入物主要分为三大类：椎间融合器、脊柱固定系统和人工椎间盘。

1. 椎间融合器　脊柱融合是治疗脊柱结核、感染、畸形、退行性病变以及椎间盘损伤等脊柱疾患的有效手段。椎间融合器械是一种植入型、由单个或多个部件组成，替换病变或损伤的椎间盘，使相邻的椎体形成融合，一般配合脊柱固定系统使用的器械（图3-18）。

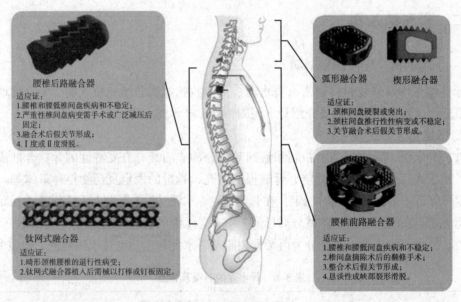

图3-18　椎间融合器

2. 脊柱固定系统　脊柱固定系统一般可分为颈椎系统和胸腰椎系统。其适应证主要为退行性椎间盘疾病、脊柱滑脱、创伤（即骨折或脱位）、椎管狭窄、畸形或弯曲、肿瘤等（图3-19）。

3. 人工椎间盘　近年来发展出现人工椎间盘系统克服了脊柱融合器使得部分脊柱不能活动及导致临近节段退行性病变的缺点。人工椎间盘通常由金属上板、金属下板和位于其间的超高分子量聚乙烯内衬组成，用于替代上下椎体间的活动连接。在国家《医疗器械分类目录》中，脊柱植入器械或关节管理类别为第三类器械。

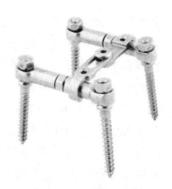

图3-19　腰椎固定器

技术要点

人工椎间盘主要技术要点包括椎间盘的弹性、压缩、屈伸、疲劳强度、旋转强度、刚度等力学特性；耐腐蚀性；椎间盘压缩模量、压缩-扭转刚度、生物相容性等。

（三）人工髋关节

1. 概述　髋关节假体是指用来代替一侧或两侧髋关节关节面的外科植入物。全髋关节假体由股骨部件与髋臼部件组成，用来代替髋关节的两个关节面的外科植入物，如图3-20。髋关节假体属关节置换植入物，依据国家《医疗器械分类目录》，人工髋关节的管理类别为第三类器械。

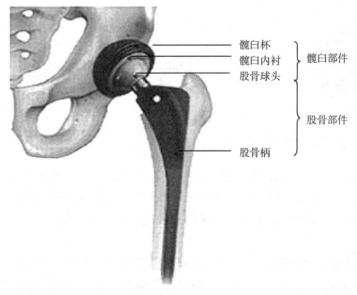

图3-20　髋关节假体的结构

2. 基本组成　全髋关节假体包含股骨部件与髋臼部件，仅有股骨部件的叫做半髋关节假体，又叫人工股骨头，而仅有髋臼部件的叫做髋臼假体。大多数情况下，临床使用的是全髋关节假体和半髋关节假体，髋臼假体单独只用于少量翻修病例。无论是股骨部件还是髋臼部件，都分整体式和组合式两种结构形式。整体式部件即作为一个单体提供，不需要装配也不可拆分的完整的股骨或髋臼部件，种类主要包括柄—头一体式股骨部件，无柄人工股骨头，整体高分子聚乙烯的髋臼部件等；组合式部件是由多个零件组装而成的股骨或髋臼部件，包括股骨柄+单极头股骨部件组合，股骨柄+球头+双极头股骨部件组合，内衬+髋臼杯髋臼部件组

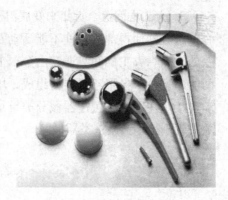

图3-21　人工全髋关节假体

合，组配式股骨部件组合等（图3-21）。目前人工髋关节制造可用的材料包括金属材料、高分子材料、陶瓷材料和碳素材料四类。

3. 临床常见问题

（1）人工关节置换术后感染，一般由于患者个体特异，产生金属过敏。

（2）关节脱位　一般由于消毒不当，造成塑料臼变形，或由于患者手术后运动不当造成。

（3）关节松动　采用骨水泥固定后，可能发生远期松动（一般超过5年后易发生）。据报道，此现象并非产品本身的缺陷造成，而是由于骨水泥固定的方法本身的缺陷造成，是目前医学尚不能解决的难题。

（4）关节断裂　若在术后运动不当，不能正确地诊断和治疗，或产品超过预定的使用期限，产品将疲劳衰竭并断裂。

> **技术要点**
>
> 　　依据标准GB12417、YY0341、YY0340，人工髋关节假体主要技术要求包括：材料、表面质量、疲劳性能、磨损试验、无菌等。

三、整形及普通外科植入物

依据医疗器械分类目录，整形及普通外科植入物包括整形填充材料、整形用注射填充物、乳房植入物、外科补片/外科修补网、修补固定器、非血管支架、支气管内活瓣、肛瘘塞、阴茎假体、软组织扩张器。本节将以乳房假体为例重点阐述。

1. 概述

（1）乳房假体　乳房假体的外层是由非常稳定的医疗级固体多分子硅合成的，具有良好的生物相容性、可靠性、稳定性，并且容易消毒灭菌，制成的医疗产品植入人体安全性极高。在众多种类的乳房假体中，硅凝胶假体的质感是最接近于自然乳房柔软度的，触感也与乳腺组织最相似。为了降低隆乳术后包膜挛缩的发生率，近年研制出织纹面假

体。织纹面假体较光面假体的包膜挛缩发生率低，因为织纹面使胶原排列更不规则，假体表面结构改变了宿主接触面，所以胶原纤维的沉积也就高低不平，导致了包膜更薄、更曲折柔软、更有弹性、不易收缩。

在国家《医疗器械分类目录》中乳房假体的管理类别为第三类器械。

（2）乳房假体的分类　①按其囊内容物的不同，分为硅凝胶填充物和生理盐水充注型等；②按其使用方法分为注入型和植入型，一般硅凝胶填充型为植入型，生理盐水充注型为注入型；③按期表面分为光面和毛面；④按其囊腔多少分为单囊型、双囊型及多囊腔型；⑤按其形态分为圆形和解剖型。

2. **产品优缺点**　主要的乳房假体有9大类，优缺点如表3-7所示。

表3-7　不同种类乳房假体的优缺点

乳房假体	优缺点
人工海绵假体	术后大量纤维组织长入海绵间隙中，使乳房变硬、缩小和变形，甚至形成瘘管
硅橡胶囊假体	会形成纤维包囊挛缩；于胸壁或乳腺上形成肉芽肿；还存在出血、感染等
硅凝胶假体	包膜挛缩率较低，且切口小，乳房手感好，外观自然，乳房大小容易调整等
水凝胶假体	容易破损，完全破损后则不能达到隆胸目的
生理盐水假体	与硅凝胶假体相比，包膜挛缩率较低；有液体感，易渗漏，隆胸效果很难维持，盐水渗出后造成乳房塌瘪现象
双囊腔乳腺假体	即使囊腔破裂亦不会给人体造成损害
花生油和豆油假体	性质不稳定，容易发生自身变质，手感不好
聚氨酯假体和织纹面假体	可以降低包膜挛缩；假体植入时更困难
解剖型假体	更接近乳房的生理解剖形态

3. **临床常见问题**　乳房假体在临床上遇到的主要相关问题包括下述几个方面：假体植入后出现疼痛（多见于使用聚氨酯假体患者）、血肿、包膜挛缩硬化（受假体容量、充盈度、硅凝胶黏稠度、植入后的形态的影响）、形态不理想、渗漏、破裂、乳房下垂、假体置入失败、乳房假体移位及假体周围组织钙化等。

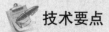 **技术要点**

依据ASTM F2051标准规范。乳房假体主要技术要求包括硅橡胶、硅凝胶、等材料的要求；对壳体完整性、阀或注射部位性能、填充材料硅凝胶的内聚力、疲劳试验、抗冲击、渗出、静态抗压、耐磨性、材料的生物评价、毒理学和降解研究试验等有严格的技术要求。

四、其他组织植入物

其他组织植入物通常有骨蜡和漏斗胸成形系统这两大类。本节主要介绍骨蜡的特点、基本原理。

骨蜡是经消毒的蜂蜡（70%）和凡士林（30%）的混合物。产品为白色或淡黄色，具有良好的软化性能，用手搓揉变软后能塑型，无毒。在国家《医疗器械分类目录》骨蜡的管理类别为第三类器械。

骨蜡是用物理方法堵住骨髓部毛细血管渗血的一种材料，可用于各种急救患者骨渗血时止血。骨蜡产品使用范围广泛，可以用于各个不同年龄、不同部位、不同原因而产生的骨骼断裂、颅骨钻孔或碎裂时引起的骨髓部毛细血管的渗血时，作止血用。控制骨损伤出血。

第四节　无源手术器械

? 问题

无源手术器械主要包括哪些种类？

简述通用手术器械、骨科手术器械、神经及心血管手术器械、口腔手术器械等无源手术器械典型产品的特点及技术要点主要有哪些？

一、通用手术器械

依据国家医疗器械分类目录，手术器械包括通用刀、剪、钳等各类无源手术医疗器械。

（一）手术刀

1. 概述　手术刀一般用于切开和剥离组织，可根据不同的手术要求，选用不同的刀，在国家《医疗器械分类目录》中，手术刀属于第一类器械。

手术刀由刀柄和刀片组成，包括可拆卸手术刀和固定手术刀两种类型。可拆卸手术刀的刀柄最常用的有3号、4号、7号3种型号及植皮刀柄，3号、4号刀柄及植皮刀柄均包括短刀柄和长刀柄2种亚类。可拆卸手术刀片有10号中圆刀片、11号尖刀片、12号镰状刀片、15号小圆刀片、20~24号大圆刀片及双面刀片、植皮刀片等型号（图3-22、图3-23）。一般情况下，中圆、大圆刀片用于切开皮肤、皮下、肌肉、骨膜等组织；小圆刀片用于眼科、手外科、深部手术等精细组织切割；尖刀片用于切开胃肠道、血管、神经及心脏组织；镰状刀片主要用于腭咽部手术；双面刀片一般用于术前的备皮；植皮刀用于植皮手术。7号刀柄安装10号、11号、12号、15号刀片，4号刀柄安装20~24号刀片，植皮刀片安装在植皮刀柄上。固定刀片目前较少使用，主要为截肢刀。根据手术的需要，选择和配置不同的刀柄和刀片，同时刀柄也可用于钝性分离组织。

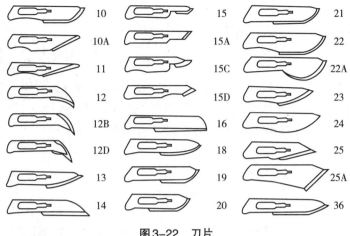

图3-22　刀片

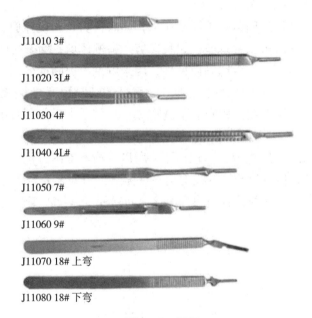

J11010 3#

J11020 3L#

J11030 4#

J11040 4L#

J11050 7#

J11060 9#

J11070 18# 上弯

J11080 18# 下弯

图3-23　刀柄

目前，电动取皮刀的应用越来越广泛，它可根据手术植皮的需要来按制皮片的厚度和宽度，使手术更加精细、损伤范围更小。另外，临床上还使用各种电刀、激光刀、微波刀、等离子手术刀及高压水刀等。

2. **使用方法**　以普通手术刀为例，使用方法有执弓式、执笔式、抓持式、反挑式4种正确扶刀方法。执弓式是常用的执刀方法，拇指在刀柄下，食指和中指在刀柄上，腕部用力，用于切开较长的皮肤切口及腹直肌前鞘等；执笔式动作的主要力在指部，为短距离精细操作，用于解剖血管、神经，腹膜切开和短小切口等；抓持式握持刀比较稳定，切除范围较广，用于使力较大的切开，如截肢、肌腱切开、较长的皮肤切口等；反挑式全靠在指端用力挑开，多用于脓肿切开，以防损伤深层组织。无论哪一种持刀方式，都应以刀刃突出面与组织呈垂直方向，逐层切开，不要以刀尖部用力操作；执刀过高控制不稳，过低又妨碍视线，高度要适中。

技术要点

依据标准 YY 0174，手术刀片技术要求主要包括：尺寸、外观、刀片使用性能、刃口锋利度、刀片硬度、刀片弹性、无菌。依据标准 YY 0715，手术刀柄技术要求主要包括：刀柄使用性能、理化性能、外观。此外，要求手术刀柄和刀片良好的配合性和互换性（尺寸配合性）。

（二）手术剪

手术剪根据其结构特点有尖、钝、直、弯，长、短、薄、厚刃各型；根据其用途分为线剪、组织剪、拆线剪、绷带剪、肋骨剪和钢丝剪六大类。依据国家《医疗器械分类目录》，手术剪属于第一类器械。

临床上常根据其外形、用途的不同来命名，如眼科剪、扁桃体剪、肋骨剪、整形剪等。分离精细组织时用薄刃、尖弯剪，如眼科剪、扁桃体剪；断开韧带和较多组织时用厚刃、钝弯组织剪；长弯组织剪锐利而精细，用来解剖、剪断或分离、剪开组织。根据用途、手术部位的深浅、组织的韧性和厚度、解剖的细腻程度需要选择不同的手术剪。线剪多为直剪，用来剪断缝线、敷料、引流物等；浅部手术操作用直组织剪，深部手术操作用弯组织剪或长弯组织剪，线剪、组织剪常配套使用（图3-24）。线剪与组织剪的区别在于线剪的刃锐薄，组织剪的刃较钝厚，所以，绝不能图方便、贪快，以组织剪代替线剪，致刀刃损坏，造成浪费；拆线剪是一页钝凹，一页直尖的直剪，用于拆除缝线；剪断石膏绷带用绷带剪；剪断肋骨用肋骨剪；剪断钢丝、克氏针等钢质材料用钢丝剪等。手术剪的持剪姿势见图3-25。

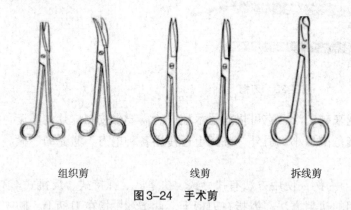

组织剪　　　　　线剪　　　　拆线剪

图3-24　手术剪

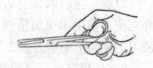

图3-25　正确持手术剪姿势

 技术要点

依据标准 YY/T 1076，普通手术剪主要技术要求包括：外观、剪切性能、表面粗糙度、耐腐蚀性能。

（三）手术镊

手术镊用于夹持或提起组织以利于提拉、暴露局部组织，辅助解剖，协助分离以及缝合，也可夹持敷料。手术镊有长短、粗细、尖钝、有损伤和无损伤之分。根据其外形、用途不同进行命名，如有齿（短、中、长）镊、无齿（短、中、长）镊、眼科（有、无齿）镊、整形镊、显微镊、弯尖镊、枪状镊、血管镊（大、中、小）等。有齿摄又叫组织镊，镊的尖端有齿，齿又分为粗齿与细齿，粗齿镊对组织损伤较大，仅用于夹持坚韧的组织，如皮肤、筋膜、瘢痕，细齿镊用于精细手术，如肌腱缝合、整形手术等，因尖端有钩齿、夹持牢固，但对组织有一定损伤。无齿摄又叫平镊或敷料镊，其尖端无钩齿，用于夹持较脆弱的组织、脏器及敷料，如腹膜、胃肠道壁黏膜等，对组织的损伤较小。无损伤镊用途广泛，有1.5mm、2.0mm、3.5mm等多种型号，用于夹持各种组织及脏器；尖头平镊对组织损伤较小，多用于血管、神经、整形美容等手术；长镊（26cm）用于体腔深部操作、中镊（20cm）、短镊（12.5cm）用于体表操作。在国家《医疗器械分类目录》中，手术镊属于第一类器械（图3-26）。

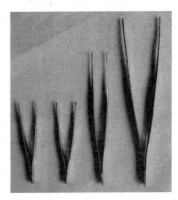

图3-26　手术镊

> **技术要点**
>
> 依据标准YY/T 0295手术镊主要技术要求包括：弹性、牢固性、使用性能、硬度、表面粗糙度、耐腐蚀性能、夹持功能。

（四）血管钳

1. 概述　血管钳主要用于钳夹血管或出血点，以达到术中止血的目的，是外科手术中最基本的操作器械。血管钳又称止血钳，在结构上主要的不同是齿槽床，由于手术操作的需要，齿槽床分为直、弯、直角、弧形、有齿、无齿、半齿、全齿等。根据其外形、长短、粗细、用途的不同有不同的名称，主要分为直血管钳、弯血管钳两类；按其长短分为蚊式血管钳、小弯血管钳（5寸钳：14cm）、中弯血管钳（6寸钳：16cm、7寸钳：18cm）、大弯血管钳（9寸钳：20cm、22cm）、长弯血管钳（24cm、26cm）。在国家《医疗器械分类目录》中，血管钳属于第一类器械（图3-27）。

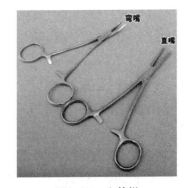

图3-27　血管钳

无齿血管钳用于皮下和浅部组织止血，分为直、弯无齿血管钳，蚊式、小弯、中弯、大弯、长弯、弯无齿血管钳；有齿血管钳的前端平滑，易插入筋膜内，不易刺破静脉，可供分离解剖组织用，可用于牵引缝线、拔出缝线、拔出缝针或代镊使用，但由于血管钳扣紧时对组织有不同程度的损伤，不能直接用于皮肤、脏器及脆弱组织。无损伤血管钳用于血管手术，齿槽的齿较细、较浅，弹性较好，对组织的压榨作用及对血管壁、血管内膜的损伤均较轻；蚊式血管钳用于脏器、血管成形等精细手术；中弯血管钳应用最广，较深部位手术可选择大弯血管钳或长弯血管钳。临床上使用的血管钳大多为全齿血管钳，半齿血管钳的钳尖受力较全齿血管钳大，常用于出血点的钳夹止血，但损伤也大，临床上使用较少。

2. 使用方法　血管钳使用基本同手术剪，但放开时要用拇指和食指持住血管钳一个环口，中指和环指挡住另一环口，将拇指和环指轻轻用力对顶即可。用于止血时尖端应与组织垂直，夹住出血血管断端，尽量少夹附近组织，只扣上1、2齿即可。血管钳不得夹持皮肤、肠管等，以免组织坏死。使用前应检查前端横形齿槽两页是否吻合，不吻合者不用，以防止血钳夹持组织滑脱；检查扣锁是否失灵，防止钳柄自动松开，造成出血。

技术要点

依据标准YY/T 0452止血钳主要技术要求包括：脱开力、头端摆动量、弹性和牢固性试验。

（五）组织钳

组织钳又叫鼠齿钳，有长、短、粗齿、细齿之分。根据钳前端齿的深浅分为有损伤和无损伤两种：齿深的为有损伤组织钳，钳夹牢有力，不易滑脱，用于夹持软组织和皮瓣，如夹持牵引被切除的病变部位，以利于手术进行，或钳夹纱布垫与切口边缘的皮下组织，避免切口内组织被污染；齿浅的为无损伤组织钳，可钳夹闭合血管，根据组织的深浅选择不同长度的组织钳，其对组织的压榨较血管钳轻。在国家《医疗器械分类目录》中，组织钳属于第一类器械（图3-28）。

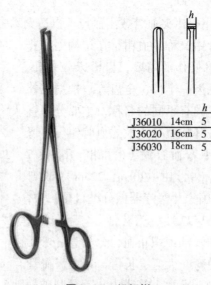

		h
J36010	14cm	5
J36020	16cm	5
J36030	18cm	5

图3-28　组织钳

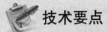

技术要点

依据标准YY/T 0177组织钳主要技术要求包括：良好的弹性和牢固性，组织钳唇头齿应吻合无缺损，耐腐蚀性能，具有一定的硬度。

（六）持针器

1. **概述** 持针器又名针持、持针钳，用于夹持缝针缝合皮肤或组织并协助缝线打结，头端有纵横交错的纹路或突出的细小颗粒形成糙面，以增加摩擦力。持针器有粗头、细头、弯头、直头、长、短、带磁性、不带磁性及微型之分。主要分为直粗头持针器、弯头持针器两类，根据其形状、长度、粗细有不同的作用。粗头持针器夹持力大，在夹持较大缝针时固定牢固，便于术者准确操作，为手术中最常用；细头持针器夹持力相对较小，对缝针的损伤小，多用于夹持细小缝针或缝合显露不充分的深部组织；持针器柄有直、弯两种，一般情况下都使用直持针器，在特殊部位，如心脏、肝门、肾门等处缝合时可用弯持针器，以适应缝合角度；带磁性的持针器主要用于缝合深部体腔或重要器官，以防止缝针意外丢失。在国家《医疗器械分类目录》中，持针器属于第一类器械（图3-29）。

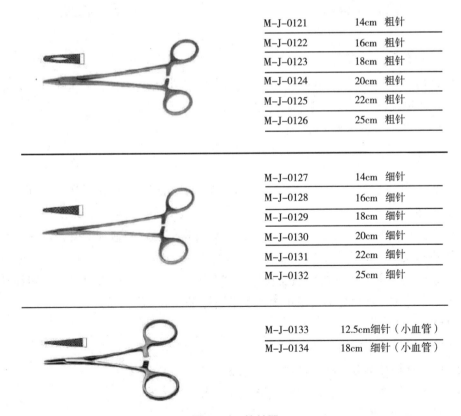

M-J-0121	14cm	粗针
M-J-0122	16cm	粗针
M-J-0123	18cm	粗针
M-J-0124	20cm	粗针
M-J-0125	22cm	粗针
M-J-0126	25cm	粗针
M-J-0127	14cm	细针
M-J-0128	16cm	细针
M-J-0129	18cm	细针
M-J-0130	20cm	细针
M-J-0131	22cm	细针
M-J-0132	25cm	细针
M-J-0133	12.5cm	细针（小血管）
M-J-0134	18cm	细针（小血管）

图3-29 持针器

2. 使用方法　持针器有掌握法、指套法和掌指法3种。掌握法也叫一把抓或满把握，即用手掌握拿持针钳，钳环紧贴大鱼际肌上，拇指、中指、环指和小指分别压在钳构上，后三指并拢起固定作用，示指压在持针钳前部近轴节处。利用拇指及大鱼肌和掌指关节活动推展，张开持针钳柄环上的齿扣，松开齿扣及控制持针钳的张口大小来持针。合拢时，拇指及大鱼际肌与其余掌指部分对握即将扣锁住（图3-30）。此法缝合稳健，容易改变缝合针的方向，缝合顺利，操作方便。指套法为传统执法，将拇指、环指套入钳环内，以手指活动力量来控制持针钳的开闭，并控制其张开与合拢时的动作范围（图3-31）。掌指法是将拇指套入钳环内，示指压在钳的前半部位支撑引导，余三指压钳环固定于掌中，拇指可以上下开闭活动，控制持针钳的张开与合拢。持针器夹持缝针时，用其尖夹住缝针的中、后1/3交界处，多数情况下夹持的针尖应向左，特殊情况可向右，缝线应重叠1/3，且将绕线重叠部分也放于针嘴内，若将针夹在持针器中间，则容易将针折断。

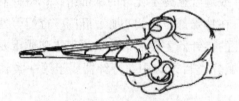
图3-30　掌握法

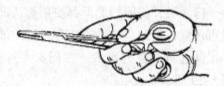
图3-31　指套法

> **技术要点**
>
> 　　依据标准YY/T1031持针钳主要技术要求包括：外观，弹性和牢固性，夹持功能，开闭时鳃部应轻松灵活，耐腐蚀性。

（七）手术缝针

1. 概述　手术缝针主要用于缝合组织和贯穿结扎组织，一般由优质的、高韧性的不锈钢、不锈钢合金为材料制成，用于引导缝合线穿过组织，实现缝合组织的目的。其韧性要保证它们在折断前会先倾向于弯曲，使操作者提前感觉到这种信号，以便及时采取措施。其结构设计要保证手术操作过程中的稳定性和可靠性。缝针在持针器上的位置是否牢靠，穿过组织所造成的组织损伤程度，都会影响手术的全面效果。手术缝针常配套使用。在国家《医疗器械分类目录》中，手术缝针属于第二类器械。

2. 特性

（1）能由持针器牢固地夹住。

（2）钢性和韧性都好，既能抗弯折又不致断裂。

（3）无菌、抗腐蚀，防止微生物或异物进入伤口。

（4）足够锋利，能以最小的阻力穿透组织。

3. 组成　每一枚手术缝针都是由锻模（或针眼）、针体、针尖三部分组成。

（1）锻模是缝合线附着缝合针的部位，可分为有针眼和无针眼两种。无针眼的缝针比有针眼的缝针对组织的创伤小。

（2）针体是持针器夹持的部分，按针体形状可分为圆形、三角形、矩形、梯形；按针体的弧度可分为1/4圆周、1/2圆周、3/8圆周、5/8圆周、直针。

（3）针尖是缝针的尖端到针体之间的部分，可分为锋利刃、铲刀形、锥形和钝形。

4. 选择原则

（1）缝针的大小、弧度与缝合组织的宽度、深度成正比。

（2）缝针短时，弧度越大越适合于缝合深部组织。

（3）脆弱、精细的组织，如血管，神经、心脏、肠壁等应选择针径较小的缝针。

（4）三角针锋利、穿适力强，但对于组织的损伤较大，多用于缝合坚韧的、难以穿过的组织，如皮肤、肌腱、韧带、筋膜。

（5）纯针适用于缝合肝、肾组织。

（6）其他部位的组织一般用圆针缝合，以减少组织损伤。

技术要点

医用缝合针主要技术要求包括：外观、物理性能（硬度、弹性、韧性、针尖强度）、使用性能（刺穿力、切割力）、初始污染菌、耐腐蚀性能、灭菌、环氧乙烷残留量、生物相容性、包装和标识。

（八）手术缝线

1. **概述**　手术缝线的功能是保持伤口的闭合，并在一定的时间内支持伤口的愈合。用于各种组织缝扎止血、组织对合、牵引、残腔闭合及各种引流管的固定。在国家《医疗器械分类目录》中，不可吸收性手术缝线属于第二类器械，可吸收性手术缝线为第三类器械。

2. **特性**

（1）通用性，缝合材料适用于任何手术。

（2）无电解性、无表面张力、无过敏性及无致癌性。

（3）无菌性，组织反应轻微，不利于细菌生长。

（4）易于操作。成结牢固并有适当的张力强度。

3. **分类**

（1）根据缝线的组织特性：可分为不可吸收性缝线和可吸收性缝线。①不可吸收性缝线，由天然材料（如棉、亚麻、丝）制成，也可由合成材料（如涤纶、尼龙等聚合物）制成。不可吸收性缝线在人体内不受酶的消化，也不被水解。可用于体腔内缝合；皮肤缝合，伤口愈合后即可拆除；用于瘢痕体质、组织肥大、过敏体质的患者。②可吸收性缝线，由天然材料羊肠黏膜下层组织制成的胶原蛋白缝合线，或经铬酸处理的铬肠线。也有合成可吸收材料，如聚酯、聚氨酯、聚酰胺、聚胺、聚甘醇酸、聚乳酸、聚葡萄糖等材料制成，可吸收性缝线在人体组织内通过组织酶消化而溶解或被组织液水解而吸收。

随着强度消失，这些材料也将从组织消失。

（2）根据缝线编织方法：可分为单股纤维缝线和多股纤维缝线。①单股纤维缝线由单一纤维制成，在穿过组织时所遇阻力较小，且可避免细菌在上附着，组织反应小。②多股纤维缝线由多股纤维线编织或缠绕而成，具有较好的抗张强度、柔韧性和弹性。为了增强编织缝线表面的光滑度，常在其表面加涂层，以便滑润地穿过组织。

4. 选择原则

（1）可吸收性缝线用于愈合较快的组织，特别是不应留有异物的部位，如胃肠道、胆管、泌尿道内层、子宫肌层等。

（2）不可吸收性缝线用于愈合缓慢的组织，如软骨、韧带、肌腱、支气管、食管及需长期固定的移植物等。

（3）单股纤维缝线用于血管外科及整形外科。

（4）对于一些特殊患者，如老年人、糖尿病患者、肥胖症患者、营养不良患者、衰弱患者等，选择缝线时应注意缝线对术后伤口愈合速度和过程的影响，应选用与组织原有韧性相当的、组织反应最小的缝线。

5. 可吸收缝合线的常见问题

（1）伤口短暂的局部刺激，短暂的异物炎症反应。

（2）表皮下缝线吸收过程中发生红斑和硬结。

（3）加重现存的感染。

（4）吸收不完全或不能吸收。

（5）带针缝合线，针线分离或缝合线断裂。

（6）过敏反应、缝线反应。

（7）伤口出现扩张、拉伸及膨胀时无法提供足够的支持。

（8）长时间接触盐溶液易形成结石。

 技术要点

依据标准YY 1116可吸收性外科缝线以及标准YY 0167非吸收性外科缝线，手术缝线主要技术要求包括：外观、规格与直径、抗张强度、针线连接强度、缝线的化学性能、缝线的生物性能、无菌、包装标志。

（九）吻合器

1. 概述　吻合器是外科手术中使用的替代传统手工缝合的医疗器械，它主要用于对人体内各种腔道和组织的离断、缝合与吻合，实现对病变组织的切除和器官功能重建，在临床上广泛应用于不同的组织和器官，包括胃、肠、食管、气管、肺实质以及血管等。如果吻合器的主要功能是用于不同腔道残端切口的关闭缝合，也称为闭合器。

根据国家《医疗器械分类目录》食管吻合器和肠道吻合器属于第二类医疗器械；心血管吻合器属于第三类医疗器械。

吻合器的主要用途：外科临床操作的基本步骤包括切割、分离、结扎、止血和缝合，以达到对病变组织的切除和器官功能重建，而吻合器的发明使得上述步骤可以实现标准化和规范化的机械缝合，从而代替了传统上由外科医生来完成的手工操作。吻合器的用途特别体现在以下三个步骤中：离断、缝合和吻合。

（1）离断　即利用线性吻合器将器官在距病变一定距离进行缝合，包括实质性器官和腔道器官、血管等，然后离断和切除病变器官。可以利用线性切割吻合器一次完成缝合和离断两种操作，在临床上广泛用于甲状腺腺叶切除术、肺叶切除术、结肠离断和胃离断等。

（2）缝合　即将需缝合的组织对接，然后用线性吻合器钉缝在一起，形成一个闭合的端口，例如在幽门处纵切横缝以完成幽门成形术。

（3）吻合　利用环形吻合器可以十分方便地将腔道器官如食管、胃、小肠、结肠进行端端吻合、端侧吻合和侧侧吻合，形成一个通常的腔道，广泛使用于直肠结肠端吻合术、食管胃端侧吻合术以及胃空肠侧吻合术等。

吻合术的优点：缝合是外科医生最重要的基本技能之一，传统手工缝合需要医生有精湛的技艺，有开放的视野和操作空间，这些要求在复杂的临床环境中往往难以实现。吻合器的发明是现代医学科技的一个重要进步，机械缝合技术将医生个人的技艺转化为规范化和标准化的技术，实现了快速可靠的组织缝合和腔道吻合，减少了手术出血，同时可以保持良好的血液供给，有效地防止了组织坏死和渗漏。降低了吻合口瘘的发生概率。

腔镜吻合器的开发为微创外科的发展提供了必要的技术条件，原来因为视野狭小和部位较深而难以手工缝合的手术现在可以相对容易地实现，使得腹腔镜外科得到了迅速的发展（图3-32）。吻合器的使用大大缩短了手术时间，加快了器官功能的恢复，从而缩短了住院时间，传统缝线需要2~3天的时间才能恢复正常的胃肠蠕动，而机械缝合只需要12~18h的时间即可，使得患者可以更快地康复。

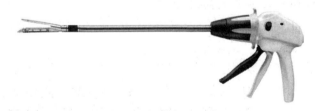

图3-32　腔镜吻合器

2. **分类**　目前临床使用的吻合器种类繁多，按照使用次数划分可分为永久使用型和一次性使用型两大类。两类吻合器的机构和功能是相通的，但前者用不锈钢金属制成，可耐高温高压消毒，每次更换钉匣即可反复使用。一次性使用吻合器为塑料制成，经环氧乙烷等消毒后包装，使用后即可丢弃。

根据结构和功能的不同，可将吻合器分为以下几类。

（1）线性吻合器　线性吻合器可将组织进行直线缝合，将组织放在钉匣和钉砧之间，调整好定位针，根据组织厚度标尺确定好合适的厚度，扳动击发手柄，缝钉驱动器即将两排交错的缝钉植入组织并弯曲成型，牢固地将两层组织钉合封闭。

　　线性吻合器无切割功能，在松开吻合器前，需沿吻合器边缘，切除多余的组织和器官，用碘酒消毒断端后，松开和移去吻合器。线形吻合器虽然只有一种功能，但应用较为广泛，主要由于支气管、食管、胃、十二指肠、肠、血管等残端的封闭。

　　（2）环形吻合器　环形吻合器用于各种腔道的吻合，可以在腔道组织内击入两排环形交错排列的缝钉，使两层腔道组织缝合在一起，内置的环形刀可以切除多余组织，形成圆形吻合口，完成腔道的吻合。

　　目前临床上广泛用于食管、胃、肠等消化道手术，根据不同手术部位的要求，环形吻合器又有直型、弯型、可曲型等不同形状、每种型号又有大小不同的规格以适应不同口径的消化道。

　　（3）线性切割吻合器　线性切割吻合器可以同时在组织的两侧各击入两排（共4排）直线交错排列的缝钉，然后用推刀在两侧已缝合好的组织之间进行切割离断。目前临床广泛应用这种吻合器进行胃空肠侧侧吻合、肠肠侧侧吻合、胃管的制作和肺部分切除等手术。

　　（4）荷包吻合器　荷包吻合器由上下两个叶片组成，叶片上均有相对应的带孔凹凸齿槽，钳夹组织时，组织嵌入齿槽内，当用带线直针穿过齿槽孔时便自动做好荷包缝合。荷包吻合器主要应用于食管、胃肠外科，常与管型吻合器配合使用。在消化道两端进行手术时，术野非常狭窄，徒手荷包缝合非常困难，使用荷包器可以克服以上困难，提高手术速度。

　　（5）皮肤筋膜吻合器　皮肤筋膜吻合器用于较长的皮肤切口缝合，使用操作方便、速度快、组织反应轻，愈合美观。

　　（6）腔镜吻合器　腔镜专用吻合器共有6排缝钉，钉匣中有刀片，在钉合的同时刀片从中间切开组织，两边各三排缝钉完成缝合和止血等功能。

　　3. 常见问题

　　（1）一次性产品包装破损导致其无法使用。

　　（2）吻合器不能正确发射，如不能正确拉动发射板机、拉动太过用力、吻合器内锁折断等。

　　（3）吻合口出血，产生原因主要有①漏钉：产品质量问题，如材质、严密性和结构上的弊端。轧钢因质软经不起反复多次的挤压；枪身不紧密，故有分力而易致整体松散，经70多次使用后出现变形，继而出现针与槽对合不准确，漏钉而出血。②操作不当：没有将吻合器的钳口正确放置在需要缝口的组织部位；吻合器钉仓的体积和组织厚度不匹配。

　　（4）吻合口瘘　①操作不当：吻合口位置深、操作困难、局部供血不佳或张力大、术中污染、术后引流不畅等局部因素。②患者因素：全身情况差、肥胖、盆腔窄小、术前抗肿瘤治疗、合并糖尿病等。

　　（5）吻合口狭窄，吻合器型号选用不正确；吻合口张力过大；吻合口感染及吻合口致纤维组织增生，瘢痕挛缩形成狭窄。

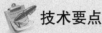 **技术要点**

依据标准YY/T0245《吻（缝）合器通用技术条件》，吻（缝）合器主要技术要求包括：吻（缝）合器的材料、使用性能、硬度、表面粗糙度、耐腐蚀性能、外观、尺寸、无菌、生物性评价、一次性吻（缝）合器包装封口剥离强度。

二、骨科手术器械

（一）咬骨钳

咬骨钳用于咬除死骨或修整骨残端，在国家《医疗器械分类目录》中，咬骨钳属于第二类器械。本文将着重介绍双关节咬骨钳。

咬骨钳主要分为三类（图3-33、图3-34和图3-35）。

（1）双关节咬骨钳 用于咬除死骨或修整骨残端。

（2）椎板咬骨钳 用于咬除椎板用。

（3）髓核钳 用于钳取椎间盘用。

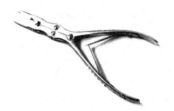

图3-33 双关节咬骨钳

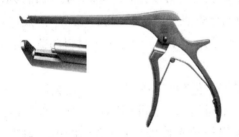

图3-34 椎板咬骨钳

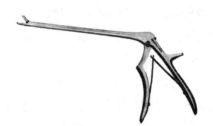

图3-35 髓核钳

技术要点

依据标准YY 1122咬骨钳的主要技术要求包括刃口咬切时应锋利，不得有卷刃，崩刃等缺陷；板簧应有足够撑开咬骨钳的弹性；耐腐蚀性能等。

（二）骨钻

1. **概述** 骨钻分为有手摇骨钻、电动骨钻和气钻等，手摇骨钻构造较简单，只能用于在骨上钻洞。其优点为灭菌方便；又因其转动速度较慢，不产生高热，故不致引起钻孔周围组织"灼伤"。电动钻、气钻除可用于钻洞外，还附有各种形状和大小不等的钻片。除去钻头，装上锯片后，即成电动锯、气锯，可采取植骨片和截骨等。电动钻和气钻还附有修整鼓面的附件，故适用范围较广，对缩短手术时间有一定帮助。常用的钻头有15号至45号等不同直径。在选用钻头时，必须与螺丝钉相匹配。

2. **规格型号**　骨钻的规格型号见表3-8。

表3-8　骨钻的规格型号（单位：mm）

序号	器械名称	型号规格	基本尺寸		公差	用途
1	深部钻	–	卡头装卡范围：φ1~φ6		–	
2	手摇骨钻	–	卡头装卡范围：φ1~φ6		–	钻孔
3	封闭钻	–	卡头装卡范围：φ1~φ6		–	
4	空心钻	8、10	外径D	10、8	0~0.15	钻孔
			内径d	8.5、6.5	0~0.15	
5	弓形钻	–	内孔径D	φ7	+0.05 0	钻孔
			长L	288	±2	

3. 组成及性能

（1）组成　骨钻包括：深部钻、手摇骨钻、封闭钻、空心钻（8、10）、弓形钻。骨钻的主要部件应采用20Cr13、30Cr13、40Cr13、32Cr13Mo、95Cr18、06Cr19Ni10、05Cr17Ni4Cu4Nb（不锈钢）材料制造，其材料的化学成分应符合GB/T 1220中的规定。深部钻的钻体、钻盖及封闭式骨钻的钻体、手柄可采用ZL102（铝合金）材料制造。轴套应选用H62（黄铜）材料制造。

（2）性能　骨钻各传动部位配合性能应良好，齿轮传动应平稳、轻松灵活，不得有卡塞现象。骨钻主轴与钻夹头的配合应牢固，不得松动，工作时不得脱落。骨钻各连接部件的焊接、铆接部位应牢固可靠，工作时不得松动或脱落。手摇骨钻的固定架片、活动架片的中心孔与主轴应同心，且活动架片的移动应轻松灵活并能稳定地停留在每一位置上。空心钻的齿尖应锋利、不缺齿，钻切时不得有崩齿现象。深部钻、封闭钻、手摇骨钻的主轴在支架上的轴向移动量≤0.25mm；手摇骨钻的径向摆动量≤0.25mm；深部钻、封闭钻的径向摆动量≤0.25mm，应符合YY 91133的规定。

技术要点

依据标准YY 91133手枪式手摇骨钻主要技术要求包括：表面应平整，不得有锋棱、毛刺、砂眼、裂纹等缺陷；大齿轮盖帽与立轴联接，应采用止动结构；骨钻的针架和架片的移动应轻松灵活；骨钻的光洁度；骨钻经密封及包装后，在遵守保管规则的条件下，应保证在一年半内不生锈等。

（三）骨膜剥离器

1. **概述**　骨膜剥离器又称骨膜起子或骨膜剥离子，系一长柄的顶端为椭圆形或弧形的片状板，其刃有锐性和钝性之分。应用骨膜剥离器，可将附着于骨面上的骨膜及软组织自骨面上剥离下来。骨膜剥离器有多种不同形状，其刃的锐利程度亦有所不同。根据其不同用途，有多种不同的规格和样式（图3-36）。

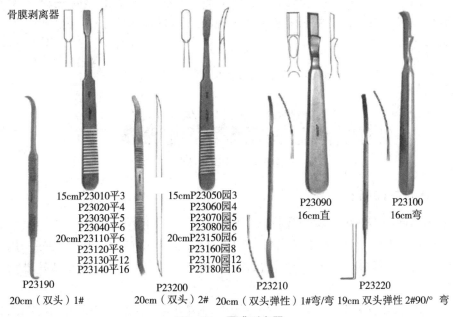

骨膜剥离器

15cmP23010平3
P23020平4
P23030平5
P23040平6
20cmP23110平6
P23120平8
P23130平12
P23140平16

15cmP23050园3
P23060园4
P23070园5
P23080园6
20cmP23150园6
P23160园8
P23170园12
P23180园16

P23090
16cm直

P23100
16cm弯

P23190
20cm（双头）1#

P23200
20cm（双头）2#

P23210
20cm（双头弹性）1#弯/弯

P23220
19cm 双头弹性 2#90/° 弯

图3-36　骨膜剥离器

2. **骨膜剥离技术**　骨膜剥离技术是骨科手术基本操作之一，是指用骨膜剥离器沿着骨面推进，把骨膜和肌肉等软组织从骨表面分离，以便充分暴露骨面。

（1）剥离骨膜前，应沿骨干纵向切开骨膜；在干骺端，因骨膜与关节囊相延续，为防止剥离骨膜时，进入关节或损伤髌板软骨面，可将骨膜作"I"或"Z"形切开，这样做，亦能在缩短骨膜切口的同时，获得所需的骨膜剥离宽度。

（2）剥离骨膜时要掌握以下要点。

①双手操作，即一手操纵剥离器，另一手稳定剥离器。

②剥离器应始终紧贴骨面，推进时宜作轻轻的摆动。

③锐角方向推进原则　骨膜剥离器应向着肌纤维或骨间膜与其附着的骨干成锐角方向推进。反之，如向成钝角的方向推进，则剥离器易于偏离骨面滑入周围软组织中，造成出血和组织损伤。如在剥离肋骨骨膜时要遵循"上顺下逆"的原则，否则可撕破胸膜造成气胸。

三、神经及心血管手术器械

神经及心血管手术器械包括神经外科脑内用刀，胸腔心血管外科用刀，胸腔心血管外科用剪，神经外科脑内用钳，胸腔心血管外科用钳，神经外科脑内用镊，胸腔心血管外科用镊、夹，胸腔心血管外科用钩，神经外科脑内用其他器械中的脑膜剥离器、胸腔心血管外科用其他器械中的双头剥离匙、内膜剥离器等。本文将以显微剥离器进行简要介绍。根据国家《医疗器械分类目录》显微剥离器属于第二类医疗器械。

（一）概述

显微剥离器又称剥离子、剥离器或神经剥离子。它是一种用于外科手术中对神经组织进行剥离操作的器械，显微剥离器主要供神经外科手术中剥离、穿刺及刮去组织、血管、肿瘤等使用（图3-37）。

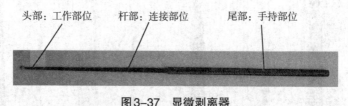

头部：工作部位　　　杆部：连接部位　　　尾部：手持部位

图3-37　显微剥离器

（二）组成与应用

通常剥离器由不锈钢或钛合金制成。有单头或双头两种不同型号。剥离器根据头部形状和使用功能进行划分，可分为钝性（用于对神经组织的钝性分离）、微锐（用于对组织的锐性分离）和锐性（用于对组织的刮取）。依据国家分类目录，显微剥离器为第二类医疗器械。

锐性分离是用手术器械在直视下作细致的切割与分离，适用于精细的解剖和分离致密的组织，锐性分离会破坏原有的组织。钝性分离是指使用手术器械将原来完整的软组织分离的一种外科手术操作方法，钝性分离常用于疏松结缔组织，包括扁平肌肉、组织间隙、肿瘤摘除、囊肿包膜外结缔组织或黏连组织的玻璃等，可防止神经和血管以外损伤，避免组织过度开张，减少组织功能的破坏。在手术过程中，锐性切开和钝性分离经常结合应用（图3-38、图3-39）。

分类		编号	规格型号	头部细节展示图
锐性 分离	微锐	1	19cm弯圆头φ1.3钛	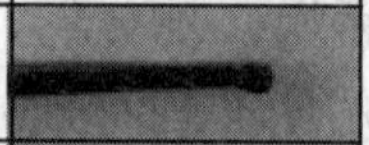
		2	19cm弯圆头φ2.3钛	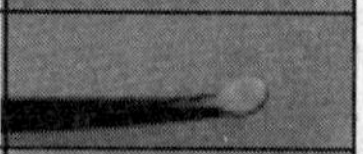
		3	19cm弯圆头φ3.3钛	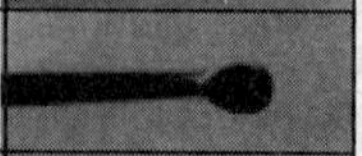
	锐利	13	19cm直头宽1.6钛	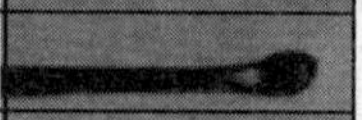
		14	19cm弯圆90°头宽1.6钛	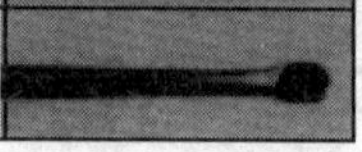

图3-38　锐性、微锐剥离器

分类		编号	规格型号	头部细节展示图
钝性分离	微钝	4	19cm弯叶片头宽1.2×4钛	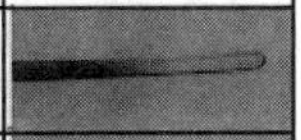
		5	19cm弯叶片头宽3×2.8钛	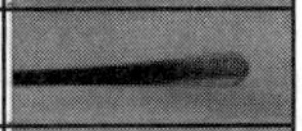
		6	19cm弯叶片头宽1.1×2钛	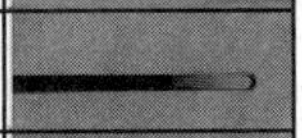
		7	19cm弯叶片头宽1.7×3钛	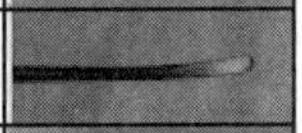
		8	19cm弯叶片头宽2.1×2.5钛	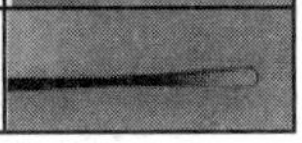

分类		编号	型号规格	头部细节展示图
钝性分离	钝（圆柱头）	9	19cm角弯90° 圆头φ0.4×2.2钛	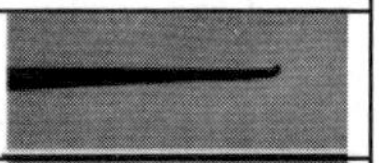
		10	19cm解弯90° 圆头φ0.6×2钛	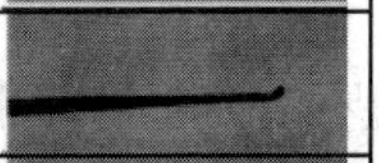
		11	19cm解弯40° 圆头φ0.4×2.4钛	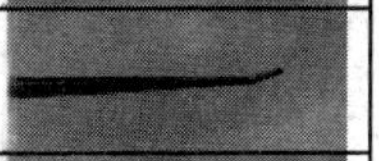
		12	19cm直φ0.6钛	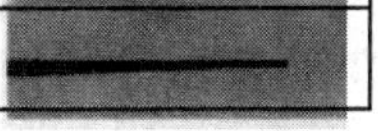

分类		编号	规格型号	头部细节展示图
钝性分离	钝（水滴头）	15	19cm直水滴头φ0.8钛	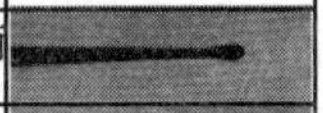
		16	19cm角弯90° 水滴头φ0.8×3钛	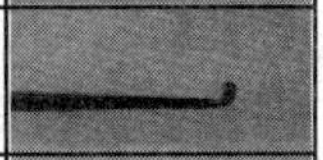
		17	19cm角弯90° 水滴头φ0.8×5钛	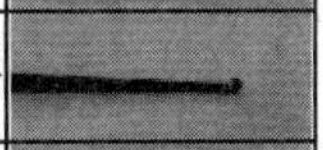
		18	19cm角弯40° 水滴头φ0.8×4钛	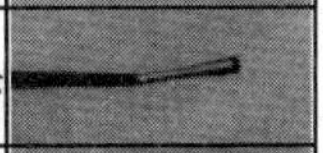
		19	19cm角弯40° 水滴头φ0.8×5.5钛	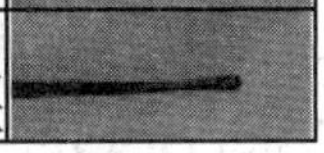

图3-39　钝性剥离器

不锈钢制成的剥离器比较普遍，经久耐用。但用于显微手术时手感比较重，操作不灵活。近年来，钛合金制成的剥离器已经逐步替代不锈钢产品（图3-40）。钛合金剥离器具有手感轻盈，耐腐蚀性好，能很好的传递组织的不同触觉，便于医生进行分辨肿瘤组织和正常组织等优势。

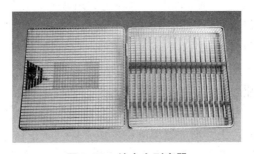

图3-40　钛合金剥离器

技术要点

显微剥离器技术要点主要包括材料、外观、表面粗糙度、耐腐蚀性等。

四、口腔科手术器械

（一）开口器

1. 概述　开口器，又称张口器，是用于呼吸困难或者神志不清需洗胃等用的撑开口腔的器械（图3-41）。开口器本体呈"U"形，本体的两个端部分别固接有一个手柄。开口器本体具有弹性，两个侧臂在受到由外界压力的压迫时可以向开口器本体的内部或外部中弯曲，当外部压力消失时，两个侧臂再恢复到原来的位置。为了防止医生在把持手柄

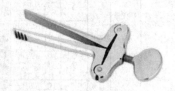

图3-41　丁字式开口器

时手部打滑，手柄的外侧面上设有麻纹。采用这种结构的一次性口腔开口器，结构简单、操作简便，且成本低廉，适用于各种口腔医疗院所使用，特别适合在口腔医疗手术中使用。金属材质开口器，用于急救时撑开口腔，一般采用医用不锈钢制成，国内外不锈钢材质的优劣及工艺有差异，一般国产开口器分为：钳式、丁字式、横式、方框式、麻醉式（左、右）等规格，价位基本在千元以内。而进口的开口器多以使用者姓名命名，注重使用者手术时的灵敏、舒适，口腔科以戴维氏半开口器最为著名，包含5个压舌板，框架上有固定压舌板按钮、五片压舌板、带插管接口，可安全地将插管从压舌板底部插入；半开口器架上有两个卡牙钩和一个压舌板固定按钮，三个新型设计压舌板，带插管槽，可安全地将插管从压舌板底部插入；全开口器套件架上有两个卡牙钩和卡牙钩固定弹簧，左右两边各一把小拉钩，一个压舌板固定按钮，三个压舌板，带插管槽，可安全地将插管从压舌板底部插入。

2. 使用方法

（1）开口器适用证　①张口受限：因牙关紧闭症或颞下颌关节运动受限造成张口运动度过少的患者。②颞下颌关节和（或）肌肉疼痛。③康复治疗：用于颌骨手术后的物理治疗。④预防颌骨疾病：在经培训的临床医生的指导下，可用于张口运动受限倾向的患者作为预防使用，例如鼻咽癌、头颈部癌治疗的患者等。

（2）放入位置　从白齿处放入，白齿就是磨牙，在口腔的最里面，第三颗叫做智齿，白齿面比较大、平且稳固，容易放入，不至于被外力弄掉。放入压舌板后再放开口器，慢慢旋动旋钮使口腔张开。

（3）开口器的消毒　舌钳、开口器常用于紧急情况下抢救患者时用的，缠纱布的目的是为了保护患者的牙齿和舌头，增加器械的韧性或弹性，防止将患者的口腔黏膜、牙龈或舌头弄破。用完取掉废弃的纱布，清洗后缠上纱布再送经高温高压蒸汽灭菌后，备用。

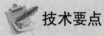 **技术要点**

依据标准YY/T 0179开口器主要技术要求包括：外观、螺钉固定牢固、强度、耐腐蚀性能。

（二）牙挺

1. 概述　为拔牙工具之一，用于在拔牙前将牙挺松，以方便牙齿的拔出。牙挺由刃、柄和杆三部分组成。牙挺作用的原理有杠杆原理、楔的原理和轮轴原理。三种力量可以单独使用，亦可互相结合（图3-42）。

牙挺使用时，必须遵循下列规则：

（1）绝不能以邻牙作支点。

（2）除拔除阻生牙或颊侧需去骨者外，龈缘水平处的颊侧骨板一般不应作为支点。

（3）龈缘水平处的舌侧骨板，也不应作为支点。

（4）必须以手指作保护，以防牙挺滑脱。

（5）用力必须有控制，挺刃的用力方向必须正确。

牙挺子

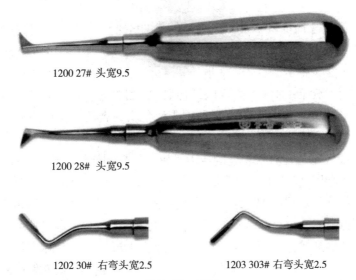

1200 27# 头宽9.5

1200 28# 头宽9.5

1202 30# 右弯头宽2.5　　　1203 303# 右弯头宽2.5

图3-42　牙挺

2. 分类　根据应用力学原理和实际需要，设计有直挺、弯挺、根尖挺、巴氏挺及三角挺等类型。临床工作中最常用的是直挺。

（1）直挺　可用于各类牙齿拔除术。牙挺主要起着断裂牙周膜、挺松牙根的作用。操作时，要把牙挺的喙插入牙根与槽骨之间的间隙内，以牙槽嵴为支点，通过旋转和向根尖部楔的力量，使牙周膜纤维断裂和牙根向上移动。

（2）根挺　挺喙较细长，左、右侧方向成对，挺杆成角弯曲，主要用于挺松残根或较长的断根。

（3）根尖挺　挺喙较根挺的喙更薄、小而锐利。由左、右成对的、弯曲的挺杆及直的根尖挺三把，组合为一套。临床上主要用于根尖部断根拔除。

（4）三角挺　也是左、右成对，挺喙为内凹状的三角形。喙部较坚厚，主要用于拔除下颌磨牙的断根、挺松下颌第三磨牙或去除牙槽纵隔等。

（5）巴氏挺　挺喙为内凹，而且成角弯曲的牙挺，左、右成对，主要用于拔除上颌第三磨牙。

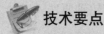

技术要点

依据标准YY/T 0170.1牙挺，牙挺主要技术要求包括尺寸、材料、硬度、强度、焊接部密合性、耐腐蚀性。

（三）牙探针

按照牙周探针的发展，可分为三代。临床上常用的牙周探针为第一代牙周探针（以下简称"普通牙周探针"），使用方便，但其测量结果易受探针类型和探针压力等因素影响，即使同一位医师探针不同位点时探针力量也会从5g至135g不等，直接导致探针结果的重现性较差。

第二代压力敏感牙周探针，最具代表性的是TPS探针。TPS探针将探诊压力标准化，通过一个弹簧系统将探针压力控制在0.2N的水平上，其工作端尖端为0.5mm的球形，可更换，能有效避免交叉感染。有研究表明，普通牙周探针和TPS探针均能较准确地反映牙周袋实际深度，而TPS探针能更好地反映结合上皮（牙龈上皮附着在牙表面的一条带状上皮，从龈沟底开始，向根尖方向附着在釉质或牙骨质的表面）真正的临床附着水平，对牙周袋深度的测量更准确。

第三代牙周探针是与计算机相连的压力敏感电子牙周探针。代表产品为20世纪80年代，由美国研制出固定探针压力的弗罗里达探针系统。该系统由探针手柄、数据采集、脚踏控制、计算机和显示器等部分组成。可设定固定的探针压力，探测结果可由计算机自动记录，并以图像显示，可全面直观地反映牙周组织状况，探测结果的可重复性优于普通牙周探针。由于普通牙周探针与电子牙周探针相比，性价比高，使用方便，因此仍是临床使用的主流产品。我国目前无统一的牙周探针标准。目前我国牙周探针产品种类繁多、形状尺寸各异，产品质量良莠不齐，迫切需要制定相关行业标准（图3-43）。

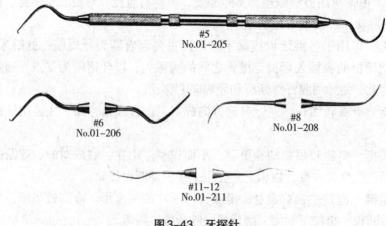

#5
No.01-205

#6
No.01-206

#8
No.01-208

#11-12
No.01-211

图3-43　牙探针

依据标准YY/T 1014牙探针主要技术要求包括：尺寸、硬度、头部锥度、耐干热性、耐腐蚀性、表面粗糙度等。

第五节　输血、透析和体外循环器械

? 问题

输血、透析和体外循环器械主要包括哪些种类？

血袋、一次性使用真空采血管、一次性使用真空采血器、动脉穿刺器、中空纤维血液透析器的基本原理分别是什么？

一、血袋

血袋为封闭的单袋或多联袋系统是一次性使用的无菌器械。不同的结构使其适合于不同方式的血液或血液成分的采集、处理、保存和输注过程。血袋主要包括一次性使用血袋、一次性使用血液成分收集袋、一次性使用血浆袋、一次性使用脐血处理袋、一次性使用紫外线透疗血液容器。本文将以一次性使用血袋为例进行阐述。

（一）概述

一次性输血袋也称为一次性使用塑料血袋。由医用聚氯乙烯经邻苯二甲酸二（2-乙基己酯，DEHP）增塑后加工而成的方形袋子，是供人血及其成分的采集、分离、贮存、输血的容器的总称。包括采血袋（用于采集、分离、贮存、输注全血）、转移袋（用于转移、贮存和输注），由转移管、输血插口、塑料空袋等部件组成，又可分单袋和多袋（由一个血袋和一个或多个转移袋组成）。产品需符合医用标准，用后销毁。根据《医疗器械分类目录》的规定，该产品是第三类医疗器械。

（二）基本原理

使用采血针静脉穿刺后，利用人体自身血压自动使血液流到血袋中保存。采样装置7和采血针保护装置2（图3-44），在采血时可以通过采样装置留取血样；在采血结束时可以用保护装置对使用过的采血针进行保护，防止出现意外。采血针在采血结束后用热合法与血袋分离。

一次性使用塑料血袋包含采血导管、采血针、输血插口、转移导管或含取得药品注册证的抗凝剂或保养液。一次性使用去白细胞塑料血袋由血袋、管路系统和去白细胞过滤器组成。血袋分为单联袋、双联袋、三联袋、四联袋和转移袋五种形式（或含取得药品注册证的抗凝剂或保养液）。产品临床用于滤除血液或血液成分中的白细胞。

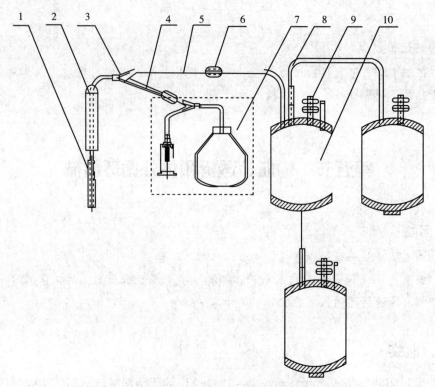

图3-44　一次性使用普通血袋

1. 采血；2.针刺保护装置；3.三通；4.堵塞装；5.采血导管；6.止流夹；7.采样装置；
8.包括堵塞装置（可以没有）的转移导管；9.输血插口；10.袋体

按功能用途可以将血袋分为传统型血袋和去白细胞血袋。传统型血袋用于全血及血液成分的采集、贮存、处理、转移、分离和输注，根据袋型结构不同可得到以下血液成分：血浆、红细胞悬液、新鲜冰冻血浆、手工制备血小板。相对于去白细胞血袋（非袋式），操作相对简单、分离、转移的成本低，是目前大多数采供血机构和基层血站普遍采用的方法。去白细胞血袋的优势是可去除血液中90%以上的白细胞，可避免和减少因输注白细胞而引起的输血反应和疾病。

（三）临床常见问题

1. 血袋破裂　血袋破裂的主要原因是因为在离心过程中，高速旋转的血液承受的压力全部积压在血袋上，而血袋不和离心桶接触，其承受的压力无法释放到桶的内壁，随着离心速度的增加，加在血袋上的离心力便会超过血袋的承载能力，从而造成血袋爆裂。

主要解决办法：①尽量使用专用的离心杯桶，使血袋与离心杯形状吻合，减少空隙的形成。若离心杯内空隙太大，需用水袋或软塑料配平物固定。②在正确安装的条件下，选择合理的离心参数。③冷藏后的血袋导管变硬，使弹性韧度降低，冷藏后的血液应在室温中放置3~6min后再离心。④袋体面向旋转中心放置血袋。

2. 溶血　红细胞在低渗溶液作用下，细胞会发生肿胀、破裂释放出血红蛋白。红细胞破裂，血红蛋白逸出称为红细胞溶解，简称溶血。

主要原因包括：①血液自身原因，血液在不离心分离的情况下亦能出现溶血现象，出现这种现象的可能性不超过0.5‰。②抗凝剂原因。③血液保存不当造成溶血：血液在贴冰箱壁放置时，血细胞因遭到低温破坏而溶血。④血液加工过程中受挤压：挤压因素包括排气时用力太大、排气时忘记打开流量调节器。⑤出现血凝块：血凝块是采血过程操作不当造成的。血凝块不会造成溶血。但由血凝块造成的血流不畅及随之而来的人为挤压极易造成溶血。⑥离心力造成溶血：当离心转速不稳或盛装血袋的离心桶结构不合理时，也容易出现溶血。

技术要点

依据标准GB14232.1一次性使用血袋的技术要求主要包括无菌、无热原、无急性全身毒性、无溶血反应，尺寸、标记、寿命透明度、微粒污染、采集速度、空气含量、加压排空、热稳定性、抗泄漏等。

二、一次性使用真空采血管

（一）概述

一次性使用真空采血管（以下简称真空采血管）的命名应以发布的国家标准、行业标准以及《医疗器械产品分类目录》中的产品名称为依据。通用名称为一次性使用真空采血管。也可使用其他等效的名称，如一次性使用真空静脉血样采集管、一次性使用负压采血管等。

典型的真空采血管一般由采血容器（试管）、塞子、盖子、标签和添加剂（如果有）和附加物（如果有）组成（图3-45）。在国家《医疗器械分类目录》中真空采血管为第二类器械。

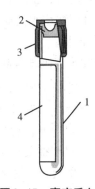

图3-45　真空采血管
1. 采血容器（试管）；2.塞子；
3-盖子；4.标签

（二）基本原理

真空采血管需与静脉采血针配套使用，见图3-44。人体静脉血液在真空采血管内部预形成的负压作用下，通过采血针抽入血样容器（血样抽入的过程即是真空释放的过程，抽入量与容器的规格和真空度有对应关系）。采血针一端刺入人体静脉后，另一端插入真空采血管的胶塞。该端套有自密封橡胶套，在一次静脉穿刺下，可以实现多管采集而不发生泄漏。

常见的采血针有硬连接式和软连接式两种。硬连接采血针的内腔体积很小，对采血体积的影响可以忽略，但发生逆流的概率相对要高一些，硬连接采血针需要与持针器配套使用。软连接的采血针发生逆流的概率相对要小一些，但其内腔体积较大，会消耗一部分采血管的真空度，从而降低其采集量。不同用途的采血管中含有不同的添加剂或附加物。真空采血管及其配套产品如图3-46（a）中，通过硬连接采集血样见图3-46（b）。

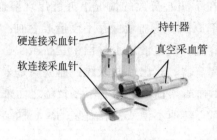

（a）采血针及采血管

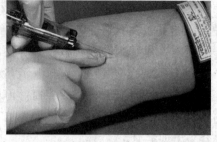

（b）通过硬连接采血针向采血管内采集血样

图3-46　真空采血管及相关配套产品及使用

（三）主要组成部分及特点

真空采血管与一次性使用无菌静脉血样采集针配套使用，采集静脉血样进行临床检验。含有不同添加剂或附加物的真空采血管用途有所不同。

1. 采血容器（试管）　常见的采血容器材料有玻璃和PET（聚对苯二甲酸乙二醇酯）两种。玻璃容器应以制作分析玻璃仪器用优质硼硅玻璃为材料，常由玻璃管加工而成。由于玻璃容器易碎，临床上有较大的安全隐患。玻璃容器在生产中需要进行酸洗、碱洗和内部进行硅化处理，使其具有良好的化学惰性和生理惰性（以保证对血样分析的准确性）。对清洗用水的质量和硅油的质量有较高的要求。据有关反映，玻璃管存在辐照后会变色等缺点。

PET容器因具有良好的疏水性，不易碎，使用安全，所以PET试管替代玻璃管将成为一种趋势。PET材料由于具有好的耐辐射性，因此，能对抽为真空后的采血管进行辐射灭菌。

2. 塞子　为了保证采血管的真空度，不仅要求胶塞与试管间的配合要紧密，胶塞自身的气密性也要好，药用丁基橡胶是制作真空采血管塞子的首选。塞子的结构及其与容器的配合尺寸对于抽真空工艺和真空的保持非常重要。塞子除了要求具备基本密封性以外，还要求不产生胶粉、易于穿刺、表面经过特殊的处理、避免相关物质和重金属析出等特点。

塞子在正常生产和贮存中有两个位置，第一个位置是"抽真空位"，塞子在此位置应确保不对采血管管口形成堵塞，第二个位置是在完成抽真空过程后被压入到"密封位"。为了实现胶塞在这两个位置的稳定性和可靠性，有的塞子塞体的前半部开有小的沟槽，以便于在抽真空位使管内部的空气通过它抽出；有的塞子没有专门设计排气沟槽，是通过盖子和工装的设计来达到两个位置的转换。有的真空采血管没有盖子，这需用不同颜色的塞子作为色标指示。

3. 盖子　盖子是套在瓶塞外面的塑料件，主要目的是：用不同的颜色区分不同的添加剂；盖子中间留有供采血针穿刺的开口。盖子要确保有利于采血管的抽真空过程和封口过程，便于手工或机械将试管打开时不使内部的血样溅出，并且不能使带血的瓶口和塞子接触到操作者的手和开启设备，更不能将玻璃试管管口弄破。

4. 标签　标签提供了采血管正确使用的基本信息（如公称容量、添加剂名称和体积、刻度充装线、无菌等信息）。常见的标签是贴到试管上，贴签要留出足够的供观察内装物的空间，由于贴签具有阻碍视线的缺陷，有的制造商使用透明标签，以便于医院再次贴标签。贴签要求位置要准确，以保证其上的刻度能对采集血样的体积的正确性给出基本的指示。另外，标签上也可通过用不同的颜色（与盖子相同的颜色）来区分不同的添加剂。

5. 添加剂 真管采血管中的添加剂主要包括抗凝剂和促凝剂等。YY 0314中提到供检验菌血症的细菌培养基不适合于装在真空采血管中。添加剂可以以几种物理状态供应，包括液体状态（如柠檬酸磷酸盐葡萄糖腺嘌呤、柠檬酸钠）、溶液干燥物或冷冻干燥物（如EDTA盐、肝素锂、肝素钠、氟化物/草酸盐、氟化物/EDTA和氟化物/肝素）或粉状。溶液状态容易与血样混合，由于含有水分，对血液具有一定的稀释作用，有时可能会影响检验的准确性。干燥状态的添加剂如果在试管内分布不均，大的结晶颗粒很可能不能在短时间内充分溶解于血样，从而影响预期抗凝效果（会形成凝血块堵塞检验仪器）。所以，用专用设备向容器内喷射雾化抗凝剂，使其均匀地分布于试管内壁，干燥后在管壁形成均匀的结晶体是一种理想的形式。

6. 附加物 真管采血管中附加物是为了满足某些特殊检验要求的分离胶或分离粒子等。

> **技术要点**
>
> 一次性使用真空采血管主要技术要求包括：结构、外观、密封性、公称容量、刻度、添加剂、促凝剂、无菌等。

三、一次性使用真空采血器

（一）概述

静脉采血常用于患者入院常规检查及抢救时为医生提供治疗依据，近年来采用一次性真空采血器取代一次性注射器进行采血。一次性真空采血针组件简称采血器，其顶端的采血针用于穿刺血管，尾端透明软管与尾针相连，尾针外由橡胶软管包裹，外套针帽，用于刺入真空采血试管，利用试管内的负压将血液吸入管内，见图3-47。整个采血器经环氧乙烷灭菌后，单独真空包装。

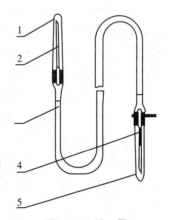

图3-47 采血器

1. 保护套；2. 瓶塞穿刺针；
3. 软管；4. 采血针；5. 保护套

（二）产品特点

（1）穿刺成功后将尾针帽拔除，直接将血液注入采血管，避免了传统方法中注射器将血液注入采血管内引起血液有形成分改变、血细胞破坏所致的溶血，检验结果更为真实可靠，采血量也更为准确。如果患者需要输液，采血后将透明软管与尾针分离再连接输液器，就可以输液，避免了采血后再重新穿刺输液给患者带来痛苦，也相应减少了护理的工作量。

（2）无菌程度高，血液污染概率小，对检验结果的干扰小。

（3）采血针易于固定。以往的注射器采血，不可避免的推拉对固定很不利，易于造成针头刺穿血管导致采血失败，一次性真空采血器可减少此类问题的发生。

（4）以往每当采血前都要先计算好需采血量，再选择合适的注射器，而使用采血器不用再计算采血量，只要根据检查项目准备好试管，穿刺成功后依次将尾针插入试管内即可，有效地节省了时间。

（5）节约成本，减轻患者负担。入院患者入院检查时采血量往往较大，以往需要使用20ml注射器，但因为20ml注射器使用是12号针头，对患者损伤大，一般都要更换成7号针头，这样又要再使用10ml或5ml的注射器，造成浪费，增加患者经济负担；现在的采血针配备的7号针头可以直接穿刺，使用后这样的问题就不再出现了。

（6）增加采血成功率。以往的采血针穿刺血管和刺入试管的针头是相连的，针头也较长，穿刺后看不见回血，不易判断穿刺是否成功，现在针头刺入血管后，透明软管内一有回血便能看见，增加了采血的成功率。

（三）临床常见问题

（1）采血针滑出血管外。穿刺成功后需要一手持采血器尾针一手持真空采血管进行采血，这时针柄易左右滑动导致针头由血管滑出造成采血失败。应在穿刺成功后立即用胶带将针柄固定，防止针柄滑动即可放心采血了。

（2）尾针脱落或尾针与软管座处漏血，造成血液浪费。措施：采血前将软管座与尾针接牢，采血时用持尾针手的中指将软管座固定紧即可。

（3）采血时造成血管瘪曲、塌陷。连接真空采血管后因管内负压一瞬间较大而使血管瘪曲、塌陷，针头紧贴血管壁，造成采血困难或采血失败。措施：尽量选择血量充足、平直的血管。

（4）采血后透明软管仍有余血。真空采血试管利用负压将血液吸入管内，采血完毕时由于管内外压力相等，透明软管内的血液多数不能再注入试管而造成浪费。措施：在连接最后一支采血试管的同时将止血带解开，等到快采满所需血量时拔针，这样利用负压作用将透明软管内的血液吸入试管内，不会造成以上浪费。

（5）穿刺血管成功后连接真空采血管，但血液不能进入管内，此时排除血容量不足及血管塌陷，大多是真空采血试管内负压消失的原因。措施：选择一次性未使用过的采血试管，若前一次采血失败，只要尾针刺入试管，即使试管未被污染，也不可再用，重新采血时必须更换试管，切忌采血前就将采血器尾针刺入真空试管，以上两点都会使真空试管与大气相通，使负压消失，血液不能自动流向管内，导致采血失败。

技术要点

依据标准YY0115一次性使用采血器的主要技术要求包括：尺寸、外观、密合性、连接牢固性、微粒含量、溶出液化学性能、环氧乙烷残留等。

四、动静脉穿刺器

动静脉穿刺器与血液成分采集机（如离心式，旋转膜式）或血液透析机等配套，在血液透析、血液滤过和血液透析滤过等过程中用于从动脉采集血液，并将处理后的血液或血液成分回输给人体；还可用于血液体外循环或从患者体内采集大量血液的治疗过程，例如血浆置换、血液灌洗和细胞分离等。内瘘成熟的患者，在进行血液透析治疗时需要使用两根一次性使用动静脉穿刺器（以下简称穿刺器）。将穿刺针刺入动静脉内瘘，将内圆锥接头与血液净化装置的血液透析管路连接，通过透析器形成回路，为透析患者建立临时血液通路，以完成血液透析时血液的输入与输出。

穿刺器由穿刺针保护套、穿刺针、针柄、止流夹、软管、内圆锥接头、接头保护套组成（图3-48）。一次性使用动静脉穿刺器见图3-49。

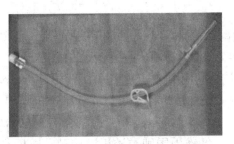

图3-48　一次性使用动静脉穿刺器

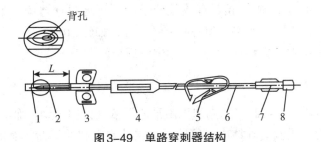

图3-49　单路穿刺器结构

1.穿刺针保护套；2.穿刺针；3.针柄；4.防针刺保护装置；5.止流夹；

6.软管；7.内圆锥接头；8.接头保护套

动静脉穿刺器各配置所用材料见表3-9。

表3-9　一次性使用动静脉穿刺器材料一览表

组成部件	材料
穿刺针保护套	聚乙烯（PE）
穿刺针	304不锈钢
针柄	丙烯腈-丁二烯-苯乙烯树脂（ABS）
软管	聚氯乙烯（PVC）（增塑剂为DEHP）
止流夹	丙烯腈-丁二烯-苯乙烯树脂（ABS）
内圆锥接头	聚氯乙烯（PVC）（增塑剂为DEHP）
接头保护套	丙烯腈-丁二烯-苯乙烯树脂（ABS）

技术要点

依据标准YY/T0328一次性使用动静脉穿刺器主要技术要求包括结构、材料、微粒污染、密封性、流量、针管、色标、止流夹、酸碱度、蒸发残渣等。

五、中空纤维血液透析器

（一）概述

血液透析器、透析液配比装置、血液管路和透析液监控装置总称为血液透析装置，即人工肾。血液透析是一种较安全、易用、应用广泛的血液净化方法之一。人工肾主要作为治疗终末期肾病的一种方法，其应用科室主要有血液净化中心、肾内科、泌尿外科、ICU。

中空纤维血液透析器（简称透析器）由空心纤维透析膜和支撑结构两部分组成。空心纤维直径200~300μm，壁厚5~50μm。每支透析器有8000~10000根左右的空心纤维。血液由空心纤维中心通过，纤维周围则与透析液接触。透析器具有选择性透析的能力，一些小分子物质如尿素（分子量60）、肌酐（分子量113）、葡萄糖（分子量180）等，这些小分子可以自由的通过透析膜。有些大分子则不可通过通透膜，如白蛋白（分子量68000）、球蛋白（分子量150000）和一些有形成分，如红细胞、白细胞、病毒和细菌等。在国家《医疗器械分类目录》中一次性使用中空纤维血液透析器为第三类器械。

（二）基市原理

透析是指溶质通过半透膜，从高浓度溶液向低浓度方向运动。血液透析是通过弥散、对流、超滤、吸附等机制清除体内有害物质，维持水电解质平衡。血液透析包括溶质的移动和水的移动，即血液和透析液在透析器（人工肾）内借助于半透膜接触和浓度梯度进行物质交换，血液在膜内，透析液在膜外形成双向流动，使血液中的代谢废物和过多的电解质向透析液移动，透析液中的钙离子、碱基等向血液中移动，如图3-50所示。

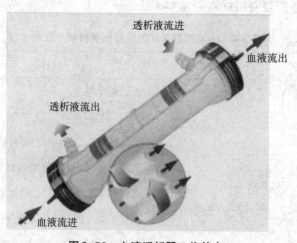

透析液流进
血液流出
透析液流出
血液流进

图3-50 血液透析器工作状态

中空纤维血液透析器的基本结构组成见表3-10。

表3-10 中空纤维血液透析器结构组成

部件	空心纤维膜	外壳	端盖	封口胶	O型圈	保护帽
材质	聚砜/聚醚砜	聚碳酸酯	聚碳酸酯	聚氨酯	硅胶	聚丙烯

注：所列材质仅为代表材质，目前市场仍有其他材质的配件。

中空纤维血液透析器可根据其对中分子物质的清除能力分为高通型、中通型、低通型。中空纤维血液透析器产品图示见图3-51。

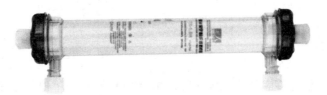

图3-51 空心纤维血液透析器

技术要点

依据标准YY0053，血液透析器主要技术要求包括：无菌、无热原、密合性、尺寸、超滤率、清除率、血室容量、压力降等。

六、血液净化装置的体外循环管路

（一）概述

血液净化装置的体外循环血路将与血液透析器、一次性动静脉穿刺针连接，利用血泵提供动力，通过动、静脉穿刺导出，导入人体血液，形成体外循环回路，用于血液净化治疗。

血液净化装置的体外循环血路（简称透析管路）主要在医院的血液净化室、肾内科、ICU广泛应用。在国家《医疗器械分类目录》中血液净化装置的体外循环血路为第三类器械。

（二）基本原理

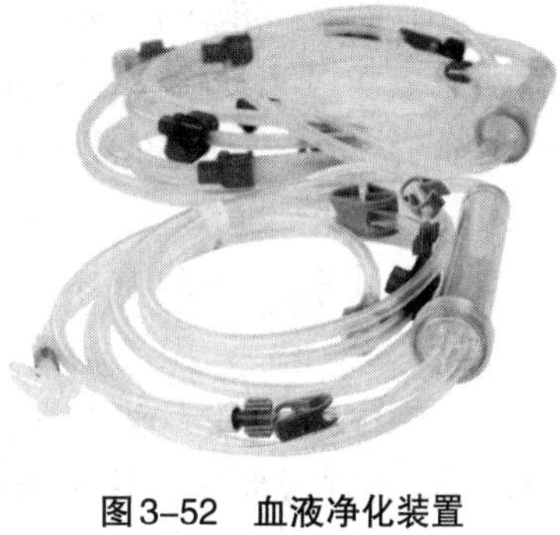

血液净化装置的体外循环血路是用于临床血液透析时建立临时的血液通道，主要由动脉管路和静脉管路组成，红色接头为动脉端，蓝色接头为静脉端。动脉管路由液路管、附管、泵管、肝素管、透析器接头、透析器接头帽、动脉壶、泵管接头、母针基、保护帽、采样口、旋转接头、冲洗接头、止流夹组成。静脉管路由液路管、附管、透析器接头、透析器接头帽、气体捕获

图3-52 血液净化装置
体外循环血路

器、滤网、母针基、保护帽、采样口、旋转接头、冲洗接头、止流夹、传感器保护器等组成（图3-52）。

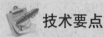

技术要点

依据标准YY0267，血液净化装置的体外循环血路技术要求主要包括：无菌、无热原、机械性能、血路顺应性、微粒污染、化学性能等。

七、氧合器

（一）概述

氧合器（又称人工肺）能够在手术中短期替代人体肺部功能，是进行体外血液气体交换的手术器材。氧合器能够将人体引出的静脉血转换为动脉血并经泵的作用回输到人体内，在心脏直视手术期间，可为全身器官提供氧气并为手术提供良好的手术视野。在我国《医疗器械分类目录》中，氧合器属第三类医疗器械。

（二）工作原理

人体中的血液气体交换遵循气体分压平衡原理，即单一气体从浓度较高一侧向浓度较低一侧扩散，由于二氧化碳和氧气的分压不同，流经肺毛细血管的血液从肺泡内获得氧气并释放出二氧化碳成为动脉血，而血液流经组织毛细血管时氧气被组织吸收利用，并从组织中吸收二氧化碳成为静脉血。氧合器按照这一原理，对人体血液进行体外气体交换。

根据基本结构的不同，氧合器可分为鼓泡式氧合器和膜式氧合器。

1. **鼓泡式氧合器**　血液进入氧合室后，氧气经过发泡板在血液中形成大小不一的微气泡。血液在气泡表面进行气体交换。之后氧合血依次进入变温室、血库（在血库内进行消泡）、动脉微栓过滤器、动脉插管，最后进入人体。

鼓泡式氧合器的基本结构示意图如图3-53所示。

2. **膜式氧合器**　血液经静脉插管进入血库后，依次经过变温室、氧合器、动脉微栓过滤器、动脉插管，最后进入人体。

膜式氧合器的基本结构示意图如图3-54所示。

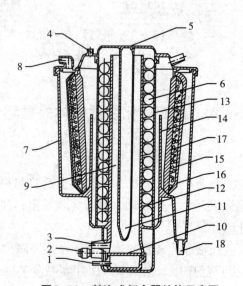

图3-53　鼓泡式氧合器结构示意图

1. 氧气入口；2. 进出水口；3. 静脉血入口；
4. 注液口；5. 观察窗；6. 热交换器；7. 贮血筒；
8. 排气口；9. 氧合室；10. 发泡板；11. 中心柱；
12. 内筒；13. 外筒；14. 溢流筒；15. 消泡层；
16. 过滤层；17. 支撑架；18. 动脉出口

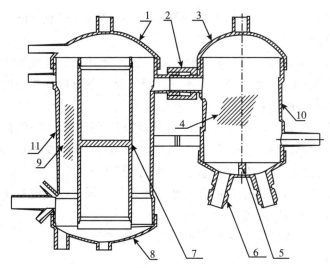

图3-54 膜式氧合器结构示意图

1. 氧合室上盖；2.连接螺母；3.变温室上盖；4.变温膜；5.分水条；6.变温室下盖；

7. 芯轴；8.氧合室下盖；9.氧合膜；10.变温壳；11.氧合壳

氧合器各部件所用材料如表3-11所示。

表3-11 氧合器所用材料

零部件	一般使用材料
氧合室上盖	聚碳酸酯
连接螺母	
变温室上盖	
变温室下盖	
芯轴	
氧合室下盖	
变温壳	
氧合壳	
变温膜	PET、不锈钢
氧压膜	聚丙烯、硅胶、聚四氟乙烯
分水条	硅胶或不采用分水条
芯轴	聚碳酸酯

（三）临床常见问题

1. 鼓泡氧合器

（1）不发泡 通入气体后，发泡板没有气泡出现或只有少量气泡。原因：因鼓泡式氧合器发泡板的孔径较小，在表面张力的作用下，导致无法顺利发泡，多见于小流量小气量和刚开始转流情况。

（2）氧合不良，氧流量　血流量达到3∶1，仍不能达到氧合效果。原因：发泡板破裂；发泡板发泡不均匀；发泡板开孔率不够；氧气流量不够或气体通路漏气；氧合器选择错误，大体重选用小规格氧合器。

（3）去泡不良、兜血　转流开始后，可以观察到消泡网外面有明显气泡、血沫现象；转流开始后血液液面迅速超过血库报警液面。原因：氧合器质量问题（消泡部分）；工作时间过长；氧合器选择错误，大体重选用小规格氧合器。

（4）渗漏　氧合器与管路接口部分有血渗出、氧合器各连接处有血渗出、变温水路变红。原因：氧合器质量问题等。

（5）接口断裂、壳体破损　原因：可在产品运输或生产中造成。

2. 膜式氧合器

（1）氧合不良　空氧混合动脉血端氧分压低于100mmHg后改用纯氧，气血比2∶1时依然不能改善情况的。原因：质量问题；氧合器超出使用时间；气体通路不通畅；大体重选用小规格氧合器。

（2）渗漏　氧合器与管路接口部分有血渗出、氧合器各连接处有血渗出、膜式氧合器出气口有血渗出、变温水路变红。原因：氧合器质量问题；氧合器超出规定使用时间。

（3）接口断裂、壳体破损　原因：可在产品运输或生产中造成。

（4）泵压过大　原因：氧合器超出使用时间，氧合器血路堵塞；氧合器血路有异物；其他器械血路不通畅。

技术要点

依据标准YY0604氧合器主要技术要求包括：无菌、无热原、密合性、血液容积、还原物质、重金属、酸碱度、蒸发残渣、紫外吸光度、环氧乙烷残留量等。

第六节　其他无源医疗器械

⑦ 问题

简述固定矫正器托槽、医用敷料、外科口罩、宫内节育器等产品的特点及技术要点主要有哪些？

一、口腔材料及器具

口腔材料及器具主要包括口腔填充修复材料、口腔义齿制作材料、口腔正畸材料及制品、口腔治疗辅助材料、口腔治疗器具等，本文将以口腔正畸器具中固定矫正器的托槽为例进行阐述。

（一）概述

托槽是固定矫治技术的重要部件，用粘接剂直接粘接于牙冠表面，弓丝通过托槽而对牙施以各种类型的矫治力。托槽由不锈钢、生物陶瓷或复合树脂制成，其主要作用在于固定弓丝，从而使弓丝更好的发挥作用，传递矫治力，以此控制牙齿三维的移动，达到正畸矫治的目的（图3-55）。依据国家《医疗器械分类目录》，托槽属于第二类医疗器械。

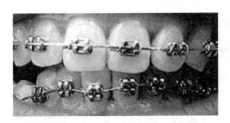

图3-55 固定矫正技术正畸图

（二）基本组成

托槽一般由以下三个部分组成。

1. 槽沟 呈唇颊向水平开口，便于弓丝顺畅地从唇颊面放入加力。见图3-56。

2. 托槽翼 便于结扎固定弓丝，翼上可附拉钩供牵引用，按托槽翼形态可分为单翼、双翼和三翼。

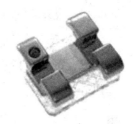

3. 基底 其形态设计主要为加强与牙面的粘接力，托槽基底面形态与各牙齿的唇颊面形态相适，具有金属网格或刻蚀的底板，通过粘接剂，使托槽牢固地粘接于牙面上。

图3-56 托槽翼及槽沟

按材料分类：正畸托槽材料大体分为金属、陶瓷、复合材料及塑料4大类。托槽发展的早期（20世纪初期），多是贵金属制成。因为贵金属有着良好的加工性能，适合于当时的手工加工工艺，且有较好的耐腐蚀能力，但它的缺点也是明显的，如硬度等机械性能差，易变形，价格昂贵等。随着冶金工业和机械工业的发展，不锈钢材料逐渐用于托槽系列。因不锈钢含一定成分的镍，所以对镍过敏者不适用，有资料显示，约11.1%的女性及2.2%的男性对镍有确定的过敏反应。纯钛托槽质轻，生物相容性好，耐腐蚀。丝槽摩擦系数与不锈钢托槽相当，但由于金属钛价格昂贵，且美观上无明显改善，因此钛托槽使用者并不多。

1986年问世的陶瓷托槽迅速成为塑料托槽的替代产品。制作陶瓷托槽的原料主要是氧化铝及氧化锆，其中氧化铝使用较多。陶瓷托槽的外观也是令人满意的，可以通过控制陶瓷的组成成分和加工工艺生产出白色、牙色及半透明的陶瓷托槽。陶瓷托槽还具有良好的生物相容性、抗张强度和牙釉质的黏结强度等机械性能，都明显优于不锈钢托槽。

　　此外还有镀膜的不锈钢托槽、不锈钢精密内衬塑料托槽及陶瓷托槽、瓷填料塑料托槽、带不锈钢底板的陶瓷托槽及塑料托槽等复合托槽，这样既可兼备各成分的优点，又能弥补各自的不足。

（三）临床常见问题

　　1. 疼痛　疼痛主要发生在第一次佩戴矫治器及每次调整加力时。首次粘贴全口正畸托槽后5~6h后，牙齿就会出现酸胀疼痛的症状，咬物和受力时较明显，第二、三天达到最高峰，以后几天逐渐减弱，成人患者疼痛持续时间会更长一些，但一般都会在一周后基本消失。以后每次复诊加力后，当天或是持续几天也会有同样的酸胀疼痛，但程度没有首次严重。

　　2. 托槽脱落　一般托槽不会完全掉下来，只是在弓丝上来回滑动，但是如果是最后的托槽脱落，托槽也有可能会完全掉下来。托槽脱落影响治疗效果，延长疗程。如托槽不慎脱落应保存好并联系医生进行再次粘接。

　　3. 清洁　口腔卫生对于正畸患者尤为重要。佩戴正畸托槽后，牙齿上会增加很多物件，易引起食物嵌塞，导致牙龈炎、牙周炎等。因此每次餐后均需使用儿童牙刷刷牙，并可借助特殊的工具，例如：牙间隙刷、牙线等，有条件的还可以选择水牙线、冲牙器等设备辅助清洁一些不易清洁的部位。

技术要点

　　依据标准YY/T 0915《牙科学正畸用托槽和颊面管》和YY/T 0991《正畸托槽临床试验指南》，托槽的技术要求包括：外观、尺寸、粗糙度、焊接强度、耐腐蚀性、粘接强度、危险元素、弓丝槽的光滑度等。

二、医用卫生材料及敷料

　　本文将对医用敷料进行简要阐述，主要以壳聚糖敷料、无菌敷贴、医用手术薄膜为例。

（一）概述

　　医用敷料，是指用以覆盖疮、伤口或其他受损伤皮肤的医用材料。皮肤因创伤、烧伤、脓肿溃烂等原因引起的伤害后会引起机体的一系列的问题，如细菌感染、水分和蛋白质过度流失、内分泌及免疫功能失调等，严重的可能危及生命。因此，皮肤损伤后，通常需要采用皮肤的替代品医用敷料来保护伤口，防止创面感染和严重脱水，部分新型辅料可以提供有利于伤口愈合的湿润环境，促进创面愈合。

　　在20世纪中期，伤口湿润环境愈合理论颠覆了使用将近一个世纪的干燥伤口愈合观念。新型医用敷料应用而生，其是根据"湿润愈合理论"研制的，能保持创面湿润，而推动这类产品发展有两个因素，即医疗界对伤口愈合治理过程的理解和材料技术的不断发展。在2005年，英国皇家护理学在压疮指南中将敷料分为五大类：接触性敷料、主动性敷料、被动敷料、互动性敷料、抗菌性敷料。

随着全球人口的高龄化及慢性病逐年增加，慢性伤口的发生概率在升高。随着科技进步，医学临床上对于伤口也趋向需要更有效率及效益的照护方法。过去传的绷带、纱布、棉球等一般敷料已不足应付现代大量且多样化的伤口状况，临床上需要更有效的伤口复原医材及更符合多样化疾病伤口的敷料照护。各式人工材质陆续被开发出来作为现代敷料的基质以取代传统敷料，加上生物医学科技大大进步，高阶敷料也孕育产生。结合化工材料、机械、纺织的传统产业技术，大大提敷料的性能得到很大提升，功用也多元化了。未来高阶敷料的发展不只是材质设计能够舒适地覆盖伤口，更是朝向了功能性发展，如：帮助伤口愈合、含药敷料、针对伤口类型之特化敷料等。其唯一目标，就是能缩短伤口愈合进程及减轻伤口疼痛。

新型医用敷料可以缩短伤口愈合时间，减少医用敷料用量，显著缩短护理时间，迎合患者要求。另外，新型医用敷料疗效快、效果好等特点是传统敷料难以比拟的，因此，医用新型敷料将有更大应用市场。

（二）基市原理

结合湿润愈合理论，新型医用敷料所提供的密闭环境能够有效保留伤口渗液，提供伤口快速愈合所需的湿润环境。该环境可加快表皮细胞迁移速度。因为干性环境下伤口表面容易形成结痂，结痂迫使表皮细胞的迁移绕经痂下，阻碍表皮细胞的迁移，延长了愈合时间。湿润的创面和低氧的环境能维持创缘到创面中央正常的电势梯度，刺激毛细血管的生成，促进成纤细胞和内皮细胞的生长，促进角质细胞的增殖，还可促使更多的生长因子受体与生长因子结合，从而促进创面愈合；密闭环境能有效保证伤口渗液不粘连创面，避免新生肉芽组织再次机械损伤，减轻疼痛。

保留在创面中的渗液释放并激活多种酶和酶的活化因子，特别是蛋白酶和尿激酶，进入坏死组织与纤维蛋白的溶解。保留的伤口渗液，也能有效地维持细胞的存活，促进多种生长因子的释放，刺激细胞增殖，并且可能参与生长因子的传递和旁分泌过程。在敷料提供的密闭环境下，体系呈微酸环境，能直接抑制细菌生长，并有利于白细胞繁殖和发挥功能，同时防止细菌透过，预防和控制感染。

（三）产品特点

1. 壳聚糖敷料

壳聚糖敷料是一种以优质的海蟹壳为原料，经一系列提取、分离、纯化和改性加工工艺而制成的高科技伤口敷料，其不仅具有天然抑菌、止血、镇痛、护创、促进伤口愈合的功能，而且具有良好的生物相容性。

壳聚糖敷料具有下列特性。

（1）卓越的吸湿性，可在创面上形成水凝胶层，促进伤面愈合。

（2）壳聚糖可以与红细胞表面的阴离子作用，产生红细胞聚集进而达到止血效果。

（3）具有良好的抗菌性，对 G^+、G^- 致病菌具有良好的抑菌效果，因为纤维吸湿溶胀，将细菌固定在纤维之间，故有抑菌作用。

（4）保护神经末梢，减轻伤口疼痛。

（5）能够促进创面细胞的生长，利于创面的愈合。

适应证：①各类中高度渗出性伤口；②各种急慢性出血性伤口；③各类难愈合创面；④手术后伤口，溃疡性伤口，褥疮，慢性伤口的渗出期和肉芽期等；⑤一般皮肤浅表性伤口湿性创面的护理；⑥供皮区创面。

2. 无菌敷贴　主要由聚氨酯类材料和脱敏医用粘胶组成，分内外两层，内层为亲水性材料，可吸收创面渗液，外层材料具有良好的透气性和弹性。

此类敷料的特点如下。

（1）高透湿性　避免皮肤受到浸泡。

（2）防止细菌侵入　无外界感染的风险。

（3）防水性　患者可以淋浴或者盆浴。

（4）透明性　可以随时观察伤口。

（5）舒适柔软　可以用于身体各个部位，低过敏反应。

（6）有效的强力黏性　可在伤口上保持七天。

（7）粘贴安全简便　所采用的结构可以快速准确的黏贴。

适应证：留置针、外周静脉导管、CVC（CVP）锁骨下静脉，硬膜外导管固定。

3. 医用手术薄膜　医用手术薄膜是由高透气性聚氨酯（PU）或聚乙烯（PE）薄膜为基材，涂以医用丙烯酸酯压敏胶制作而成的一种手术敷料。

产品特性：

（1）特制的医用丙烯酸酯敏胶，具有粘贴性好，不翘边，低致敏，剥离温和等特点。

（2）设计的易撕边，使薄膜在粘贴后轻易的将纸边撕除，以免影响手术。

（3）根据临床需要可以带污物引流袋或者拒水无纺布辅巾等。

（4）在手术部位营造一个良好的无菌环境，适用各种外科手术。

技术要点

1. 壳聚糖敷料技术要求主要有：重量、水蒸气透过率、液体吸收性、异味的测定、抑菌种类与性能指标、外观、pH值等。

2. 无菌敷贴的技术要求主要有：组成（由基材、敷芯、隔离纸组成，也可以不加敷芯）、外观、克重、剥离强度、持粘性、阻水性、舒适性、阻菌性、水蒸气透过率、环氧乙烷残留量、pH值、无菌。

3. 医用手术薄膜技术要求主要包括：克重、膜克重、涂胶层克重、剥离强度、持粘性、可伸展性、水蒸气透过性、阻水性、阻菌性、环氧乙烷残留量、无菌、外观、洁净度、保护层。

三、手术室感染控制用品

手术室感染控制用品主要包括手术单、手术膜、外科手套、外科口罩、手术室用衣帽。本节将以外科口罩为例进行简要介绍。

（一）概述

外科口罩，用于专业卫生人员在手术期间，或在其他时候采集佩戴者的口和鼻子中喷出来的鼻涕细菌。医务人员常佩戴简单的外科口罩，用以保护飞沫不会溅到口里，并保障患者不被自己的飞沫传染。医护人员也时常提醒佩戴者切勿用手触摸自己的嘴或鼻子，这样会在病毒和细菌接触受污染的表面后，以其他形式进行转移。此外，也可以减少佩戴者咳嗽或打喷嚏所制造的携带细菌和病毒的液滴的传染。口罩不仅可以防止佩戴者吸入空气中的细菌或病毒颗粒，还可以捕获一些粒子，但效果低于呼吸器。

根据记载，首位临床应用者是1897年巴黎的一位名叫保罗·贝格的医生。外科口罩在人口稠密的东亚国家备受欢迎，用以减少传播空气疾病的机会，而在日本，人们生病期间在公众场合佩戴口罩是很平常的事情，这样做可防止疾病传播。在SARS病毒肆虐期间，外科口罩在中国、越南和加拿大等广泛使用。2007年日本的禽流感疫情、2009年美国和墨西哥城的H1N1禽流感（亦称猪流感）口罩也广泛使用。在尘土飞扬的环境中工作的环卫工人也佩戴这种口罩。在高风险环境下，鉴于N95构造和固定绑带提供的更好保护，N95可替代外科口罩。现代的外科口罩由纸和无纺布材料制造，每次使用完后要及时丢弃。

（二）组成及分类

外科口罩的构造依据其模式，通常为3层纱，在两层无纺布中间夹着一层过滤布，作为微生物进入或阻挡到口罩的的过滤器，大多数口罩还配有褶皱（通常为3褶），让使用者可以把口罩延展，覆盖鼻子到下巴的区域。目前有3种不同固定方式的口罩，最为流行的是耳挂式，有一条无纺布线附属在口罩上，挂在耳朵的后面。其他的方式还有头戴式和领戴式，头带由四段无纺布带组成，用于绑在头后面，类似于松紧带的功用。

医用口罩的种类很多，常见的医用口罩为一次性无纺布口罩、纱布口罩以及特效抗病毒口罩。

（1）一次性无纺布口罩，层数多为三层以上，达到隔绝细菌、灰尘，而且一次性使用，安全可靠，无二次感染的危险。

（2）纱布口罩，作为一直以来都在使用的口罩类型，纱布口罩在医护领域、科研领域都有很广泛的应用。

（3）抗病毒口罩，主要是以特殊材质，中间加过滤层，一般过滤层采用活性炭毡或熔喷布。有杀菌、灭菌的功效。

按性能特点及适用范围来分，医用口罩可分为：医用防护口罩，医用外科口罩，普通医用口罩。

> **技术要点**
>
> 依据标准YY 0469外科口罩的技术要求包括：外观、尺寸、鼻夹、口罩带、液体阻隔、过滤效率、气体交换、阻燃性、微生物指标、环氧乙烷残留量、皮肤刺激等。

四、避孕器械

避孕器械主要包括宫内节育器及取放器械、输卵（精）管封闭器械、屏障式避孕器械、避孕凝胶、结扎手术器械等。本文将以宫内节育器为例进行简要阐述。

（一）概述

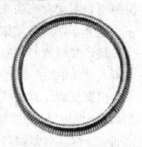

宫内节育器，是一种放置在子宫腔内的避孕装置，由于初期使用的装置多是环状的，故又称节育环。节育环对全身干扰较少，作用于局部，取出后不影响生育，具有安全、有效、可逆、简便、经济等优点，是最常用的节育用具之一。将宫内节育器放置于育龄妇女的宫腔内，通过机械性刺激及化学物质的干扰而达到流产避孕的目的，不抑制排卵，不影响女性内分泌系统，因而避免了一般药物避孕的不良反应（图3-57）。

图3-57　宫内节育器
外形示意图

现应用于临床的节育器外形多样，有圆形、T形、V形、Y形及链条状等。

（二）工作原理

人类怀孕的过程是女性的卵巢排出卵子，卵子在输卵管壶腹处受精，然后在输卵管里发育成胚胎，然后胚胎被排到子宫里着床生长。而避孕就是阻断其中的任何一个步骤。宫内节育器的避孕原理是当有胚胎欲在子宫内着床时，不断动作的节育环刮擦子宫壁，造成子宫的无菌性炎症，使胚胎无法在子宫内正常着床受孕，从而造成流产，以达到避孕的目的。宫内节育器的本质是一种长期温和的刮宫流产术。

宫内节育器的制作材料有金属、硅胶、塑料等制成，金属一般是铜。现应用于临床的节育器多为含铜或含药节育器，支架材料为塑料、聚乙烯、记忆合金等。还有一些含孕激素的宫内节育器可长期少量向宫腔内释放孕激素，使子宫内膜萎缩，不利于受精卵着床。

（三）临床常见问题

1. **意外妊娠**　宫内妊娠（带器）、异位妊娠（带器）；宫内妊娠（不带器）、异位妊娠（不带器）。

2. **脱落**　完全脱落、部分脱落。

3. **月经问题**　月经过多、月经间期出血/点滴出血等。

4. **疼痛**　下腹痛、腰背酸痛、性交痛。

5. **宫内节育器异位**　完全异位、部分异位、子宫外异位。

6. **位置和形状改变**　下移、断裂及脱结、变形等。

7. **其他健康问题**　大出血、贫血、盆腔炎、感染和炎症、妇科肿瘤、心身疾病、铜过敏等。

技术要点

依据标准GB11236和GB3156节育器的主要技术要求包括：外观、尺寸、性能、无菌、环氧乙烷残留量、生物相容性。

第七节　无源医疗器械安全性评价

? 问题

无源医疗器械安全性评价主要包括哪些方面？

生物相容性反应有哪两大类？生物相容性评价流程包括哪些主要步骤？

典型的医疗器械化学性能包括哪些试验项目？

硬度的评价方法有哪些？

一、医疗器械生物学评价

（一）定义

生物学评价是指用生物学方法按一定标准对一定范围内的环境质量进行评定和预测。生物相容性是指材料在特定应用中引起适当的机体（宿主）反应和产生有效作用的能力，用以表现材料在特定应用中与机体相互作用的生物学行为，是医用材料极其重要的性能和区别于其他材料的标志，也是医用材料能否安全使用的关键。医疗器械及医用材料的生物相容性影响其临床效用，因此需要对其进行生物学评价，以保证其使用安全。

生物相容性可分为血液相容性和组织相容性。血液相容性是指通过材料与心血管系统、与血液直接接触，考查材料与血液的相互作用。组织相容性是指通过材料于心血管系统以外的组织或器官接触，考查材料与组织的相互作用。生物医用材料与组织、细胞、血液接触时，会产生各种反应，包括宿主反应和材料反应（图3-58）。

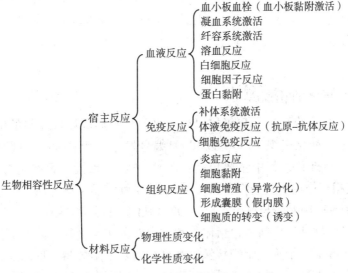

图3-58　生物相容性反应

材料反应是指机体中的生理液、细胞、酶等将对材料发生作用，主要包括材料在生物环境中被腐蚀、吸收、降解、磨损和失效。腐蚀主要是体液对材料的化学侵蚀作用；吸收作用可改变材料的功能特性，如使材料的弹性模量降低，屈服应力增高；降解可使材料的理化性质退变，甚至解体而失效，对高分子和陶瓷材料影响较大。

生物医用材料及装置植入人体后，会引起组织反应、血液反应、免疫反应三种宿主反应。

1. 组织反应 当生物医用材料与人体心血管外组织接触时，局部的组织对于异物产生一种机体防御性反应。例如植入物周围组织将出现白细胞、淋巴细胞和吞噬细胞聚集，发生不同程度的急性炎症。当材料有毒性物质渗出时，局部炎症不断加剧，严重时出现组织坏死。长期存在植入物时，材料被淋巴细胞、成纤维细胞和胶原纤维包裹，形成纤维性包膜囊，使正常组织与材料隔开。如果材料稳定，没有毒性物质渗出。则在半年或更长时间内包膜囊变薄，囊壁中间淋巴细胞消失。这一薄包膜囊也变成释放体系的缓释层。如果材料中残留的小分子毒性物质不断渗出，就会刺激局部组织细胞形成慢性炎症，材料周围的包囊壁增厚，淋巴细胞浸润，逐步出现肉芽肿或发生癌变。

2. 血液反应 材料与血液直接接触时，血液和材料之间将产生一系列生物反应。这些反应表现为：材料表面出现血浆蛋白被吸附，血小板黏附、聚集、变形，凝血系统被激活，有可能形成血栓。通常情况是：材料表面在与血浆接触时，首先吸附血浆蛋白（例如白蛋白、γ 球蛋白、纤维蛋白原等），接着发生血小板黏附、聚集并被激活，同时也会激活凝血因子，随后血小板和凝血系统进一步相互作用，最后形成血栓。目前主要通过改变材料结构和表面性能来提高材料血液相容性。例如采用亲水-疏水微相分离结构、表面肝素化都有助于提高材料的血液相容性。

3. 免疫反应 人体的免疫系统是保护屏障，可防御侵害人体健康的物质和引起疾病的感染源以及其他环境因素和肿瘤。其功能有两种主要机制：第一种是非特异性免疫反应，例如单核巨噬细胞、粒细胞和异体巨噬细胞都属于非特异性防御的范畴；第二种是特异性针对诱导物的特异性和适应性机制，例如淋巴细胞、巨噬细胞及其细胞因子产物都属于特异性防御的范畴。免疫系统可对侵入的微生物和异物进行不同方式的应答，包括抗体对微生物、病毒表面抗原反应的体液免疫应答以及由T细胞、巨噬细胞和单核细胞介导的细胞免疫应答。

（二）生物相容性评价流程

从20世纪后期开始经过十几年的研究，目前已经形成比较完整的生物材料生物学评价框架。国际标准化组织（ISO）以10993编号发布了相关标准，同时对生物学的评价方法也进行了标准化，其中主要包括：10993-3遗传毒性、致癌性与生殖毒性实验，10993-4与血液相互作用实验选择，10993-5细胞毒性实验（体外法），10993-6植入后局部反应实验，10993-10刺激与致敏实验，10993-11全身毒性实验。

生物材料的生物学评价通常包括体外和体内两种实验途径。体外实验是将材料或其浸提液在体外环境下与细胞或组织接触，观察材料对细胞数量、形态及分化的影响。体内实验则是将材料直接与动物体接触，观察植入体周围组织反应的情况，这类实验模拟了人体的生理环境，与材料的最终应用状况接近。目前，动物体内植入实验仍是评价生物材料安全性和有效性的最主要手段。

医疗器械中的生物学评价主要围绕医用材料展开，其生物相容性的评价流程如图3-59所示。由图中可以看出，如果产品在预期应用中已经有确定的安全使用史，则可能不必进一步开展生物学评价。对于新材料（新化学物质）要先开展定性定量的理化性质的表征和测量。对于有完全毒理学数据的新化学物质，且使用时接触频率和时间在安全限度内，则不必进一步进行生物学评价。对于含有可沥滤化学物质的医疗器械及材料，应考虑这些可沥滤物的潜在协同作用。对于在制造、运输、灭菌、储存过程中可以发生降解的医疗器械及材料，需要开展降解实验，并且对降解产物进行生物学评价。生物学评价试验项目可参考GB/T16886系列标准。

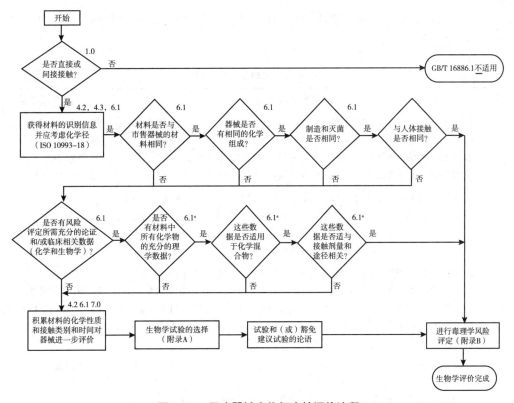

图3-59 医疗器械生物相容性评价流程

二、医疗器械化学性能

医疗器械化学性能检测项目主要包括溶出物分析法和材料分析法。典型试验项目有浊度和色泽的测定、还原物质（易氧化物）、氯化物、酸碱度、蒸发残渣、重金属总含量、紫外吸光度等。本文将结合标准GB/T14233.1要求，对部分检测项目进行简要阐述。

标准的所有分析都以两个平行试验组进行，其结果应在允许相对偏差范围内，以算术平均值为测定结果，如一份合格，另一份不合格，不得平均计算，应重新测定。本标准中所用试剂若无特殊规定，均为分析纯。本标准中试验用水若无特殊规定，均应符合GB/T6682中二级水的要求。本标准中所用术语"室温"指10~30℃。本标准中所用术语"精确称重"指称重精确到0.1mg。重量法恒重系指供试品连续两次炽灼或干燥后的重量之差不得超过0.3mg。若无特殊规定，本标准所用玻璃容器均为硅硼酸盐玻璃容器。

（一）溶出物分析方法

1. 检验液的制备

（1）制备检验液应尽量模拟产品使用过程中所经受的条件（如产品的应用面积、时间、温度等）。模拟浸提时间应不少于产品正常使用时间。当产品的使用时间较长时（超过24h），应考虑采用高温加速条件制备检验液，但需对其可行性和合理性进行论证。

（2）制备检验液所用的方法应尽量使样品所有被测表面都被萃取到。常用检验液制备方法表3–12。

表3–12　检验液制备方法

序号	检验液制备方法	适用产品举例
1	取三套样品和玻璃烧瓶连成一循环系统，加入250ml水并保持在37℃±1℃，通过一蠕动泵作用于一段尽可能短的医用硅橡胶管上，使水以1L/h的流量循环2h，收集全部液体冷至室温作为检验液。 取同体积水置于玻璃烧瓶中，不装样品同法制备空白对照液	使用时间较长（不超过24h）的体外管路制品，如输液器、输血器等
2	取样品切成1cm长的段，加入玻璃容器中，按样品内外总表面积（cm²）与水（ml）的比为2：1的比例加水，加盖后，在37℃±1℃下放置24h，将样品与液体分离，冷至室温作为检验液。 取同体积水置于玻璃容器中，同法制备空白对照液。	使用时间较长（不超过24h）的体内导管
3	取样品的厚度均匀部分，切成1cm²的碎片，用水洗净后凉干，然后加入玻璃容器中，按样品内外总表面积（cm²）与水（ml）的比为5：1（或2：1）的比例加水，加盖后置于压力蒸气灭菌器中，在121℃±1℃加热30min，加热结束后将样品与液体分离，冷至室温作为检验液。 取同体积水置于玻璃容器中，同法制备空白对照液	使用时间很长的产品（超过24h）如血袋等
4	样品中加水至公称容量，在37℃±1℃下恒温8h（或1h），将样品与液体分离，冷至室温作为检验液。 取同体积水置于玻璃容器中，同法制备空白对照液	使用时间很短（不超过1h）的容器类产品
5	样品中加水至公称容量，在37℃±1℃下恒温24h，将样品与液体分离，冷至室温作为检验液。 取同体积水置于玻璃容器中，同法制备空白对照液	使用时间较短（不超过24h）的的容器类产品
6	取样品，按每个样品加10ml（或按样品适当重量如0.1~0.2g加1ml）的比例加水，在37℃±1℃下恒温24h（或8h或1h），将样品与液体分离，冷至室温，作为检验液。 取同体积水置于玻璃容器中，同法制备空白对照液	使用时间较短（不超过24h）的小型不规则产品
7	取样品，按样品适当重量如0.1~0.2g[a]加1ml的比例加水，在37℃±1℃下恒温24h（或8h或1h），将样品与液体分离，冷至室温，作为检验液。 取同体积水置于玻璃容器中，同法制备空白对照液	使用时间较短（不超过24h）、体积较大的不规则产品

序号	检验液制备方法	适用产品举例
8	取样品，按0.1~0.2g样品加1ml的比例加水，37℃±1℃条件下，浸提72h（或50℃±1℃条件下浸提72h，或70℃±1℃条件下浸提24h），将样品与液体分离，冷至室温，作为检验液。 取同体积水置于玻璃容器中，同法制备空白对照液	使用时间较长（超过24h）的不规则形状产品
9	取样品，按样品重量（g）或表面积（cm²）加除去吸水量以外适当比例的水，37℃±1℃条件下，浸提24h（或72h或8h或1h），将样品与液体分离，冷至室温，作为检验液。 取同体积水置于玻璃容器中，同法制备空白对照液	吸水性材料的产品

注：若使用括号中的样品制备条件，应在产品标准中注明；温度的选择宜考虑临床使用可能经受的最高温度，若为聚合物，温度应选择在玻璃化温度以下。

a：0.1g/ml比例适用于不规则形状低密度孔状的固体产品；0.2g/ml比例适用于不规则形状的固体产品。

2. 检验项目

（1）浊度和色泽

①浊度：浊度是指水中悬浮物对光线透过时所发生的阻碍程度。水中的悬浮物一般是泥土、砂粒、微细的有机物和无机物、浮游生物、微生物和胶体物质等。水的浊度不仅与水中悬浮物质的含量有关，而且与它们的大小、形状及折射系数等有关。浊度的测试方法有比浊法或射光法测定、浊度计测定等。详见标准GB/T14233.1。

②色泽：按《中华人民共和国药典》中四部通则溶液颜色检查法进行。

3. 还原物质（易氧化物）　易氧化物的测定方法有直接滴定法和间接滴定法。直接滴定法的原理是：强氧化剂高锰酸钾，在酸性介质中，高锰酸钾与还原物质作用，MnO_4^-被还原成Mn^{2+}：$MnO_4^- + 8H^+ + 5e = Mn^{2+} + 4H_2O$。间接滴定法的原理是水浸液中含有的还原物质在酸性条件下加热时，被高锰酸钾氧化，过量的高锰酸钾将碘化钾氧化成碘，而碘被硫代硫酸钠还原。两种方法都是可以用于医疗器械产品中还原物质性能的检测。

4. 氯化物

（1）原理　氯离子在酸性条件下与硝酸银反应生成氯化银沉淀。

（2）溶液配制

①氯标准贮备液（0.1mg/ml）：称取500~600℃的灼烧至恒重的氯化钠0.165g溶于水，移入1000ml量瓶中，稀释至刻度。

②氯标准溶液；临用前精确量取氯标准贮备液稀释至所需浓度。

③硝酸银试液（1.75g/L）：称取硝酸银1.75g，溶于水，稀释至100ml，贮存于棕色瓶中。

④硝酸溶液：取105ml硝酸，用水稀释至1000ml。

（3）试验步骤　精确量取按表3–12制备的检验液10ml，加入50ml纳氏比色管中，加10ml稀硝酸（溶液若不澄清，过滤，滤液置于50ml纳氏比色管中），加水使成约40ml，即得供试液。

精确量取10ml氯标准溶液置另一支50ml纳氏比色管中，加10ml稀硝酸，加水使成约40ml，摇匀，即得标准对照液。

在以上两试管中分别加入硝酸银试液1.0ml，用水稀释至50ml，在暗处放置5min，置黑色背景上从比色管上方观察。供试液与标准对照液比浊。

供试液如带颜色，除另有规定外，可取供试溶液两份，分置50ml纳氏比色管中，一份中加硝酸银试液1.0ml，摇匀，放置10min，如显浑浊，可反复过滤至滤液完全澄清，再加规定量的氯标准溶液与水适量使成50ml，摇匀，在暗处放置5min，作为对照液；另一份中加硝酸银试液1.0ml与水适量使成50ml，摇匀在暗处放置5min，按上述方法与对照溶液比较，即得。

5. 酸碱度 有酸度计测定和溶液测定。①取制备的检验液和空白对照液，用酸度计分别测定其pH值，以两者之差作为检验结果。②配制氢氧化钠标准滴定溶液、盐酸标准滴定溶液、Tashiro指示剂；或者配制氢氧化钠标准滴定溶液、盐酸标准滴定溶液、酚酞指示液、甲基红指示液进行酸碱滴定。

6. 蒸发残渣 蒸发皿预先在105℃干燥恒重。量取按表3-12制备的检验液50ml加入蒸发皿中，在水浴上蒸干并在105℃恒温箱中干燥至恒重。同法测定空白对照液。

结果计算：

按式（1）计算蒸发残渣：

$$m= [(m_{12}-m_{11}) - (m_{02}-m_{01})] \times 1000 \tag{1}$$

式中 m——蒸发残渣的质量，单位为毫克（mg）；

m_{11}——未加入检验液的蒸发皿质量，单位为克（g）；

m_{12}——加入检验液的蒸发皿质量，单位为克（g）；

m_{01}——未加入空白液的蒸发皿质量，单位为克（g）；

m_{02}——加入空白液的蒸发皿质量，单位为克（g）。

7. 重金属总含量 重金属总含量的测定方法有方法一和方法二两种。

方法一：在弱酸性溶液中，铅、铬、铜、锌等重金属能与硫代乙酰胺作用生成不溶性有色硫化物。以铅为代表制备标准溶液进行比色，测定重金属的总含量。

方法二：在碱性溶液中，铅、铬、铜、锌等重金属能与硫化钠作用生成不溶性有色硫化物。以铅为代表制备标准溶液进行比色，测定重金属的总含量。

8. 紫外吸光度 紫外分光光度法是通过量取表3-12制备的检验液，必要时用0.45μm的微孔滤膜过滤，在5h内用1cm比色皿以空白对照液为参比，在规定的波长范围内测定吸光度。

9. 铵

（1）原理 铵离子在碱性溶液中能与纳氏试剂反应生成黄色物质，通过与标准对照液比色，测定其含量。

（2）溶液配制 ①氢氧化钠溶液（40g/L）：称取4.0g氢氧化钠，用水溶解并稀释至100ml。②纳氏试剂（碱性碘化汞钾试液）：取碘化钾10.0g，加水10ml溶解后，缓缓加入二氯化汞的饱和水溶液，随加随搅拌，至生成的红色沉淀不再溶解，加氢氧化钾30g溶解后，再加二氯化汞的饱和水溶液1ml或1ml以上，并用适量的水稀释使成200ml，静置，使沉淀，即得，用时倾取上清液使用。检查：取本液2ml，加入含氨0.05mg的水50ml中，应即时显黄棕色。③铵标准贮备液（0.1mg/ml）：精确称取0.297g于105~110℃干燥至恒重的氯化铵，用水溶解并稀释至1000ml。④铵标准溶液：临用前，精确量取氯化铵标准贮备液稀释至所需浓度。

（3）试验步骤　精确量取按表3-12制备的检验液10ml，置于25ml纳氏比色管中，另取一支25ml纳氏比色管，加入铵标准溶液10ml，于上述两支比色管中各加入2ml氢氧化钠溶液（40g/L），使溶液呈碱性。随后用蒸馏水稀释至15ml，加入0.3纳氏试剂。

30s后进行检查，比较检验液与对照液溶液颜色深浅。

10. 部分重金属元素

（1）原子吸收分光光度法　表3-12制成的检验液，用原子吸收分光光度计测定各元素含量。分析方法（标准曲线法）：在仪器推荐的浓度范围内，制备至少5个含待测元素且浓度依次递增的标准溶液，以配制标准溶液用的溶剂将吸光度调零。然后依次测定各标准溶液的吸光度，相对于浓度做标准曲线。测定按表3-12制备的检验液和空白对照液，根据吸光度在标准曲线上查出相应浓度，计算元素的含量。

（2）比色分析法　①锌：锌与锌试剂反应显色，在620nm处测定吸光度。②铅：利用铅离子在弱碱性（pH8.6~11）条件下与双硫腙三氯甲烷溶液生成红色络合物的反应进行测定。

（3）原子荧光光谱法　在原子荧光光度计推荐的浓度范围内，制备至少5个含待测原色且浓度依次递增的标准溶液，然后以配制标准溶液用的溶剂为空白，依次测定各标准溶液的荧光强度，相对于浓度作标准曲线。测定检验液和空白对照，根据吸光度在标准曲线上查出相应浓度，计算元素的含量。

（二）材料分析方法

1. 材料中重金属总含量分析方法　其原理是在弱酸性溶液中，铅、镉、铜、锌等重金属能与硫代乙酰胺作用生成不溶性有色硫化物。用铅标准溶液做标准进行比色，可测定它们的总含量。

2. 材料中部分重金属元素含量分析方法

（1）原子吸收分光光度计法　取样品1~2g切成5mm×5mm碎片，放入瓷坩埚内，缓缓炽灼至完全炭化，放冷，加入0.5~1ml硫酸润湿，低温加热至硫酸蒸气消失后，加入硝酸0.5ml，蒸干，至氧化氮蒸气除尽后放冷。再在500~600℃灼烧使之灰化，冷却后加入2ml盐酸，置水浴上蒸干后加水15ml。加酚酞试液一滴，再滴入氨试液至上述溶液变成微红色为止。加水使成25ml检验液。同法制备空白对照液。

制定标准曲线，测定按同法制备的检验液和空白对照液，根据吸光度在标准曲线上查出相应浓度，计算元素的含量。

（2）比色分析方法　①锌：按上述方法制备检验液和空白对照液，按比色分析方法中规定的锌的测定方法进行。②铅：按上述方法制备检验液和空白对照液，按比色分析方法中规定的铅的测定方法进行。

（3）原子荧光光谱法　测试原理同上，测试方法及试验步骤详见GB/T14233.1。

3. 炽灼残渣　取样品2~5g，切成5mm×5mm，置于已灼烧恒重的坩锅中，精确称重。在通风橱中缓缓灼烧至完全炭化，放冷。加0.5~1ml硫酸使其湿化，低温加热至硫酸蒸汽除尽，在700~800℃灼烧至完全灰化。置于干燥器内放至室温，称重。再在700~800℃灼烧至恒重。如需将残渣留作重金属检查，则灼烧温度应控制在500~600℃。

三、医疗器械物理性能

医疗器械的物理性能主要体现在材料的物理及机械性能、产品的成型加工性能和产品的使用性能等方面，对这些性能的技术要求是为了满足临床上的使用要求并保证使用安全。常见的物理性能主要包括强度、拉伸性能、拉伸性能、硬度、透明度、抗疲劳性、导电性、导热性等。

1. 拉伸性能

（1）拉伸强度　材料拉伸断裂之前所承受的最大应力，用MPa表示。

（2）伸长率　拉伸时试样长度的增加，常用断裂伸长率。

（3）永久变形　对橡胶制品而言，常用到压缩永久变形和扯断永久变形。

2. 撕裂强度　用两个相反的力拉伸材料试样使之分离或破裂所需的力。撕裂强度受试样形状、厚度、压延方向（纹理方向）、割口深度、测定温度以及撕裂速度的影响。

3. 硬度　硬度是指材料抗压痕或者抗划痕的能力。分别有邵氏硬度、洛氏硬度、布氏硬度、维氏硬度、显微硬度。

（1）邵氏硬度　邵氏硬度是度量塑料、橡胶与玻璃等非金属材料的硬度，单位是HA、HC、HD，采用静态挤压测量法。用邵氏硬度计插入被测材料，表盘上的指针通过弹簧与一个刺针相连，用针刺入被测物表面，表盘上所显示的数值即为硬度值。邵氏硬度所对应测量仪器为邵氏硬度计，主要分为三类：A型、C型和D型。其测量原理完全相同，所不同的是测针的尺寸特别是尖端直径不同，C型最大，D型最小。A型适用于一般橡胶、合成橡胶、软橡胶、多元酯、皮革、蜡等。C型适用于橡塑并用、塑料中含有发泡剂制成的微孔材料。D型适用于一般硬橡胶、树脂、亚克力、玻璃、热塑性橡胶、印刷板、纤维等。A型硬度计示值低于10HA或高于90HA时是不准确的，建议相应更换C型和D型进行测量。

（2）洛氏硬度　洛氏硬度是以压痕塑性变形深度来确定硬度值的指标，以0.002mm作为一个硬度单位。在洛氏硬度试验中采用不同的压头和不同的试验力，会产生不同的组合，对应于洛氏硬度不同的标尺。常用的有3个标尺，其应用涵盖了几乎所有常用的金属材料。洛氏硬度的单位是HR。

当被测样品过小或者布氏硬度（HB）大于450时，就改用洛氏硬度计量。试验方法是用一个顶角为120°的金刚石圆锥体或直径为1.5875mm/3.175mm/ 6.35mm/12.7mm的钢球，在一定载荷下压入被测材料表面，由压痕深度求出材料的硬度。最常用的三种标尺为A、B、C，即HRA、HRB、HRC。HRA是采用60kg载荷和钻石锥压入器求得的硬度，用于硬度较高的材料。例如：钢材薄板、硬质合金。HRB是采用100kg载荷和直径1.5875mm淬硬的钢球求得的硬度，用于硬度较低的材料。例如：软钢、有色金属、退火钢等。HRC是采用150kg载荷和钻石锥压入器求得的硬度，用于硬度较高的材料。例如：淬火钢、铸铁等。要根据实验材料硬度的不同，选用不同硬度范围的标尺来表示。

（3）布氏硬度　布氏硬度的测定原理是用一定大小的试验力F（N），把直径为D（mm）

的淬火钢球或硬质合金球压入被测金属的表面（图3-60），保持规定时间后卸除试验力，用读数显微镜测出压痕平均直径d（mm），然后按公式求出布氏硬度HB值，或者根据d从已备好的布氏硬度表中查出HB值。

（4）维氏硬度 维氏硬度是英国史密斯（Robert L.Smith）和塞德兰德（George E.Sandland）于1921年在维克斯公司（Vickers Ltd）提出的。表示材料硬度的一种标准。以49.03~980.7N的负荷，将相对面夹角为136°的方

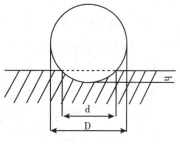

图3-60 布氏硬度示意图

锥形金刚石压入器压材料表面，保持规定时间后，用测量压痕对角线长度，再按公式来计算硬度的大小。

它适用于较大工件和较深表面层的硬度测定，单位是HV。维氏硬度尚有小负荷维氏硬度，试验负荷1.961~49.03N，它适用于较薄工件、工具表面或镀层的硬度测定；显微维氏硬度，试验负荷<1.961N，适用于金属箔、极薄表面层的硬度测定。以120kg以内的载荷和顶角为136°的金刚石方形锥压入器压入材料表面，用载荷值除以材料压痕凹坑的表面积，即为维氏硬度值（HV）。HV前面的数值为硬度值，后面则为试验力，如果试验力保持时间不是通常的10~15s，还需在试验力值后标注保持时间。（如：600HV30/20——采用294N的试验力，保持20s，得到硬度值为600。）

（5）显微硬度 显微硬度是一种压入硬度，反映被测物体对抗另一硬物体压入的能力，单位是HM。测量的仪器是显微硬度计，它实际上是一台设有加负荷装置带有目镜测微器的显微镜。测定之前，先要将待测磨料制成反光磨片试样，置于显微硬度计的载物台上，通过加负荷装置对四棱锥形的金刚石压头加压。负荷的大小可根据待测材料的硬度不同而增减。金刚石压头压入试样后，在试样表面上会产生一个凹坑。把显微镜十字丝对准凹坑，用目镜测微器测量凹坑对角线的长度。根据所加负荷及凹坑对角线长度就可计算出所测物质的显微硬度值。

由于所用金刚石压头的形状不同，显微硬度又分为维氏（Vickers）显微硬度和努普（Knoop）显微硬度两种。维氏显微硬度是用对象为130°的金刚石四棱锥作压入头，努普硬度是用对棱角为172°30′和130°的金刚石四棱锥作压入头。

4. **弯曲强度** 弯曲强度是指材料在弯曲负荷作用下破裂或达到规定弯矩时能承受的最大应力，此应力为弯曲时的最大正应力，以MPa（兆帕）为单位。它反映了材料抗弯曲的能力，用来衡量材料的弯曲性能。

5. **粘结强度** 使粘结件在粘合剂与被粘物界面或界面附近产生破坏所需的力。

6. **老化性能** 医疗器械或材料的老化是指随着时间的延长它们性能的变化，特别是与安全性和有效性有关的性能。检测时，通常采用加速老化实验，即将产品放置在比正常存储或使用环境更严格或恶劣的条件下，在较短时间内测定器械或材料在正常使用条件下发生变化的方法。

（二）成型加工性能

材料必须通过各种专业的加工技术，制成所要求的形状和尺寸的医疗器械或者人工器官，因此，需要具备一定的成型加工性能。

（三）使用性能

各种医疗器械在临床使用时都会有使用要求，例如各配件之间的连接性能、流量、流速、配合性、强度、硬度、耐腐蚀性、抗疲劳等，对于不同的医疗器械临床使用用途不同，对其要求也会不同，且检验方法也存在差异。

鉴于医疗器械预期用途多样化，产品的物理性能也包含多个方面，且要求差异较大，现将常见物理性能进行简要列举。

（1）大部分产品需要规定外观、尺寸。

（2）对于有粘合剂粘接的产品需要规定连接牢固度。

（3）根据产品特点及使用要求规定流速、流量、密封性、硬度、通畅性、压力、体积、容量等。

（4）无菌产品有一部分需要规定微粒污染指标。

思考题

1. 简述一次性使用无菌注射针的不良事件及其原因。

2. 人工机械心脏瓣膜主要有哪些种类？

3. 吻合器主要有哪几类，依据国家分类目录分别属于几类医疗器械？

4. 简述血袋、一次性使用真空采血管、一次性使用真空采血器、动脉穿刺器的特点及技术要点。

5. 简述中空纤维血液透析器的基本原理。

6. 根据结构不同，可以将氧合器分为哪两类？

7. 简述固定矫正器及托槽的基本工作原理。

8. 按照性能特点和适用范围，可以将外科口罩分为哪三类？

9. 在临床使用过程中，宫内节育器常见问题有哪些？

10. 生物相容性主要包括哪两个方面？

11. 依据GB/T14233.1，化学性能检测时试验液的制备应注意哪些方面？

12. 简述不同的硬度测试方法。

第四章　体外诊断试剂与临床检验仪器

✏️ 学习导航

1. 掌握几种常用体外诊断试剂的基本反应检测原理、常见临床检验仪器的基本工作原理及系统结构。

2. 熟悉临床检验仪器的性能指标以及常用体外诊断试剂的性能指标要求及含义。

3. 了解体外诊断试剂和临床检验仪器的分类。

临床检验医学是一门旨在通过获取患者生理信息来诊断、治疗、预防疾病的多专业交叉性医学学科，是以诊断试剂及临床检验仪器为基础的应用科学。随着现代医学、生命科学、电子技术、信息科学、"互联网+"以及实验室科学的不断发展和相互渗透，临床检验医学在快速检验、疾病预判、健康状态评价、分子诊断等越来越多的领域内发挥着重要作用。随着我国医疗卫生事业的快速发展、医疗技术水平的不断提高及临床诊断的需要，体外诊断试剂及临床检验仪器得到了越来越广泛的应用，新产品、新技术层出不穷，涉及的学科领域日益广泛。2007年6月1日我国正式实施《体外诊断试剂注册管理办法（试行）》，规定体外诊断试剂除国家法定用于血源筛查、采用放射性核素标记的体外诊断试剂外，与临床检验仪器一样，均按照医疗器械进行管理。

第一节　体外诊断试剂概述

❓ 问题

李某是一家医药生产企业的注册专员，其企业自主研发生产了一个用于血源筛查的体外诊断试剂，请问：其应按照药品还是医疗器械进行注册申报？若该企业还生产了降钙素检测试剂产品，主要用于甲状腺髓样癌、小细胞肺癌的辅助诊断，其作为医疗器械管理吗？若作为器械管理，按照其风险程度应属于第几类进行管理，依据是什么？

一、概念

体外诊断是指将样本（血液、体液、组织等）从人体中取出后进行检测进而进行诊断，是相对于体内诊断而言的。检测过程中需要相应的仪器和试剂，而这些仪器和试剂就组成了体外诊断系统；从事这些仪器和试剂研发、生产和营销的企业就形成了体外诊断行业；它汇集了生物、医学、电子、机械等相关技术。

关于体外诊断试剂的定义，处于监管、检测、研发的人员因所在行业领域不同，有不同的侧重面和表述方式。根据《体外诊断试剂注册管理办法》中的定义：体外诊断试剂是指按医疗器械管理的体外诊断试剂，包括在疾病的预测、预防、诊断、治疗监测、预后观察和健康状态评价的过程中，用于人体样本体外检测的试剂、试剂盒、校准品、质控品等产品。可以单独使用，也可以与仪器、器具、设备或者系统组合使用。

二、分类

从不同角度去理解，关于体外诊断试剂和临床检验仪器的分类方法也有不同种。我国的医疗器械和诊断试剂的管理是按照《医疗器械分类目录》《体外诊断试剂分类子目录（2013版）》及《全国临床检验操作规程》（第四版）为标准进行的。在《医疗器械分类目录》中，有关临床检验的仪器产品称为临床检验器械，包括用于临床检验实验室的设备、仪器、辅助设备和器具及医用低温存贮设备，不包括体外诊断试剂。在该目录中，临床检验器械分为16个一级产品类别，其中，临床检验分析设备10个，采样设备1个，样本处理设备3个，检验及其他辅助设备和医用生物防护设备各1个。按照学科内仪器类别细分为86个二级产品类别，并列出了411个品名举例。

对于体外诊断试剂而言，《全国临床检验操作规程》（第四版）按方法学和检测功能将体外诊断试剂分为五类：①临床血液与体液检验；②临床化学检验；③临床免疫检验；④临床微生物与寄生虫检验；⑤临床核酸与基因检验等。

如按照不同管理领域将体外诊断试剂进行分类，可以分为以下几类。

（1）按药品进行管理的体外诊断试剂　包括：①用于血源筛查的体外诊断试剂；②采用放射性核素标记的体外诊断试剂。

（2）如按照《体外诊断试剂分类子目录》（2013版）及《体外诊断试剂注册管理办法》中的规定，根据产品风险程度由低到高，体外诊断试剂分为一、二、三类。

第一类体外诊断试剂包括：①微生物培养基（不用于微生物鉴别和药敏试验）；②样本处理用产品，如溶血剂、稀释液、染色液等。

第二类体外诊断试剂包括：①用于蛋白质检测的试剂；②用于糖类检测的试剂；③用于激素检测的试剂；④用于酶类检测的试剂；⑤用于酯类检测的试剂；⑥用于维生素检测的试剂；⑦用于无机离子检测的试剂；⑧用于药物及药物代谢物检测的试剂；⑨用于自身抗体检测的试剂；⑩用于微生物鉴别或者药敏试验的试剂；⑪用于其他生理、生化或者免疫功能指标检测的试剂。

第三类体外诊断试剂包括：①与致病性病原体抗原、抗体以及核酸等检测相关的试剂；②与血型、组织配型相关的试剂；③与人类基因检测相关的试剂；④与遗传性疾病相关的试剂；⑤与麻醉药品、精神药品、医疗用毒性药品检测相关的试剂；⑥与治疗药物作用靶点检测相关的试剂；⑦与肿瘤标志物检测相关的试剂；⑧与变态反应（过敏原）相关的试剂。

（3）若根据我国体外诊断产业的现状和临床应用情况，还可将体外诊断划分为以下几类。

①临床血液与体液检验（血细胞分析仪、血沉仪、血流变仪、骨髓形态分析仪、血凝分析仪、血栓分析仪、血型分析仪、流式细胞分析仪、血栓弹力仪，尿液分析仪，粪便分析仪，精液分析仪，白带分析仪及相关试剂）。

②生化检验（生化分析仪、电解质分析仪、血糖及糖化血红蛋白分析仪、血气分析仪及相关试剂）。

③免疫检验（全自动酶免分析仪、化学发光测定仪、荧光免疫分析仪、特定蛋白分析仪、过敏原分析仪、流式点阵仪及相关试剂）。

④微生物检验（微生物培养仪、药敏分析仪、智能平板接种仪、质谱分析仪及相关试剂）。

⑤核酸与基因检验（PCR扩增仪、生物芯片阅读仪及相关试剂）。

⑥现场快速检验（Point-of-care testing，POCT）。

第二节　常用体外诊断试剂

? 问题

免疫类诊断试剂的基本反应原理是什么？其主要包含哪些检测方法学？与生化类、分子诊断类检测试剂相比，他们各自的优缺点是什么？

对于定性产品或定量产品而言，灵敏度指标的含义相同吗？若有不同，分别的含义是什么？常规的试验验证方法有哪些？

一、生化类体外诊断试剂

临床生化诊断试剂是与生化分析仪结合起来使用的，用于诊断或辅助诊断人体相关的临床生化指标的诊断试剂，使用了化学酶学、免疫学等相关技术。生化诊断试剂通过与相关待测物的特异反应，主要为生化反应，给出特定的光学信号，由生化仪记录，与校准品进行比较给出相关待测物的浓度。生化诊断试剂是生物技术中最早用于疾病诊断的产品，通过多年的发展，生化诊断已经成为体系较为完善的一个门类，目前在基层医疗市场有较大的发展空间。

如总胆固醇测定试剂（盒）是指基于分光光度法原理，利用全自动生化分析仪、半自动生化分析仪或分光光度计，对人血清、血浆或其他体液中总胆固醇含量进行定量测定的试剂。胆固醇是合成肾上腺皮质激素、性激素、胆汁酸及维生素D等生理活性物质的重要原料，也是构成细胞膜的主要成分，其浓度可作为脂代谢的指标。总胆固醇是指血液中各脂蛋白所含胆固醇的总和，分为酯化型胆固醇（又称胆固醇酯，Cholesterol Ester，CE）和游离型胆固醇（Free Cholesterol，FC），其中CE占60%~70%，FC占30%~40%，健康个体或个体之间两种类型的比例保持稳定。样本中的胆固醇酯，在胆固醇酯酶（Cholesterol Esterase，CE）的作用下，水解产生胆固醇和脂肪酸，胆固醇进一步在胆固醇氧化酶（Cholesterol Oxidase，COD）的催化下，产生过氧化氢（H_2O_2）和Δ^4-胆甾烯酮，过氧化氢与4-氨基安替比林（4-AAP）和苯酚反应生成红色的醌亚胺（Trinder反应）。在特定波长下（500nm），吸光度的变化与样品中胆固醇的含量成正比。反应式如下：

$$胆固醇酯 + H_2 \xrightarrow{CE} 胆固醇 + 脂肪酸$$

$$胆固醇酯 + O_2 \xrightarrow{COD} \Delta^4 - 胆甾烯酮 + H_2O_2$$

$$2H_2O_2 + 4-氨基氨替比林 + 苯酚 \xrightarrow{POD} 醌亚胺 + 4H_2O$$

生化诊断试剂的主要项目为肝功能、肾功能、血脂与脂蛋白、血糖、心肌酶、离子、胰腺、特殊蛋白等。因其技术较为成熟以及成本较为低廉，约占整个体外诊断试剂份额的60%以上。

过去，国内体外诊断试剂生产企业的创新能力普遍不足，新产品的投放能力有限，仿制、贴牌、进口分装的居多，真正自主研发的试剂不多，与自主研发生化分析仪的配套试剂更少。由于此类市场对配套生化分析仪依赖程度高，因此造成以试剂生产为主的企业在成长性上受到很大限制。为了取代进口设备，国内企业不得不技术升级、加强研发的投入，努力迎合试剂封闭化的趋势。随着过去20多年的努力和发展，在生化诊断试剂领域，中国已经拥有了一批知名的民族企业，并且这些企业已经积累了相当的实力和国际竞争能力。目前市场上，试剂进口、国产均有，但由于进口试剂价格较高，经过近些年的发展，国产生化试剂已占据越来越多的市场份额，但设备仍以国外品牌为主。

二、免疫类体外诊断试剂

免疫诊断（Immunodiagnosis）是指应用免疫学的理论、技术和方法，来诊断各种疾病和测定免疫状态的方法。免疫诊断包括放射免疫、胶体金、酶联免疫、时间分辨荧光、化学发光等。酶联免疫试剂具有成本低、可大规模操作等优点；而化学发光试剂具有灵敏、快速、稳定、选择性强、重现性好、易于操作、方法灵活多样的优点。

我国体外诊断试剂行业从20世纪80年代中期开始起步，经过多年发展截至2019年市场规模已超过100亿元人民币（包括诊断仪器和诊断试剂），其中免疫类体外诊断试剂约占23%。其广泛应用于医院、血站、体检中心，主要用于肝炎检测、性病检测、肿瘤检测、孕检等。随着现代医学技术的进步和医疗保障措施的完善，人们越来越多地注重自身健康，目前免疫诊断发展势头强劲。

免疫诊断试剂的基本原理是基于抗原抗体的特异性结合反应。如降钙素原（Procalcitonin，PCT）测定试剂盒主要是基于双抗体夹心法原理，利用目测免疫金标记（胶体金）、酶标仪、化学发光免疫分析仪、荧光免疫分析仪等，对人体血清、血浆中的降钙素原含量进行体外定性/定量检测。其中一个抗体称为捕捉抗体，另一个称为标记检测抗体，根据标记物的不同，适用不同的检测设备。

免疫金标记技术（图4-1、图4-2）主要利用了金颗粒具有高电子密度的特性，在金标蛋白结合处，在显微镜下可见黑褐色颗粒，当这些标记物在相应的配体处大量聚集时，肉眼可见红色、粉红色斑点或条带，因而用于定性或半定量的快速免疫检测。这一反应也可以通过银颗粒的沉积被放大，称之为免疫金银染色。对于降钙素原测定试剂盒而言，胶体金法是以胶体金为标记物，当样本中含PCT时，形成一条肉眼可见的紫红色条带，目前，该方法学以定性测量产品为主。

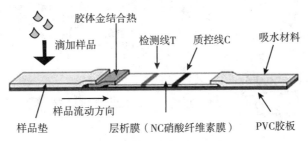

图4-1　胶体金免疫层析法

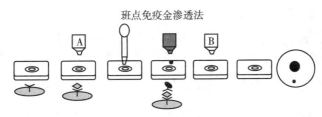

图4-2　斑点金免疫渗透法

酶联免疫吸附法（Enzyme Linked Immunosorbent Assay，ELISA）（图4-3）以辣根过氧化物酶（Horseradish Peroxidase，HRP）为标记物，催化底物（3，3'，5，5'-四甲基联苯胺，TMB）发生显色反应，加入终止液（硫酸）终止反应，通过酶标仪检测各孔的吸光度值。定量检测时，在校准曲线上找到样本光密度（Optical Density，OD）值所对应的浓度对数值，求出样本中PCT的浓度。定性检测时，通过吸光度比值判断待检样本的阴阳性。

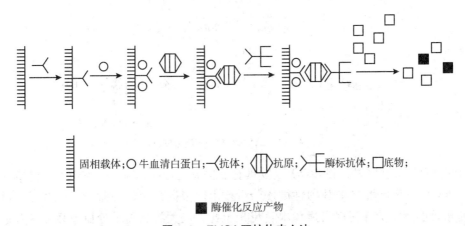

图4-3　ELISA双抗体夹心法

化学发光法进一步细分为直接化学发光（图4-4）（标记发光物为吖啶酯）、电化学发光（图4-5）（标记发光物为三联吡啶钌）、酶促化学发光（图4-6）（标记物为HRP，催化发光底物为鲁米诺）。不同的方法适用不同的化学发光免疫分析仪。

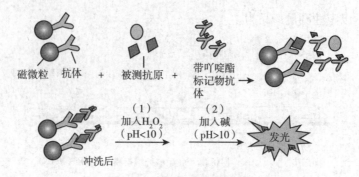

图4-4 直接化学发光免疫法

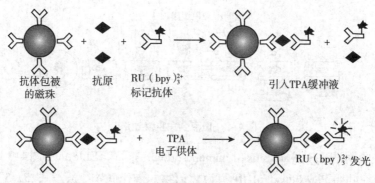

图4-5 电化学发光免疫法

图4-6 酶促化学发光免疫法

时间分辨荧光分析法（图4-7）是以具有独特荧光特性的镧系元素及其螯合剂作为示踪物，建立的一种新型的非放射性微量分析技术。根据其荧光寿命较长的特点，可在关闭激发光后再测定荧光强度，避免本底荧光干扰，极大的提高了分析灵敏度，是近十年发展起来的非同位素免疫分析技术，也是目前最灵敏的微量分析技术，适用于时间分辨荧光免疫分析仪。

2003~2013年，短短的10年时间里，化学发光的市场容量达到百亿，随着可检测项目的逐步丰富和开发，发光市场仍然以两年翻一倍的速度在不断扩张。目前中国企业在该领域非常具有潜力。

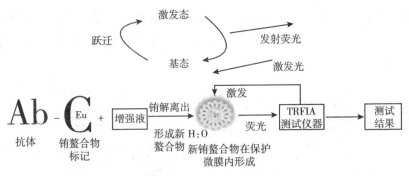

图4-7 时间分辨荧光分析法

三、分子诊断类体外诊断试剂

分子诊断是将分子生物学原理和技术应用于疾病诊断而产生的一门新兴的检验医学分支学科，其利用分子生物学的技术和方法研究人体内源性或外源性生物分子和分子体系的存在、结构或表达调控变化，为疾病的预防、预测、诊断、治疗和转归提供信息和决策依据。分子诊断技术深化和扩展了检验医学的内涵和外延。国家精准医疗计划的启动和个体化医学的发展，必将持续推动我国分子诊断技术的进步。

目前，分子诊断技术以其灵敏度高、特异性强、简便快速、可进行定性、定量检测等优势，已广泛应用于疾病的预测、预防、预后、个体化药物治疗、产前筛查、遗传性疾病、肿瘤、感染性疾病（包括细菌性感染、病毒性感染、寄生虫、真菌、人畜共患疾病等）、神经精神性疾病等多个领域。常规开展的分子诊断技术平台主要有流式细胞术（Flow Cytometry，FCM）、分子杂交技术（Molecular Hybridization）、DNA测序技术和核酸扩增技术（Polymerase Chain Reaction，PCR）。

流式细胞术（图4-8）是一种可以对细胞或亚细胞结构进行快速测量的新型分析技术和分选技术。其特点是：测量速度快，最快可在1s内计测数万个细胞；可进行多参数测量，可以对同一个细胞做有关物理、化学特性的多参数测量，并具有明显的统计学意义；是一门综合性的高科技方法，它综合了激光技术、计算机技术、流体力学、细胞化学、图像技术等众多领域的知识和成果；既是细胞分析技术，又是精确的分选技术。

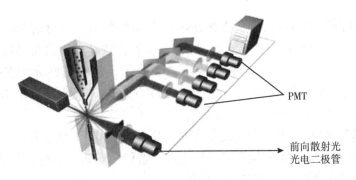

图4-8 流式细胞术

分子杂交（图4-9）指具有一定同源序列的两条核酸单链（DNA或RNA），在一定条件下按碱基互补配对原则经过退火处理，形成异质双链的过程。利用这一原理，就可以使用已知序列的单链核酸片段作为探针，去查找各种不同来源的基因组DNA分子中的同源基因或同源序列。

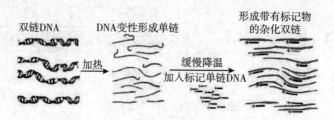

图4-9　DNA变性、复性与分子杂交

DNA测序技术（图4-10），即测定DNA序列的技术，是指分析特定DNA片段的碱基序列，也就是腺嘌呤（A）、胸腺嘧啶（T）、胞嘧啶（C）与鸟嘌呤的（G）排列方式。快速的DNA测序方法的出现极大地推动了生物学和医学的研究和发展。第一代DNA测序技术以化学降解法、双脱氧链终止法（Sanger法）为基础；第二代DNA测序技术的显著特征是高通量，一次能对几十万到几百万条DNA分子进行测序；第三代DNA测序技术以单分子测序为特点，测序过程中无需进行PCR扩增；第四代DNA测序技术利用原位测序技术，实现了在细胞或组织中对目的分子进行测序。

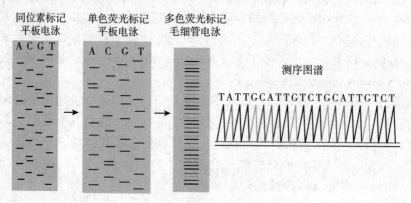

图4-10　荧光自动测序技术

核酸扩增技术（图4-11），是指在DNA聚合酶催化下，以母链DNA为模板，以特定引物为延伸起点，通过变性、退火、延伸等步骤，体外复制出与母链模板DNA互补的子链DNA的过程。是一项DNA体外合成放大技术，能快速特异地在体外扩增任何目的DNA。可用于基因分离克隆、序列分析、基因表达调控、基因多态性研究等许多方面。

随着我国分子诊断技术平台的逐步完善，分子诊断相关检测应用逐步在各大医院检验科和病理科开展，特别是在检验感染性疾病、遗传性疾病、药物基因组学和肿瘤个体化治疗等多个检测领域已取得了长足的进步。

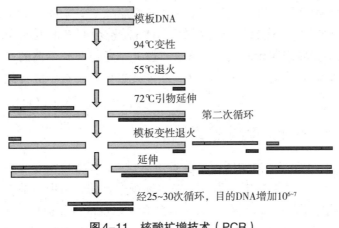

图4-11　核酸扩增技术（PCR）

1. 淋球菌核酸检测试剂盒（荧光PCR法）　是指基于实时荧光定量PCR（Taqman探针法）技术，配以实时荧光定量PCR仪，对男性尿道、女性宫颈分泌物样本中的淋球菌（NG）DNA进行体外定性检测，用于临床淋球菌感染的辅助诊断，但不用于筛查。通过针对淋球菌基因组特异且无高频SNP位点的序列区域cppB基因，设计出特异性引物和探针，配以全封闭PCR体系，检测标本中的淋球菌DNA。

2. 白细胞分化抗原CD4检测试剂盒（流式细胞仪法-APC）　是基于单色免疫荧光直接标记的单克隆抗体，配套流式细胞分析仪，用于体外检测经红细胞裂解的全血样本中辅助/诱导性淋巴细胞（CD4[+]）的数量和百分比。鼠抗人CD4单克隆抗体识别CD4抗原，它可以用来计数人外周血中的CD4[+]淋巴细胞。对应辅助性/诱导性（CD4[+]）淋巴细胞亚群的百分比会在先天的或者获得性免疫防御时降低，如重症综合性免疫缺陷（SCID）和获得性免疫缺陷（AIDS）。CD4抗原是人类免疫缺陷病毒（HIV）的受体，一些CD4抗体分子，会抑制HIV结合CD4[+]细胞。感染HIV的机体会持续丢失CD4[+]细胞，CD4[+]T淋巴细胞的减少很大可能引起HIV感染患者发生临床并发症。

向全血中加入检测试剂后，试剂中荧光标记抗体特异性地和白细胞表面抗原结合，在流式细胞仪中，血液细胞在鞘液的包围和约束下，形成单细胞悬液由流动室喷嘴高速喷出，受激发光照射产生前向散射光（FSC）、侧向散射光（SSC）和荧光信号。前向角散射光与被测细胞直径的平方密切相关，反映细胞体积的大小。侧向角散射光对细胞膜、胞质及核膜的折射率更为敏感，可提供有关细胞内精细结构和颗粒性质的信息。而通过对荧光信号的检测和分析，可得到荧光抗体阳性的细胞群的信息。

3. 胎儿染色体非整倍体（T21、T18、T13）检测试剂盒（高通量测序法）　是指通过高通量测序法检测孕妇外周血血浆中胎儿游离脱氧核糖核酸（DNA），通过分析样本中的胎儿游离DNA的21号、18号及13号染色体数量的差异，预期用于对胎儿染色体非整倍体疾病21-三体综合征、18-三体综合征和13-三体综合征进行产前筛查的检测试剂盒。孕妇母体血浆中存在胎儿游离DNA（cell-free DNA，cfDNA），长度约为75~250bp，几乎全部来源于胎盘的滋养层细胞，其浓度和孕周密切相关并以一定比例（5%~30%）稳定存在于母体外周血浆中。高通量测序方法通过取母体血浆提取包含正常母体和胎儿的血浆游离DNA，经文库构建、片段扩增等手段，最后进行上机测序，通过软件分析数据获得染色体数目评价结果。以检测21三体综合征为例，当对怀有T21胎儿的母体血浆游离DNA数据进行分析时，其21号染色体游离DNA总数会有小比例的升高，通过统计学算法区分这一微小差异来实现利用cfDNA进行胎儿染色体非整倍体的产前筛查。但高通量测序法不能对染色体结构异常进行检测，不能代替传统筛查中的开放式神经管缺陷筛查等。

四、常用现场快速检验类诊断试剂

现场快速检验（POCT）由中国医学装备协会POCT装备技术专业委员会在多次专家论证基础上统一命名，并将其定义为：在采样现场进行的、利用便携式分析仪器及配套试剂快速得到检测结果的一种检测方式。POCT含义可从两方面进行理解：空间上，在患者身边进行的检验，即"床旁检验"；时间上，可进行"即时检验"。从全球来看，2013年POCT市场规模达160亿美元，2018年预计达到240亿美元。2013~2018年间将保持8%的年复合增长率。

传统诊断中，大量的时间被浪费在样本运送、前处理、组织、标记、录入、分发等方面，核心反应及分析时间占比极低。与之相比，POCT进行了步骤精简，依靠其便携及反应快速等优势，POCT仅保留了诊断最核心的"采样—分析—质控—输出"步骤，从而极大地缩短了诊断时间，为患者在最佳时间窗口就诊获得了最大便利。因为检测方法的特殊性，POCT解决了传统检验无法达到的快速和便捷的问题，它是基于胶体金免疫标记技术、免疫层析技术、免疫荧光技术、干化学技术、生物传感技术、生物芯片技术、微流控装置、湿化学技术等八个技术层面的特殊方法，既包括生化也包括免疫，是传统检验的有效补充。另外，新近出现的磁微粒技术、量子点技术等新型技术也有力地推动了POCT在技术层面的创新发展。

1. **血糖测试条（葡萄糖脱氢酶法）** 是指基于葡萄糖脱氢酶电极测量法，与对应的测试仪配套使用，用于体外检测成人、儿童静脉及新鲜毛细血管全血，以及新生儿新鲜毛细血管全血中的葡萄糖浓度（新鲜毛细血管血的检测部位可以是手指或手掌及上臂）。本产品适用于各级医疗机构专业检测或供糖尿病患者自我监测。一次性使用的测试条反应室中包含葡萄糖脱氢酶和电子传递物质，当血样加入时，试剂系统与血样中的葡萄糖发生反应并产生强弱与葡萄糖浓度相关的电流信号，测试仪能将检测到的电流信号通过固化的软件系统转换成血糖浓度的具体数值，电流的大小与葡萄糖浓度成正比。

具体反应原理如下：

$$葡萄糖 + 氧化型葡萄糖 \longrightarrow 还原型葡萄糖 + 葡萄糖酸内酯$$

$$还原型葡萄糖 + 氧化型电子传递物 \longrightarrow 氧化型葡萄糖酶 + 还原型电子传递物$$

$$还原型电子传递物 \overset{电位}{\longrightarrow} 氧化型电子传递物 + e^-$$

2. **尿液分析试纸条（干式化学法）** 是指基于干化学技术原理，配以尿液分析仪或目测，用于体外半定量或定性检测尿液中的白细胞、尿胆原、微量白蛋白、蛋白质、胆红素、葡萄糖、抗坏血酸、比重、酮体（乙酰乙酸）、亚硝酸盐、肌酐、pH值、隐血和尿钙，以胆红素检测为例，根据偶氮偶合法的原理，2，6-二氯苯胺重氮盐与胆红素进行特异性反应，并与胆红素的浓度相对应产生不同的颜色。

3. **人绒毛膜促性腺激素（HCG）检测试纸（胶体金免疫层析法）**　是指基于胶体金技术和免疫层析技术以双抗体夹心法来检测人尿液中出现的HCG，并用于临床上怀孕的辅助诊断。具体检验原理为在试纸的纤维膜上质控线（C线）包被有羊抗鼠抗体，检测线（T线）包被有抗HCG单克隆抗体，另一端包被有抗HCG单克隆抗体-胶体金复合物。检测时，被检尿样首先与抗HCG单克隆抗体-胶体金混合，并沿纤维膜向上层析依次通过T线、C线。尿液中有HCG首先和抗HCG单克隆抗体-胶体金结合，形成"HCG-抗HCG单克隆抗体-胶体金复合物"，在层析至T线时，会被预先包被在T线的另一抗HCG单克隆抗体捕获，如果尿液中HCG大于或等于25mIU/ml，在T线处出现一条红色线条，为阳性结果。如果尿液中HCG小于25mIU/ml，则不会在T线处形成线条，为阴性结果。无论尿样中有无HCG，C线处总应有红色线条出现，C线不出现表明试剂盒无效。

随着免疫技术和分子生物技术的引进，POCT的使用更为便捷，检测和应用的范围更广，从最初检测血糖、妊娠，扩展到监测血凝状态、心肌损伤、酸碱平衡、感染性疾病和治疗药物浓度（TDM）；使用的场所从事故现场、家庭，延伸到了病房、门诊、急诊、监护室、手术室甚至海关、社区保健站，私人诊所；应用的领域已从临床扩展到食品卫生、环境保护、禁毒、法医。POCT顺应了当前高效快节奏的社会运转模式，节约了医师和患者的时间，可使患者尽早得到诊断和治疗，也给传统的医疗模式带来了机遇。

鉴于POCT检测方法的方便、快捷和随时随地的特殊性，可以单独作为体外诊断的一个细分领域进行管理。从定性到定量的过程中，POCT因为各种先进方法学的支撑，发展速度很快，为其进入临床奠定了基础。POCT已经成为体外诊断产业不可或缺的重要组成部分，随着我国体外诊断产业和检验医学事业的健康发展，国产POCT将会产生一些自主特色民族品牌。

五、微生物诊断试剂

我国微生物学诊断领域起步较晚，受制于国内生物医学和机械电子应用落后于国际水平，国内微生物学诊断发展一直比较缓慢，培养基种类不多，需求基本要依赖进口。

微生物检测技术除常规的传统检测方法（平板分离、镜检、生化实验等）外，还有免疫学方法（免疫荧光标记、酶联免疫吸附等）、分子生物学方法（核酸探针、PCR技术、基因芯片等）、联合检测方法（PCR-ELISA、IMS-PCR等）以及生物传感器技术（图4-12）。

微生物诊断试剂的主要品种为微生物抗原抗体检测、核酸检测、微生物培养等。和常规医技项目（如生化、免疫）不同，微生物的检测有一个非常重要也是不可或缺的环节，就是标本处理和培养。只有通过培养得到各类致病菌，也就是通常所说的阳性标本，才能做进一步的鉴定和药敏检测。

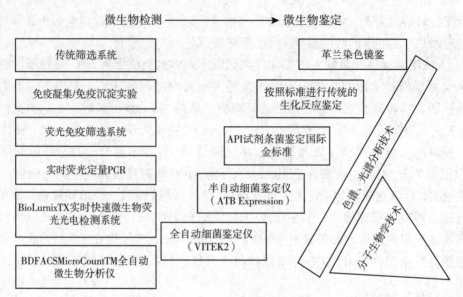

图4-12 微生物检测技术

在欧美发达国家，细菌培养的阳性率在35%左右，我们国家阳性率比较低，一般在20%~30%。最主要的原因是标本处理和培养的技术水平比较低，操作不规范。目前，微生物实验室使用的检测产品，大部分依然以传统方法为基础，首先对标本进行预处理，根据涂片染色的结果，选择合适的培养基进行分离培养；根据菌落特点，选择适当的生化反应或者自动化仪器进行鉴定；药敏则采用纸片法或者直接上自动化仪器进行检测。

无论是国内还是国外，微生物的检测一直是手工、半自动、全自动共存，以基础微生物学方法为主，结合形态学、免疫和分子生物学等辅助手段。这种情况在今后还将长期存在，究其原因，最主要的还是细菌检测，检测的是细菌生长分裂的过程，在技术上无法用自动化仪器取代，尤其是标本处理和培养。

自动化仪器的应用，主要在血培养和鉴定药敏。另外，随着基因技术的发展，不需要培养就能够直接对标本进行检测的快速检测产品逐渐发展起来，这些免疫技术和分子生物学技术的应用，为微生物检测提供了很多辅助手段。我国也不乏有优秀的企业，成功地将仪器和软件有机地整合起来，从而扩展微生物检测的应用范围，增强分析结果的置信程度。

真菌药敏培养基用于体外标本中真菌的纸片扩散法药敏试验。培养基含有真菌生长所需的葡萄糖、RPMI-1640等主要营养成分；含有一定含量的琼脂使培养基硬度满足药物的自由扩散；含有丙磺酸（MOPS）缓冲液调节pH；添加了抑制剂用于控制杂菌的污染。试验时，先将调至一定浊度的菌悬液均匀涂布于该琼脂培养基表面，再将含有一定量抗真菌药物片贴于该培养基中。纸片中药物经培养基中的水分溶解后在培养基中由纸片中央向周围扩散，形成一定的浓度梯度，在合适的浓度范围内可抑制待测菌的生长，形成抑菌环。通过抑菌环直径的大小判断待测菌对药物敏感、中介或耐药情况。

第三节　临床检验仪器概述

? 问题

临床检验仪器主要分为几类？

一、概念

临床检验医学（Clinical Biochemistry and Laboratory Medicine）是一门旨在通过获取患者生理信息来诊断、治疗、预防疾病的多专业交叉性医学分支，是以临床检验仪器为基础的应用科学。随着现代医学、生命科学以及实验室科学的不断发展和相互渗透，临床检验医学在快速检验、疾病预判、健康状态评价、分子诊断等越来越多的领域内发挥着重要作用。

临床检验仪器，作为临床检验医学的载体，是临床检验医学不可或缺的重要组成部分。随着计算机技术的飞速发展、大数据云计算技术的广泛应用、分子诊断技术及微流控技术等微纳米级别技术的不断创新，临床检验仪器正在从以往的大型长检测周期型设备向高通量、快速化、集成式、小型化、自动化的方向上不断演变和自我创新，并逐渐成为了现代医学不可或缺的一部分。

随着临床检验仪器结构愈加复杂、功能愈加多样、面向对象愈加细分，临床检验仪器的灵敏度、误差、噪音和漂移、分辨率、可靠性、重复性等性能指标作为评价仪器性能的常用参数愈发突显其重要性。

（1）灵敏度　指仪器在稳态工作情况下对单位量待测物质变化所取得的响应量变化程度，是衡量物理仪器（尤其是电学相关仪器）的标志之一。通常情况下，采用稳态下仪器的输出量变化 Δy 与对应的输入量变化 Δx 的比值来描述仪器的灵敏度。

（2）误差　指在稳定条件下检测仪器测量值与标称值（真值）之间的偏差。从误差的表达方式上区分，误差可以表示为绝对误差或者相对误差。绝对误差是测量值偏离真值的大小；相对误差则是绝对误差与真值的百分比，因其结果通常表示成百分数形式，也被称为百分误差。从误差的来源上区分，误差又可以分为方法误差、仪器误差、人为误差、使用误差与影响误差等。其中，仪器误差是指由仪器本身及其附件引入，由于仪器性能不完善所造成的误差。通常情况下，临床检验仪器说明书中所述的误差为仪器误差。

（3）噪声和漂移　在检验仪器稳定工作条件下，零输入时仪器输出信号的基线变化为漂移，输出信号的波动范围（基线带宽）为该仪器的噪声。噪声与漂移可以有效的反应检测仪器的稳定性，是评价电子类仪器设备的常用参数。

（4）分辨率　指仪器所能观测、识别的输入量的最小值，又被称作仪器的灵敏限。换言之，将待测量从某一任意值（量程范围内且非零值）缓慢增加，直到可以检测到输出量的变化为止，此时的输入量的增加值就是该仪器的分辨率。通常情况下，检测仪器量程范围内各点的分辨率并不相同，因此，常用满量程中能够使输出量产生可观测变化的输入量的最大变化值作为衡量仪器分辨率的指标。

（5）可靠性　指仪器在规定时间内、规定条件下持续正常运行的能力。通常情况下，仪器的可靠性可以通过可靠度、失效率、失效密度、故障率以及平均寿命等来表示。

（6）重复性　指在同一检测方案下，仪器针对同一测量量进行连续多次检测所得结果的一致性。仪器重复性是判定检测仪器性能的一项重要技术指标，且该指标与仪器误差、灵敏度等并没有直接关系。

除上述指标外，根据临床检测仪器功能以及检测对象的不同，每种临床检验仪器还分别具有专用的性能指标。这些性能指标与上述性能指标一起整体反映了临床检验仪器的使用性能，是评价临床检验仪器的重要手段。

二、分类

随着临床检验科学的不断发展，临床检验仪器的家族愈发庞大。日渐增加的临床检验仪器种类使得临床检验仪器的分类愈加困难。目前，有两种分类方式受到较多数专业人士认可。一种是根据临床检验方法对检验仪器进行分类，如按照目视检查、化学检查、自动化仪器检查等；另一种是根据检验仪器的工作原理进行分类，如电化学检验、光谱分析检验、分子诊断检验等。然而，由于检验仪器的集成化发展及自动化流水线检验分析系统的逐渐普及，临床检验仪器在检验方法、工作原理上出现了高度的交叉融合；同时，分子诊断检测类仪器种类与数量逐渐增加，逐渐成为了现代医疗检验仪器的重要组成部分。仅仅从临床检验方法和工作原理上无法准确地对临床检验仪器进行分类。

根据发改委2016版《战略性新兴产业重点产品和服务指导目标》和《中国制造2025十大重点领域绿皮书》以及临床检验使用方式，大体将临床检验仪器分为以下几类。

1. 医用检查检验类仪器　包括连续动态心电、脑电、血压、血糖、血红蛋白多功能多参数及时检测仪器；肺癌、胃癌、肝癌、肠癌、乳腺癌、宫颈癌等重大恶性病筛查诊断设备。

2. 体外诊断类检测仪器　包括血液凝固分析仪、尿液分析仪、微量蛋白比浊仪等一类针对人体血液、尿液、代谢、营养、血凝等进行检验的检测分析仪器（含干式）及其疾病诊断和筛查信息系统；基于酶联免疫工作原理的，例如酶联免疫分析仪、发光免疫分析仪、磁分离酶联免疫测定仪等免疫分析仪器系统；基于光谱分析检验原理的，如荧光光谱分析仪、微量分光光度计、紫外-可见分光光度计等光谱分析仪器；基于目视检验方法的，如偏光显微镜、透射电子显微镜、扫描电子显微镜等目视检验仪器；基于分离分析检验手段的，如气相色谱仪、高效毛细管电泳仪等分离分析检验仪器；以细胞培养或微生物诊断检验为目标的，如流式细胞分析仪、微生物培养仪等细胞及微生物检验仪器。

3. 分子诊断检测仪器　包括荧光定量PCR仪、基因测序仪、恒温芯片核酸检测系统、生物芯片阅读仪、生物芯片杂交仪、生物芯片洗干仪、快速全自动核酸提取仪等以及分子生物信息分析处理系统。

第四节　常用临床检验仪器及主要性能指标

? 问题

常用的临床检验仪器都有哪些?

　　随着现代医学的不断进步,临床检验数据在医学决策中所占比重不断增加。据调查,约70%的临床诊断依赖检验设备的检测结果。新的科学分支不断融入到临床检验仪器领域,检验仪器的数目种类也日益庞大。由于篇幅所限,在众多临床检验仪器中,仅选取目前临床检验中的几种常规仪器作为代表性仪器进行基本原理与主要性能指标的介绍。

一、全自动生化分析仪

　　全自动生化分析仪(图4-13)是一种用于检测、分析生命化学物质的光学分析仪器,是目前医院检验科最常用的分析设备。生化项目测定、激素、免疫球蛋白、血药浓度等特殊化合物的测定以及酶免疫、荧光免疫等分析都离不开生化分析仪。由于生化检验分析在现代医学中的重要地位,全自动生化分析仪自问世以来,日本、法国、美国等各国各种全自动分析仪层出不穷,尤其是在高速高通量分析上,全自动生化流水线是各大公司的开发重点。全自动生化流水线(图4-14)通常由多台全自动生化分析仪组合而成,通过模块化设计实现功能的自由组合和扩展。与此同时,全自动生化流水线可以一次性同时容纳近千份检测样本,实现高速检测。

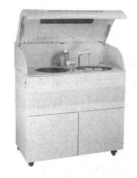

图4-13　全自动生化分析仪

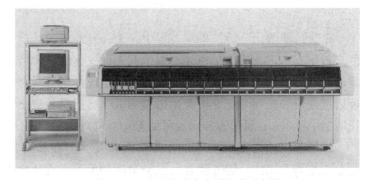

图4-14　流水线式全自动生化分析仪

(一)基本原理

　　全自动生化分析仪就是把生化分析过程中的取样、加样品和试剂、混合搅拌均匀、控温、比色检测、数据处理与计算、结果显示以及清洗等步骤通过自动化甚至流水线的方式进行操作的生化分析仪器。由于全自动生化分析仪器的自动化程度高且具有多参数定标、自动校正、自动重测等功能,其操作误差与系统误差较小,使用便利,被广泛应用在各级医疗卫生机构。尽管各国各种全自动生化分析仪仍在不断更新换代,其检测原理及检测基础仍是分光光度法。其原理如图4-15所示，为当一束强度为I_0的单色入射光垂直照射某物质的溶液后，由于物质对于光的选择性吸收，透射光的强度降至I_t，则溶液的透光率T为：

$$T=(I_0-I_t)/I_o$$

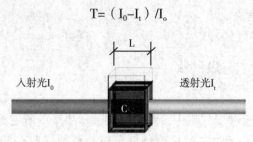

图4-15　分光光度法原理

根据光化学第三定律，朗伯–比尔定律（Beer-Lambert Law）：

$$A=\lg(1/T)=KLC$$

其中A为吸光度，L为溶液层厚度，C为溶液的浓度，K为摩尔吸光系数。其中摩尔吸光系数K由溶液的自身性质、环境温度以及单色入射光波长决定。由上式可知，当溶液层厚度L和吸光系数K固定时，根据测量的吸光度A，即可确定出相应的浓度。在实际操作中，由于生化分析仪的比色反应池宽度固定不变，上述方程中L为固定值（也被称为固定光程）。分别取标准溶液S_1和待测溶液S_2。由于已知标液浓度为C_1，且测得的对应吸光度为A_1，对于待测溶液，可测得吸光度为A_2，则：

$$A_1=K_1C_1L$$
$$A_2=K_2C_2L$$

由于所测量的是同一种物质，K_1与K_2相同，则待测液的浓度为：

$$C_2=\frac{A_2}{A_1}C_1$$

在全自动生化分析仪检测过程中，为计算溶液吸光度，使用单色器将光源发出的复色光转化成一定波长的单色光。该单色光通过盛有待测样品溶液的比色反应池，透射出的透射光经过光电转换器转换为电信号。生成的电信号经过滤波、放大等一系列信号处理后送入信号处理系统分析并生成检测数据。通常情况下，全自动生化分析仪的工作波长为340~800nm，属于紫外光及可见光光谱范围。

尽管都采用分光光度原理作为检测机制，但在检测方法类型上仍有不同之处。生化分析仪器常用的分析方法有一点平衡法和两点平衡法两类。一点平衡法是使用一种或两种试剂，当待测物与试剂反应达到终点时，测定混合溶液的吸光度来计算待测物的浓度，该法简便，但易受样品、试剂颜色、血清浊度的影响。单试剂型生化检测采用一点法［总蛋白检测试剂盒（双缩脲法）、白蛋白检测试剂盒（溴甲酚绿法）等］。两点平衡法也被称为固定时间法，常应用于具有双试剂检测的项目，可以有效消除干扰物质引起的干扰。其分析过程是在样品与试剂混合后，先后读取吸光度值，然后比较标准和测定的差值，求得待测物的浓度。目前大多数生化检测项目都可以使用双试剂，如总胆固醇、甘油三酯等的测定。

（二）结构框图

全自动生化分析仪的电路原理以及机械设计结构十分复杂，包含精密机械、精密控制、高精度光学设备等多学科高精度复杂结构。依据生化分析仪的构造原理，生化分析仪可以简化为以下几个结构部分（图4-16）：进样系统、样品反应搅拌及探针检测系统、反应池、恒温系统、光学系统、数据处理系统以及控制单元微处理器系统。其中，光学系统是全自动生化分析仪的关键部分，根据光源的不同，可分为前光式与后光式两种。比色反应池，又称比色杯或比色皿，是区别干式生化仪与普通生化仪的关键部位。与普通生化仪所使用的的液体试剂不同，干式生化仪所用的试剂是干片试剂，且需要从仪器的生产厂家购买。

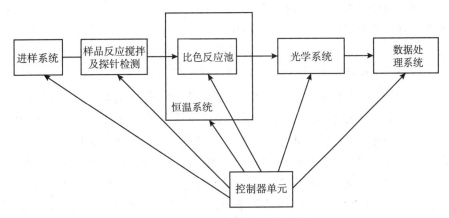

图4-16　全自动生化分析仪结构

（三）工作流程

目前市面上的全自动生化分析仪，主要为模块化仪器，并且具体检测流程可以通过操作软件按需更改，全自动生化分析仪检测流程如图4-17所示。

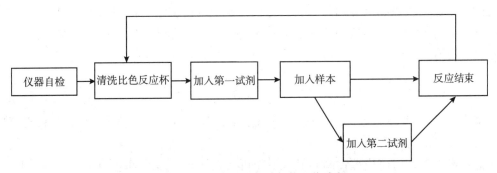

图4-17　全自动生化分析仪工作流程

全自动生化分析仪工作流程从仪器自检开始。当清洗完比色反应杯、完成仪器准备后，向反应杯中加入第一试剂并进行预热。预热后，加入样本。如果是一点平衡法测试，则直接进行反应直到结束；如果是两点平衡法测试，则固定时长后加入第二试剂并进行反应直至结束。当反应结束后，进行试剂测试，反应循环进行。

（四）主要性能指标

1. 检测项目

（1）肝功能测试　谷丙转氨酶（ALT/GPT）、谷草转氨酶（AST/GOT）、碱性磷酸酶（ALP）、总胆红素（TBIL）、直接胆红素（DBIL）、总蛋白（TP）。

（2）肾功能测试　尿素氮（BUN）、肌酐（Cre）、二氧化碳结合力（CO_2）、尿酸（UA）。

（3）血脂测试　总胆固醇（CHO）、甘油三酯（TG）、高密度脂蛋白胆固醇（HDL-C）、低密度脂蛋白胆固醇（LDL-C）。

（4）血糖测试　葡萄糖（GLU）。

（5）电解质测试　钾（K）、钠（Na）、氯（Cl）、钙（Ca）等。

随着流水线式模块化全自动生化分析仪的引进，全自动生化分析仪的检测项目可以根据需求进行自由组合，且多个项目可以同时进行分析。可一次性装载大量样本且可进行多项目并行分析的生化分析仪，亦被称作高通量生化分析仪。

2. 分析速度与分析方法　分析速度（也被称为分析效率）是指单位时间内仪器可处理标本的能力，是评价全自动生化分析仪性能的重要指标。分析方法由全自动生化分析仪的工作原理所决定。由于采用模块式结构，很多的全自动生化分析仪可以通过装备附加分析模块扩展检测项目，如装备电解质分析装置。目前，全自动生化分析仪的测试原理包括且不限于：比色法、离子选择电极法、免疫比浊法、糖氧化电极法、酶免疫法、近红外免疫粒子测定法等。根据选择分析方法的不同，生化分析仪的分析速度也随附加模块的增添而变化。通常情况下，依靠分光光度法的分析速度为600~2000Test/H（测试/小时）。

3. 精密度　全自动生化分析仪的精密度是衡量仪器工作过程中随机误差的重要指标，对仪器性能的评价有重要意义。全自动生化分析仪的精密度可以分为批内精密度和总精密度。其中，批内精密度是指仪器连续工作中的某一天内重复测量高（低）值样本的离散程度。总精密度是指仪器在一段不确定时间内的变异性。具体测量方法如下：将稳定的高、低值质控品混合均匀分装，每批样本做双份测定。批内精密度测定时，在同一条件下，每日分别测定质控物高、低水平各2次，反复测量至少20个工作日，分别计算各自的均值、标准差（SD）和变异系数（CV）并计算批内精密度，其计算公式如下：

$$S_{wr} = \frac{\sqrt{\sum_{i=1}^{1} \sum_{i=1}^{2} (X_{ij1} - X_{ij2})^2}}{4I}$$

其中，I为实验总天数；X_{ij1}为第i天第j批重复测定第一次的结果；X_{ij2}为第i天第j批重复测定第二次的结果。

总精密度测定时将质控物高、低水平随机插入样本并连续测定20个工作日以上，并需要计算出批均数标准差（A）和日均数标准差（B）：

$$A = \frac{\sqrt{\sum_{i=1}^{1} (\overline{X_{i1}} - \overline{X_{i2}})^2}}{4I}$$

$$B = \frac{\sqrt{\sum_{i=1}^{1} (\overline{X_1} - \overline{X})^2}}{4I}$$

其中，I为实验总天数；$\overline{X_{i1}}$为第i天第1批的平均值（重复2次的均值）；$\overline{X_{i2}}$为第i天第2批的平均值（重复2次的均值）；$\overline{X_i}$为第i天所有结果的均值；$\overline{X}$为所有测量结果的均值。

据此计算

$$S_{dd}^2 = B^2 - \frac{A^2}{2}$$

$$S_{rr}^2 = A^2 - \frac{S_{wr}^2}{2}$$

仪器总精密度为：

$$S_{rr}^2 = \sqrt{S_{dd}^2 + S_{rr}^2 + S_{wr}^2}$$

4. 准确度 全自动生化分析仪的准确度反应了该仪器测量值的真实性，是仪器工作性能的直接表现。全自动生化分析仪的准确度通过以下方法测定：对定值的质控品进行检测，检测结果与质控品靶值比较，计算相对误差［相对误差＝（均值−靶值）/靶值 × 100%］，误差需要小于1/4Tea。不同检测项目拥有各自的Tea值，如总胆红素的1/4Tea为5.0，甘油三酯的1/4Tea为6.2。

5. 线性范围 根据全自动分析仪测量项目的不同，每台全自动生化分析仪均会提供每个项目的检测线性范围。该线性范围代表了生化分析仪在该项目上的最适检测区间。在使用生化分析仪过程中，待测溶液以及标液不得超过所测项目给定的线性范围上下限。如果所测浓度过高，可以适量将其稀释固定倍数再进行测量。一般情况下，生化分析仪的各项项目的线性范围均包含了人体生理参数的极限值。

进行线性范围验证时，选取新鲜高值血清H和低值血清L各一份，将H和L配置成6个等间梯度浓度样本。每个样本从低到高浓度测定一次，再反向顺序测定一次，计算均值。以相对浓度为横坐标，理论值为纵坐标，用最小二乘法线性拟合，得到截距a和斜率b，以0.95<b<1.05，a接近0取得线性范围。

等间浓度溶液的配制方法：取接近或位于线性范围下限浓度溶液为编号1，高浓度为编号5，通过调整配置溶液的体积，根据公式

$$浓度（C）= \frac{C_1 V_1 + C_5 V_5}{V_1 + V_5}$$

配置5管等间浓度梯度溶液。

全自动生化分析仪线性范围见表4-1。

表4-1 全自动生化分析仪线性范围

项目	线性范围
TB（μmol/L）	0~648
DB（μmol/L）	0~342
ALT（U/L）	0~750
AST（U/L）	4~800
GLU（mmol/L）	0~22
TG（mmol/L）	0.1~11.4

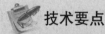

技术要点

全自动生化分析仪技术要求主要包括：检测项目，分析速度，分析方法，精密度，准确度，线性范围等。

二、全自动尿液分析仪

尿检，作为临床三大常规检查之一，对泌尿系统、消化系统、心血管和内分泌系统多种疾病的诊断、疗效观察以及预后评估都有重大价值。全自动尿液分析仪（图4-18）是尿检的专用自动化仪器，是临床检验中尿液检查的重要工具。根据测试项目，尿液分析仪可分为两类。

1. 主要用于初诊患者及健康检查使用的8-14项筛选组合 又被称为"尿8项"、"尿14项"。这些检测项目包括蛋白、葡萄糖、pH值、酮体、胆红素、尿胆原、红细胞（潜血）和亚硝酸盐、尿白细胞检查、尿比密检查、维生素C检查等。

2. 主要用于已确诊疾病的疗效观察 如肾疾患可用pH值、蛋白、隐血（红细胞）组合项目检测；糖尿病用pH值、糖、酮体组合项目检测等。

与全自动生化分析流水线类似，全自动尿液分析流水线也是目前各大公司的研发热点。全自动尿液分析流水线（图4-19）通常借助计算机软件将尿液分析仪和尿有形成分分析仪联合使用，即对尿干化学项目实现了全面准确分析，又对尿液有形成分进行了准确的定量分析，从而实现了一整套标准化尿液分析。

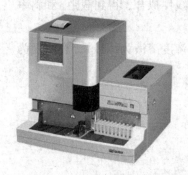

图4-18 全自动尿液分析仪

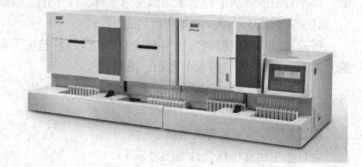

图4-19 全自动尿液分析流水线

（一）基市原理

尽管尿液分析仪生产厂家众多，但原理都是基于尿液干化学技术。尿液干化学技术的原理为光度计反射法（又被称为反射光电比色法），即通过采用球面积分仪接受双波长反射光的方式对尿试带上的颜色变化进行半定量测定。尿试带上有数个含各种试剂的试剂垫，各自与尿中相应成分进行独立反应，而显示不同颜色。将吸附有尿液的尿试带放在仪器比色槽内，试剂带上已产生化学反应的各种试剂垫被光源照射，其反射光被球面积分仪接收，通过光电转换获得反射光强度。根据反射光的反射率，与标准曲线比较，即可获得各种成分的相应结果。根据尿分析检测化学成分不同，尿试带不同试剂垫反应原理如下。

1. 尿pH检测　采用pH指示剂原理，常用甲基红和溴麝香草酚蓝组成的复合试剂，显色范围为pH 4.5~9。

2. 尿比密检测　尿比密检测主要测定尿液内固体物浓度，曾采用悬浮法和折射仪法，随着10项尿液分析仪的问世，试带法测定尿比密得到广泛使用。其模块中主要含有多聚电解质（甲乙烯酸酰马来酐）、酸碱指示剂及缓冲物，其原理是试带中的多聚电解质含有随尿标本中离子浓度增大则解离的酸性基团，离子越多，酸性基团解离越多，进而改变pH，并可以通过酸碱指示剂显示出来。

3. 尿蛋白检测　尿蛋白测定是根据指示剂蛋白误差原理。尿试带模块中主要含有酸碱性指示剂溴酚蓝、磷酸缓冲系统和表面活性剂。在pH 3.2时，溴酚蓝产生的阴离子，与带阳离子的蛋白质（白蛋白）结合后会发生颜色变化。

4. 尿葡萄糖检测　尿试带法测定尿葡萄糖采用氧化酶法。尿试带模块中含有葡萄糖氧化酶、过氧化物酶和色素。其测定原理是葡萄糖氧化酶把葡萄糖氧化成葡萄糖酸和过氧化氢，后者再由过氧化物酶催化释放出，而使色素呈现颜色。

5. 尿酮体检测　检测模块中主要含有亚硝基铁氰化钠，可以与尿液中的乙酰乙酸、丙酮发生紫色反应。

6. 尿胆红素、尿胆原检测　尿胆红素测定原理是尿胆红素在强酸性介质中，与2，4-二氯苯胺重氮盐起偶联反应呈紫红色。测定尿胆原的原理与改良Ehrlich法相同，在酸性条件下，Ehrlich试剂与尿胆原反应，生成红色化合物。

7. 尿亚硝酸盐检测　检测模块中主要含有对氨基苯砷酸和1，2，3，4-四羟基对苯喹啉-3酚。亚硝酸盐可将模块中对氨基苯砷酸重氮化而成重氮盐，后者与1，2，3，4-四羟基对苯喹啉偶联使模块产生红色。

8. 尿白细胞检测　尿试带法检查尿内白细胞的原理基于中性粒细胞胞质内含有特异性酯酶，可作用于模块中的吲哚酚酯，与重氮盐反应形成紫色缩合物。

9. 尿血红蛋白、尿红细胞检测　检测模块中主要含有过氧化氢茄香素或过氧化氢烯钴和色原（如邻甲联苯胺）两种物质。其原理为尿液中红细胞内的血红蛋白或其破坏释放出的血红蛋白均具有过氧化氢酶样活性，可使过氧化氢茄香素或过氧化氢烯钴分解出，后者能氧化有关色原（如邻甲联苯胺）使之呈色。

（二）结构框图及工作流程

如图4-20所示，尿液分析仪主要由三部分组成，分别为机械系统、光学系统、信号数据处理系统及控制单元。其中，机械系统由进样机构、传送机构组成，在仪器使用过程中起到定位作用；光学系统是整个尿液分析仪器的核心，包含了光源、光电接收管以及光电传感器系统三部分。目前，部分产品采用应用于数码相机领域的电荷耦合元件（CCD）光学系统以提高检测精度；还有部分产品采用接触式图像传感器（CIS）作为光学检测系统。

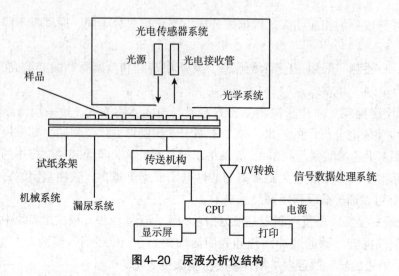

图4-20 尿液分析仪结构

在尿分析仪工作时，仪器的传送机构将尿试带传送至光学系统处并定位。光源照射尿试带上已经产生反应的各个试剂垫，反射光被球面积分仪接收，通过光电接收管获得反射光强度电信号，经处理后转化为数字信号传入到数据处理系统。

（三）主要性能指标

1. 测试项目 随着全自动尿液分析仪的发展以及流水线式全自动尿液分析的逐步推广，尿液分析仪的测试项目也不尽相同。常见的全自动尿液分析仪测试项目为10^{+2}项，即尿胆原、胆红素、酮体、隐血、蛋白质、微白蛋白、亚硝酸盐、白细胞、葡萄糖、抗坏血酸等10项以及比重、pH。有些公司的全自动尿液分析仪采用内置物理模块的手段，添加了离子电子检测单元以及浊度物理检测单元，实现了14项尿液分析测试。由于模块化技术的广泛应用，在添加了专门的物理模块后，产品在附加模块的帮助下也可以检测样品的比重、颜色以及浊度。

2. 光学系统 光学系统是整个尿液分析仪器的核心，也是全自动尿液分析仪提高其分析的准确度以及精度的关键部位。针对尿液分析仪的光学系统，不同厂家均对其进行了各自的改良。

3. 检测速度以及最大样本数 由于采用了高通量技术，现今的全自动尿液分析仪的检测速度以及最大样本容纳数均有大幅度提升。根据全自动尿液分析仪的进样方式以及机械结构的不同，各厂家的最大样本容纳数量从50到200不等。与检测项目模块化扩展类似，通过选配加载/卸载工作站，可以将样本容纳量从60扩增至210。检测速度同样是评价全自动尿液分析仪性能的重要指标，决定了全自动尿液分析仪单位时间内的最大检测效率。目前，国外品牌产品检测速度均在225~250样本/小时之间，国产品牌也达到了该检测速度。

4. 辅助功能 为了进一步提高仪器的自动化和精密化，较新的全自动尿液分析仪还附加了一系列自动化辅助功能，力求进一步有效的提升尿液分析仪的准确性与一致性。常见的辅助功能有自动修正环境温度补偿功能、自动混匀功能、点阵法精密加样功能、液量感应器、动态捕获图像技术等。

5. 准确度与线性范围　全自动尿液分析仪的准确度与线性范围测量方法与全自动生化分析仪类似，且各产品厂家标注准确度与线性范围相近，线性范围见表4-2。

表4-2　全自动尿液分析仪线性范围

项目	线性范围（单位：mg/dl）
抗坏血酸	0~40
胆红素	0~4
隐血	0~1
葡萄糖	0~500
酮	0~80
尿白血球	0~500
亚硝酸盐	0~0.1
pH	5~9
蛋白	0~500
尿胆原	0~4

技术要点

　　全自动尿液分析仪技术要求主要包括：检测项目，光学系统，检测速度，最大样本数，辅助功能，准确度，线性范围等。

三、全自动血液分析仪

　　血检，作为临床三大常规检查之一，是现代医学不可或缺的检查手段。全自动血液分析仪，临床又被称为血细胞分析仪、血液细胞分析仪、血球分析仪、血球计数仪，其性能评价已成为血液分析质量保证的重要手段，对疾病的诊断和鉴别起到了重要作用。血液分析仪实质上是指对一定体积血液内血细胞数量及异质性进行分析的仪器。自20世纪50年代库尔特发明了第一台血细胞分析仪以来，经过60年的发展，血细胞分析仪从最初的仅能计数红细胞（RBC）和白细胞（WBC）、血红蛋白（HGB）、血小板（PLT）、红细胞压积（HCT）、平均红细胞体积（MCV）等几个参数发展为包含红细胞体积分布宽度（RDW）、平均血小板体积（MPV）、血小板体积分布宽度（PDW）、血小板压积（PCT）、大血小板比率、白细胞三分群、白细胞五分类、血红蛋白浓度分布宽度、异常淋巴细胞提示、幼稚细胞提示等多参数和功能的分析仪器。随着技术的发展和改进，全自动血液分析仪逐渐向多功能合成扩展化、血常规检验多参数化方向发展。

（一）基本原理

全自动血液分析仪在功能上，可以分为全血细胞计数功能、白细胞分类功能以及扩展功能三个方面。在全血细胞计数仪上，红细胞（RBC）、血小板（PLT）共用一个测量通道，血红蛋白含量（HGB）的测定在任何类型、档次的仪器中其测试原理都是相同的。白细胞的计数和分类有其专用的通道，现对以上各测试项目所使用的技术原理作简要介绍。

1. 血红蛋白检测　测试原理采用基于光电比色法的氰化血红蛋白原理。血液分析仪采用稀释液将样品血液稀释后进行样本读数测定。其流程为：首先向比色池注入稀释液并进行空白测量，确定空白读数。然后将样本、稀释液和专用试剂均匀混合，生成稳定的血红蛋白衍生物。通过光电传感器对比色池进行样本读数，最终获得血红蛋白浓度（HGB）为：

$$HGB(g/L) = 常数 \cdot \log \frac{空白度数}{样本读数}$$

2. 血红细胞及血小板的检测　血红细胞的检测是血液分析仪的重要组成部分。目前，红细胞检测产品主要还是使用阻抗法对血红细胞的数目和体积计数，该方法又被称为库尔特原理（图4-21）。在计数管内外各置一个电极，两电极之间施加一个恒定的电流。当检测环境稳定时，小孔电压稳定不变。测试时先将待测血样稀释，使之形成血细胞浮游液。当有非传导性的红细胞经过细孔（管内外唯一通道）时，由于电阻增加引起电压变化并形成电脉冲。形成的脉冲其脉冲数代表细胞个数，脉冲大小反映细胞体积，进而实现对血红细胞的计数以及体积测定。

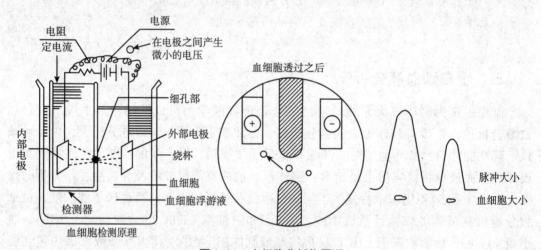

图4-21　血细胞分析仪原理

由于血小板和红细胞体积明显差异（血小板大小约为7fl；红细胞大小约为82~93fl，fl为费升，1fl等于1μm³），血小板通过计数孔时引起的电脉冲较红细胞小，很容易用一个限定阈值将两者的光电信号区分。因此，迄今为止全血分析中血小板、红细胞检查均采用一个共用的分析系统。然而由于小红细胞、大血小板的脉冲信号可能造成实验误差，研究人员已引入多种先进技术以减少血小板计数的干扰：如扫流技术（Sweep Flow）、防反流装置、鞘流技术（Sheath Flow）等。其中，较为广泛应用的为激光散射法。激光散射法应用了流式细胞术（FCM）检测原理。其原理为：细胞通过激光束照射时，产生与细胞特征相应的各种角度散射光。对接收的散射光信息进行综合分析，即可准确区分细胞。

在测试中，全血与红细胞/血小板稀释液混合，使得自然状态下双凹盘状红细胞成为球形并化学固定。当红细胞通过检测区域时，无论红细胞在何种方位，被激光束照射后所得信号相同。当球形化血小板经过检测区域，激光束以低角度和高角度光散射同时测量，且高角度散射光（侧向散射光）主要测量细胞的折射指数（RI），而RI反映了细胞内部颗粒、细胞核等复杂性；低角度散射光（前向散射光）反映了细胞数量以及表面体积大小。由于红细胞含有高浓度的血红蛋白，其RI值大于血小板，因此，尽管红细胞与血小板在体积上可能近似，仍然可以通过二维散点图加以区分。

3. 白细胞的检测　近期血细胞分析仪测试原理的改进主要体现在白细胞分类方面。传统的电阻抗法白细胞分类是通过各群细胞在白细胞直方图上所占面积进行计算的。在进行白细胞分析时，向样品中加入一定量的溶血剂，以和红细胞计数方法类似的小孔电脉冲计数原理进行检测。仪器将体积范围分为256个通道，将计数的白细胞脉冲根据体积大小分类储存，并拟合成平滑曲线，从而得到白细胞体积分布直方图。由于血样经溶血素处理脱水后，血细胞体积大小发生了分群。

第一群（35~90fl）小细胞区：淋巴细胞。

第二群（90~160fl）单个核细胞区：单核细胞、嗜酸粒细胞、嗜碱粒细胞、原始细胞、幼稚细胞、异常细胞等。

第三群（160fl以上）大细胞区：嗜中粒细胞。

然而，该种方法所得数据并不准确。随着计算机技术以及多项技术（如射频、化学染色、流式细胞术等）联合检测手段的发展，可以有效地获取白细胞五分类的结果。该方法主要有以下几种类型：①光散射与细胞化学技术联合；②体积、电导、光散射白细胞分类；③阻抗与射频技术联合的白细胞分类；④多角度偏振光散射白细胞分类；⑤双鞘流动力连续系统。

其中，最常用的方法为体积、电导和光散射法（Volume, Conductivity, Light Scatter, VCS）。其中，体积（V）为电阻抗方法，获取细胞大小的信息；光散射法（S）为激光散射法，能够有效的探知细胞内的颗粒性；电导（C）为射频电导法。其中，射频指射频电流，是每秒变化大于1000次的高频交流电流，该电流能够有效地通过细胞壁。射频电导法是使用高频电磁探针渗入细胞膜脂质，通过测定细胞的导电性，从而获取细胞内部化学成分、细胞核、细胞质、颗粒成分等信息。通过以上三种方法的结合使用，可以有效的获取白细胞分类数目，其检测方法如下。

（1）嗜酸粒细胞检测　使用专用的E溶血剂，采用电阻抗法测量。

（2）嗜碱粒细胞检测　使用专用的B溶血剂，采用电阻抗法测量。

（3）淋巴、单核和粒细胞检测　电阻抗法和射频电导法联合检测。

（4）幼稚细胞检测　通过幼稚细胞膜上脂质少的特点，加入硫化剂分类并通过电阻抗法检测。

4. 网织红细胞的检测　网织红细胞是反映骨髓造血功能的重要指标，是晚幼红细胞脱核后到完全成熟红细胞之间的过渡细胞，由于其胞浆中残存嗜碱性物质，其活体可被染成蓝色细颗粒或网状物得名。目前，针对网织红细胞的计数检测有荧光染料染色法以及非荧光染料染色法两种。荧光染料染色法采用噻唑橙等荧光染料染网织红细胞RNA进行计数；非荧光染料染色法用新亚甲蓝RNA染色，采用体积、电导、光散射法技术进行测定。

（二）结构框图及工作流程

电阻抗法血细胞分析仪结构框图及工作流程如图4-22所示，电阻抗法血细胞分析仪从功能上可以分为血小板（PLT）计数、红细胞（RBC）计数、血红蛋白测量以及白细胞分类技术等4个模块。当血细胞仪工作时，首先将待测血样进行不同浓度的稀释混匀。高稀释度的血样经过小孔管，其中悬浮分散的红细胞以及血小板通过小孔生成电脉冲。通过对电脉冲阈值分类，统计血小板以及红细胞的数目以及体积。低稀释度的血样通过加入溶血剂破坏其中的血红细胞，其中一部分通过光电比色法进行血红蛋白（Hb）测定。另一部分通过小孔管生成的脉冲直方图进行分群计数，从而获得三分类白细胞数目。

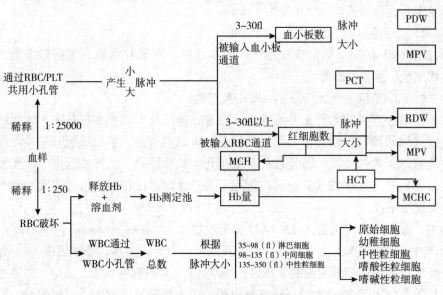

图4-22　血细胞仪工作流程

（三）主要性能指标

1. 检测速度　由于近年来的综合性科学技术飞速发展，在追求高准确度的同时，高速度、多参数、多功能合成及全自动流水线等方向逐渐成为了相关人员评价全自动血液分析仪的主要性能指标之一。

2. 分类能力　根据对细胞种类细化分类能力的不同，目前的血细胞仪可以分为三分群血细胞仪、五分群血细胞仪。

三分群血细胞仪除了二分群的15项参数外，还增加了中等大小白细胞比率、中等大小白细胞计数以及大血小板比率等3项参数。目前市面上血细胞仪大多数为五分群血细胞仪。该细胞仪不但具有检测有核红细胞的功能，还具有专用检测幼稚细胞的通道，共可检测25项参数。同时，由于5分群血细胞仪采用了多种分类技术联合分析的手段，其白细胞分类可达到最低分类镜检率。

除此之外，目前还有部分5分群血细胞仪采用模块方式，扩展了网织红细胞分析检测功能。通过细胞RNA检测手段，可以实现对网织红细胞的分类与计数。

3. **精密度** 血细胞分析仪精密度标准如表4-3所示。

表4-3 血细胞分析仪精密度

参数	WBC	RBC	Hb	Hct	MCV	MCH	MCHC	PLT
批内不精密度（CV）	4.00	2.00	1.50	3.00	2.00	2.00	2.50	5.00
总不精密度（CV）	6.00	2.50	2.00	4.00	2.50	2.50	3.00	8.00

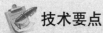 **技术要点**

全自动血液分析仪技术要求主要包括：检测速度，分类能力，精密度等。

四、全自动凝血分析仪

全自动凝血分析仪（简称血凝仪，如图4-23所示）是血栓/止血实验室的基本设备，其止血与血栓分子标志物的检测指标（凝血酶原时间PT、凝血酶时间TT、血浆纤维蛋白原FIB、部分活化凝血活酶时间APTT）与临床各种疾患，如动脉粥样硬化、心脑血管疾病、糖尿病、动静脉血栓形成等有着密切联系。血凝仪的发展较生化分析仪短，20世纪70年代凝血因子的活性检测方法问世，80年代发色底物技术的广泛运用使抗凝、纤溶的检测成为可能。近年来，血凝仪普遍安装了免疫比浊技术通道及软件，多通道、多方法、多功能全自动的第三代血凝仪使得血栓与止血的自动化检测日臻完善。

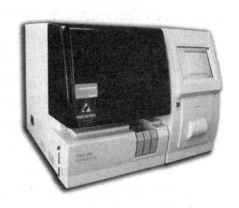

图4-23 全自动凝血分析仪

（一）基本原理

不同类型的血凝仪采用的原理不同，目前主要采用的检测方法有：凝固法、底物显色法、免疫法、乳胶凝集法等。血栓/止血检验中最常用的参数均可用凝固法测量，目前全自动血凝仪基本上均包含凝固法测量方式。

1. **凝固法** 又称生物物理法，是通过检测血浆在凝血激活剂作用下的一系列物理量（导电性、吸光度、黏度等）的变化，再由计算机分析所得数据并将之换算成最终结果。

凝固法包含以下几种方法。

（1）电流法   利用纤维蛋白原无导电性而纤维蛋白具有导电性的特点，将待测样品作为电路的一部分，根据凝血过程中电路电流的变化来判断纤维蛋白的形成。

（2）光学法   又名比浊法，根据凝固过程中物质吸光度（浊度）的变化来测定凝血功能。

向样品中加入凝血激活剂后，血浆逐渐凝固，纤维蛋白原转化为纤维蛋白，样品的光强度逐渐增加。当样品完全凝固后，光的强度不再变化，并以此作为凝固终点。通常情况下，把凝固的起始点作为0%，凝固终点作为100%，把50%作为凝固时间。通过检测样品吸光性的变化，可以描绘出凝固曲线。

（3）磁珠法   又名双磁路磁珠法，其测试原理如下：仪器的检测杯两侧有一组可以产生恒定交变电磁场的驱动线圈，利用磁场推动测试杯内特制的磁珠做等幅震荡运动。在凝血剂加入以后，随着血浆凝固，纤维蛋白增多、血液黏稠度增加，磁珠运动振幅逐渐衰减。通过仪器内部电磁感应线圈测定磁珠运动幅度，当运动幅度衰减至50%时确定凝固终点。

2. 底物显色法   通过测定产色底物的吸光度来推测所测物质的含量。该方法的检测方式与光电比色计相仿。

底物显色法的工作原理是：通过人工合成与天然凝血因子有相似的一段氨基酸排列顺序、并还有特定作用位点的小肽，并将可水解产色的化学基团与作用位点的氨基酸相连。测定时由于凝血因子具有蛋白水解酶的活性，它不仅能作用于天然蛋白质肽链，也能作用于人工合成的肽链底物，从而释放出产色基团，使溶液呈色。产生颜色的深浅与凝血因子活性成比例关系，故可进行精确的定量。目前人工合成的多肽底物有几十种，而最常用的是对硝基苯胺（PNA），呈黄色，可用405mm波长进行测定。

3. 免疫学方法   在免疫学方法中以纯化的凝血因子为抗原，制备相应的抗体，然后用抗原抗体反应对被凝血因子进行定性和定量测定。

（1）免疫扩散法   将被检凝血因子与相应抗体在一定介质中结合，测定其沉淀环大小。通过将沉淀环与标准曲线进行比较，可以计算出待凝血因子浓度。

（2）箭电泳法   在一定电场中，凝胶支持物内的凝血因子与其相应抗体结合形成的一个个"火箭峰"，火箭峰的高度与其含量成正比，通过测定峰高并与标准曲线比较可以进行凝血因子含量测定。

（3）双向免疫电泳   通过水平与垂直两个方向进行电泳可将某些分子结构异常的凝血因子进行分离。

（4）酶联免疫吸附法（ELISA法）   用酶标抗原或抗体和凝血因子进行抗体抗原结合反应。经过洗涤除去未结合的抗原或抗体及标本中的干扰物质，留下固定在管壁的抗原抗体复合物，然后加入酶的底物和色原性物质。反应产生有色物质可以用酶标仪进行测定，且测定的颜色深浅与凝血因子浓度呈比例关系。

（5）免疫比浊法   将凝血因子与其相应抗体混合形成复合物，从而产生足够大的沉淀颗粒。通过透射比浊或散射比浊进行测定，从而可以获取凝血因子浓度。

（二）结构框图

由图4-24所示，全自动血凝仪基本结构包括样本传送及处理装置、试剂冷藏位、样本及试剂分配系统、检测系统、计算机输出设备及附件。其中，由于多方法、多功能模块化设备的广泛应用，其检测系统所含部分各不相同，常见的全自动血凝分析仪中该部分包含了免疫比浊检测系统以及凝固法检测系统。

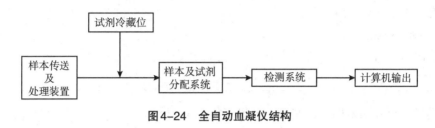

图4-24 全自动血凝仪结构

（三）主要性能指标

1. 检测功能 根据全自动凝血仪所包含的检测方法的不同，不同品牌的凝血仪检测项目也不尽相同。除凝血四项［包括凝血酶原时间（PT）、凝血酶时间（TT）、血浆纤维蛋白原（FIB）、部分活化凝血活酶时间（APTT）］外，根据所使用的检测方法的不同，测定的项目如表4-4所示。

表4-4 血凝仪检测项目

测定项目	凝固法	底物显色法	乳胶凝集法	ELISA
凝血酶原时间（PT）	●			
活化部分凝血活酶时间（APTT）	●			
凝血酶时间（TT）	●			
纤维蛋白原（FIB）	●			
外源性凝血因子Ⅱ、Ⅴ、Ⅶ、Ⅹ	●			●
内源性凝血因子Ⅷ、Ⅸ、Ⅺ、Ⅻ	●			●
凝血因子Ⅷ		●		
肝素	●	●		
低分子量肝素	●	●		
抗凝血酶Ⅲ（AT-Ⅲ）		●	●	
蛋白C（PC）	●	●		●
蛋白S（PC）	●	●		●
血栓调节蛋白		●		●
活化蛋白C抵抗性（APC-R）	●			
纤溶酶原（PLG）		●		
α_2抗纤溶酶（α_2-AP）		●		

续表

测定项目	凝固法	底物显色法	乳胶凝集法	ELISA
补体1脂酶抑制物（CI）		●		
组织纤溶酶原激活物（t-PA）		●		●
纤溶酶原激活物抑制物（PAI）		●		●
纤维蛋白单体				
纤维蛋白降解产物（FDP）			●	●
D-二聚体（D-Dimer）			●	●
纤维蛋白肽A（FPA）				●
凝血酶原片段1+2（F1+2）				●

2. 精密度以及准确度　精密度、准确度如表4-5所示。

表4-5　全自动凝血仪精密度及准确度

仪器	均值（$\bar{x}$）	标准差（SD）	变异系数（CV，%）	相关系数（r）	偏倚（%）
PT	11.88	0.30	2.58	0.999	3.6
INR	0.993	0.026	2.63	0.997	5.3
APTT	27.35	0.87	3.07	0.995	5.26
FIB	2.45	0.094	3.83	0.993	4.2
TT	18.31	0.53	2.88	0.996	4.9

 技术要点

全自动凝血分析仪技术要求主要包括：检测功能，精密度，准确度等。

五、酶标仪

酶标仪（图4-25），又称酶联免疫检测仪、微孔板检测器，是酶联免疫检测（ELISA）的专用仪器。酶标仪广泛地应用在临床检验、生物学研究、农业科学、食品和环境科学中，特别在近几年中，由于大量的酶联免疫检测试剂盒的应用，目前国内许多计生站系统开展了酶免检测项目（乙肝五项、艾滋病检测、优生优育系列检测等）。

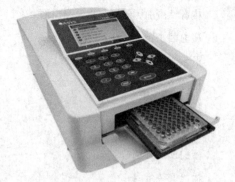

图4-25　酶标仪

（一）基本原理与结构框图

酶标仪实际上就是一台变相的光电比色计或分光光度计，其基本工作原理与主要结构和光电比色计基本相同。图4-26为单通道酶标仪结构图。样品与酶标抗原或抗体发生酶联免疫反应，催化底物显色。光源灯发出的光波经过单色器转化为特定波长的单色光，进入塑料微孔中的待测样品。该单色光一部分被样品吸收，另一部分则透过样品照射到光电检测器上。光电转换系统将该光信号转换成相应的电信号，经信号放大，模数转换等信号处理后送入微处理器进行数据处理和计算。

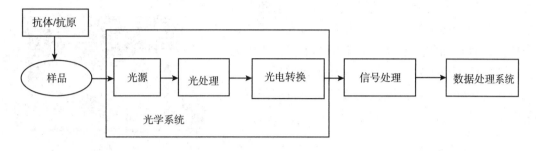

图4-26　酶标仪结构

与分光光度计不同，酶标仪使用微孔板代替比色皿作为盛装待测液的容器，因此酶标仪又称为微孔板检测器。常见的微孔板（图4-27）有6、12、24、48、96、384孔板，高端酶标仪可达到3456孔板，从而实现高通量检测。同时，在单通道酶标仪的基础上，发展出了多通道酶标仪。该类酶标仪拥有多个光束和光电检测器，可以对微孔板成排检测，检测速度更快。

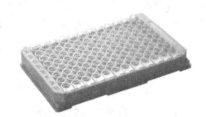

图4-27　酶标板

随着检测方式的发展，根据检测模式的不同，酶标仪可以分为单功能酶标仪和多功能酶标仪。多功能酶标仪除检测吸光度（ABS）外，还可以检测荧光强度（FI）、时间分辨荧光（TRF）、荧光偏振（FP）和化学发光（Lum）。

酶标仪从工作原理上可以分为光栅型酶标仪和滤光片型酶标仪。光栅型酶标仪可以截取光源波长范围内的任意波长，而滤光片型酶标仪则根据选配的滤光片，只能截取特定波长进行检测。

（二）主要性能指标

1. **光谱范围**　光谱范围为酶标仪可以提供的单色光波长范围，反映了酶标仪检测范围。多数低端单功能酶标仪光谱范围为400~740nm；中、高端单功能或多功能酶标仪光谱范围为200~1000nm。其中，200~400nm紫外波段检测核酸以及蛋白质；400~760nm可见光波段检测各种有色物质；760~1000nm红外波段检测脂肪酸以及醇类。

2. **精密度、准确度及线性范围**　根据中华人民共和国医药行业标准，酶标仪吸光度0.000~3.000内，线性相关系数（r）≥0.99；准确性：≤0.01；分辨率≤0.001Abs；重复性：≤0.005。

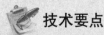

技术要点

　　酶标仪技术要求主要包括：光谱范围，精密度，准确度，线性范围等。

六、化学发光仪

化学发光仪（图4-28）是通过检测患者血清从而对人体进行免疫分析的医学检验仪器。由于化学发光分析不使用任何光源，避免了背景光和杂散光的干扰，降低了噪声，大大提高了信噪比，具有很高的灵敏度。通常情况下，化学发光免疫分析仪可以测定纳克级或皮克级化学成分。由于其检测灵敏、线性范围较宽等特点，目前国内三甲医院均使用全自动化学发光分析仪。

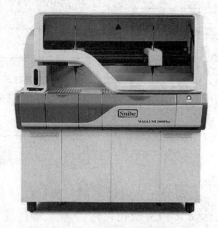

图4-28　化学发光仪

（一）基市原理

化学发光仪基本工作原理为化学发光。化学发光原理为：反应体系中的某种物质分子（反应物、产物、中间体或荧光物质）吸收了反应所释放的能量而由基态跃迁至激发态，然后再从激发态返回基态，同时将能像以光辐射的形式释放出来，产生化学发光。根据某一时刻的发光强度或发光总量，可以确定体系中响应成分的含量。

根据化学发光反应参与反应测定过程的不同，化学发光免疫分析方法可以分为化学发光标记免疫分析法和发光酶免疫分析法。

1. 化学发光标记免疫分析法　又称化学发光免疫分析（CLIA），是以化学发光剂作为抗体或抗原的标记物，直接通过发光反应检测样本中抗原、抗体含量的分析方法。常用于标记的化学发光物质有吖啶酯类化合物。通过发光试剂产生的强烈发光可在一秒钟内完成。

2. 发光酶免疫分析法　是以发光剂作为酶免疫测定的底物，通过发光反应增强测定敏感性的分析方法。该方法与酶免疫分析法相似，以酶标记生物活性物质（如酶标记的抗原或抗体）进行免疫反应，免疫反应复合物上的酶再作用于发光底物，并在信号试剂作用下发光，通过发光信号测定仪对发光信号进行测定，可以获取待测物质浓度信息。目前常用的标记酶有辣根过氧化物酶（HRP）和碱性磷酸酶（ALP）等。

（二）工作流程

化学发光仪工作流程由所采用的化学发光方法所决定，基于化学发光标记免疫分析法的化学发光仪工作流程如图4-29所示。首先将分析物、磁性粒子包被的捕捉分子（抗体、抗原）混合孵育。捕捉分子与被分析物中抗原、抗体结合形成抗体抗原复合物。该复合物与吖啶酯标记的连接物反应形成双抗体夹心抗体抗原复合物。磁场清洗后，加入过氧化氢的稀碱溶液（底物）。吖啶酯在底物中发生氧化还原反应生成N-甲基吖啶酮。N-甲基吖啶酮恢复到基态时发光，根据发光强度可以计算分析物的浓度。

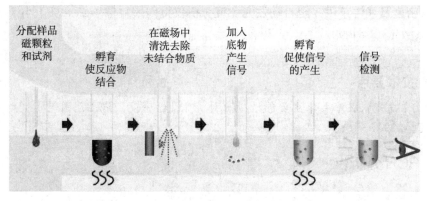

分配样品磁颗粒和试剂　　孵育使反应物结合　　在磁场中清洗去除未结合物质　　加入底物产生信号　　孵育促使信号的产生　　信号检测

图4-29　化学发光仪工作流程

（三）主要性能指标

1. 检测项目　根据化学发光试剂不同，化学发光仪可检测项目不同。化学发光仪可以检测常用疾病检测项目28项（表4-6）。

表4-6　化学发光仪疾病检测项目

肿瘤疾病检测系列			
AFP	甲胎蛋白	T-PSA	总前列腺特异性抗原
CEA	癌胚抗原	F-PSA	游离前列腺特异性抗原
CA199	糖链抗原CA199	CA72-4	糖链抗原CA72-4
CA125	糖链抗原CA125	Cyfra21-2	细胞角蛋白19片段
CA153	糖链抗原CA153	Fer（SF）	铁蛋白
β-HCG	特异人绒毛膜促性腺激素	SCC	鳞状细胞癌相关抗原
甲状腺功能检测系列		性激素检测项目	
T3	三碘甲状原氨酸	PRL	泌乳素
T4	甲状腺素	FSH	促卵泡生成素
FT3	游离三碘甲状原氨酸	LH	促黄体生成素
FT4	游离甲状腺素	TTE	睾酮
TSH	促甲状腺激素	PGN	孕酮
TG-Ab	抗甲状腺球蛋白抗体	E2	雌二醇
TPO-Ab	抗甲状腺过氧化物酶抗体		
胰岛素检测系列		心梗指标	
INS	胰岛素	cTnI	肌钙蛋白I测定
C-P	C肽		

2. 精密度及线性范围　全自动发光免疫分析仪批内重复性（CV，%）小于等于8%；线性相关系数（r）≥0.99。

技术要点

化学发光仪技术要求主要包括：检测项目，精密度，线性范围等。

七、PCR分析仪

聚合酶链反应（PCR）是20世纪80年代中期发展起来的体外核酸扩增技术。该技术能在一个试管内将所要研究的目的基因或某一DNA片段于数小时内扩增至十万乃至百万倍；可从一根毛发、一滴血、甚至一个细胞中扩增出足量的DNA供分析研究和检测鉴定。PCR分析仪（图4-30），又称基因扩增仪，是利用PCR技术对特定基因做大量体外合成用以基因分析的专用仪器，是基因工程的必需设备。

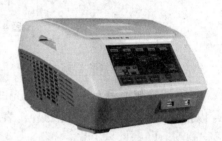

图4-30　PCR分析仪

（一）基本原理

DNA的天然复制过程为半保留复制，其过程为：双链DNA在多种酶的作用下变性解旋成单链，在DNA聚合酶的参与下，根据碱基互补配对原则复制成同样的两分子拷贝。同时，经研究发现，DNA在高温时也可以发生变性解链，当温度降低后又可以复性成为双链。

PCR的基本原理类似于DNA的天然复制过程（图4-31），其特异性依赖于与靶序列两端互补的寡核苷酸引物。PCR由变性—退火—延伸三个基本反应步骤构成。

1. 模板DNA的变性　模板DNA经加热至93℃左右一定时间后，模板DNA双链或经PCR扩增形成的双链DNA解离，使之成为单链，以便它与引物结合，为下轮反应做准备。

2. 模板DNA与引物的退火（复性）　模板DNA经加热变性成单链后，温度降至55℃左右，引物与模板DNA单链的互补序列配对结合。

3. 引物的延伸　DNA模板—引物结合物在热稳定DNA聚合酶（Taq酶）的作用下，以脱氧核糖核苷三磷酸（dNTP，包括dATP、dGTP、dTTP、dCTP）为反应原料，靶序列为模板，按碱基配对与半保留复制原理，合成一条新的与模板DNA链互补的半保留复制链。

重复循环变性—退火—延伸过程，就可获得更多的"半保留复制链"，而且这种新链又可成为下次循环的模板。此循环反复进行，可以使目的DNA迅速扩增。

扩增率计算：按上述理论，DNA理论扩增率为2^n，经过25~30个循环即可增加10^9倍。然而，由于引物和底物的消耗，酶活力下降等因素，扩增产物增加速率随时间延长逐渐从指数倍变为线性增加。所以实际扩增率为$(1+X)^n$，X为PCR实际扩增率，平均约为75%。且一般情况下，进行30个循环后，扩增倍数一般可达10^6~10^7。

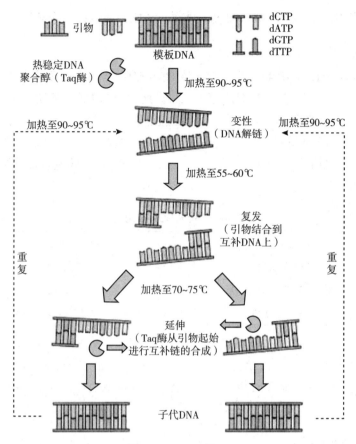

图 4-31　PCR原理

根据DNA扩增的目的和检测的标准，可以将PCR仪分为普通PCR仪、梯度PCR仪、原位PCR仪、实时荧光定量PCR仪四类。

1. **普通PCR仪**　一次PCR扩增只能运行一个特定退火温度的PCR仪，叫传统的PCR仪，也叫普通PCR仪。如果要实现不同的退火温度需要多次重复运行。

2. **梯度PCR仪**　一次性PCR扩增可以设置一系列不同的退火温度条件（温度梯度），通常有12种温度梯度，这样的仪器就叫梯度PCR仪。因为被扩增的不同DNA片段，其最适退火温度是不同的。通过设置一系列的梯度退火温度，一次性PCR扩增就可以筛选出表达量高的最适退火温度，从而进行有效的扩增。

3. **原位PCR仪**　可用于细胞内靶DNA定位分析的细胞内基因扩增仪，如病源基因在细胞的位置或目的基因在细胞内的作用位置等。原位PCR仪可以保持细胞或组织的完整性，使PCR反应体系渗透到组织和细胞中，在细胞的靶DNA所在的位置上进行基因扩增。该仪器不但可以检测到靶DNA，又能标出靶DNA序列在细胞内的位置，对于在分子和细胞水平上研究疾病的发病机制和临床过程有重大的实用价值。

4. **定时荧光定量PCR仪**　在普通PCR仪的基础上增加一个荧光信号采集系统和计算机分析处理系统，就成了荧光定量PCR仪。其PCR扩增原理和普通PCR仪扩增原理相同，只是PCR扩增时加入的引物事先用同位素、荧光素等进行标记，使用引物和荧光探针同时与模板特异性结合扩增。扩增的结果通过荧光信号采集系统实时输送到计算机分析处理系统，可以得出量化的实时结果输出。目前，多色多通道荧光检测PCR是主流产品。

（二）主要性能指标

1. PCR温度控制精确度　由于PCR变性步骤中变性条件要求很高（典型条件为95℃，30s或97℃，15s），其加热温度精确到秒。所以对PCR分析仪加热温度的精确控制、升降温速度有很高的要求。PCR分析仪升降温速度最大可达到20℃/s，精度为±0.4℃。

2. 准确度　对于定量PCR系统来说，重要的参数除了传统PCR的温控精确性、升降温速度等，更重要的还在于样品之间均一性，以避免微小的差别被指数级放大。荧光PCR准确度见表4-7。

表4-7　荧光PCR准确度

浓度（IU/ml）	批内（$x \pm s$）	CV	批间（$x \pm s$）	CV
10^6	6.00 ± 0.22	3.67%	6.06 ± 0.27	4.46%
10^5	5.09 ± 0.20	3.93%	5.04 ± 0.26	4.96%
10^4	4.12 ± 0.23	5.58%	4.29 ± 0.28	6.53%

技术要点

PCR分析仪技术要求主要包括：PCR温度控制精确性，准确度等。

八、流式细胞仪

流式细胞仪（Flow Cytometer）（图4-32）是对细胞进行自动分析和分选的装置。它可以快速测量、存贮、显示悬浮在液体中分散细胞一系列重要的生物物理、生物化学方面的特征参量，并可以根据预选的参量范围把指定的细胞亚群从中分选出来。多数流式细胞仪是一种零分辨率的仪器，它只能测量一个细胞的诸如总核酸量、总蛋白量等指标，而不能鉴别和测出某一特定部位的核酸或蛋白的多少。也就是说，它的细节分辨率为零。

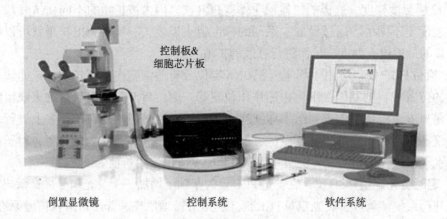

控制板&
细胞芯片板

倒置显微镜　　　　　控制系统　　　　　软件系统

图4-32　流式细胞仪

（一）基本原理

流式细胞仪是基于流式细胞术的基本原理，综合利用了光学、机械、流体动力学和计算机控制技术的现代化生物医学仪器。图4-33所示为流式细胞仪的原理结构图。由图可知，流式细胞仪可以分为分选部分、激光检测部分以及光学部分。其原理为通过将待测细胞悬液，用一定压力压入流动室，不含细胞的缓冲液在高压下从外侧鞘液管喷出，鞘液管入口方向与待测样品流成一定角度，这样，鞘液就能够包绕着样品高速流动，组成一个圆形的流束。待测细胞在鞘液的包被下形成流体聚焦，单行排列依次通过检测区域。由于待测细胞分散单排通过光学系统，通过光学计数手段可以获取细胞数目。

为表示流体是否处于稳定状态，引入雷诺系数（R_e）来反映流体性质。

其定义为：

$$R_e = d\rho v/y$$

式中，R_e为雷诺系数；d为管道直径；ρ为液体的密度；v为液体的流速；y为液体的黏滞系数。当$R_e < 2300$时，认为液体处于稳流状态；当$R_e > 2300$时，则认为液体处于湍流状态。

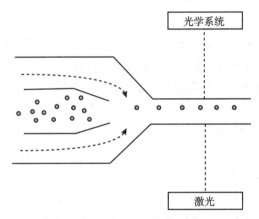

图4-33 流式细胞仪原理

（二）结构框图

流式细胞仪主要由流动室和液流系统、激光源和光学系统、光电管和检测系统、计算机和分析系统四部分组成，如图4-34所示。

1. **流动室和液流系统** 流动室由样品管、鞘液管和喷嘴等组成，常用光学玻璃、石英等透明、稳定的材料制作，设计和制作均很精细，是液流系统的心脏。样品管贮放样品，单个细胞悬液在液流压力作用下从样品管射出；鞘液由鞘液管从四周流向喷孔，包围在样品外周后从喷嘴射出。为了保证液流是稳液，一般限制液流速度小于10m/s。由于鞘液的作用，被检测细胞被限制在液流的轴线上。流动室上装有压电晶体，受到振荡信号可发生振动。

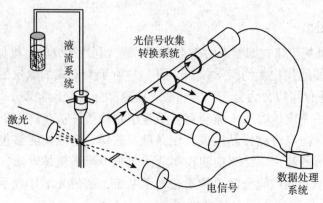

图4-34　流式细胞仪结构

2. 激光源和光学系统　经特异荧光染色的细胞需要合适的光源照射激发才能发出荧光供收集检测。常用的光源有弧光灯和激光；激光器又以氩离子激光器为普遍，也有配合氦离子激光器或染料激光器。光源的选择主要根据被激发物质的激发光谱而定。汞灯是最常用的弧光灯，其发射光谱大部分集中于300~400nm，很适合需要用紫外光激发的场合。氩离子激光器的发射光谱中，绿光514nm和蓝光488nm的谱线最强，约占总光强的80%；氦离子激光器光谱多集中在可见光部分，以647nm较强。

3. 光电管和检测系统　经荧光染色的细胞受合适的光激发后所产生的荧光是通过光电转换器转变成电信号而进行测量的。光电倍增管（PMT）最为常用。PMT的响应时间短，仅为ns数量级；光谱响应特性好，在200~900nm的光谱区，光量子产额都比较高。从PMT输出的电信号仍然较弱，需要经过放大后才能输入分析仪器。流式细胞计中一般备有两类放大器。一类是输出信号辐度与输入信号成线性关系，称为线性放大器，另一类是对数放大器，输出信号和输入信号之间成常用对数关系。

4. 计算机和分析系统　信号经模-数转换器输往微机处理器编成数据文件，或存贮于计算机的硬盘上，或存于仪器内以备调用。计算机的存贮容量较大，可存贮同一细胞的6~8个参数。存贮于计算机内的数据可以在实测后脱机重现，进行数据处理和分析，最后给出结果。

除上述四个主要部分外，还备有电源及压缩气体等附加装置。

（三）主要性能指标

1. 荧光分辨率　强度一定的荧光在测量时是正态分布的峰，荧光分辨率是指两相邻的峰可分辨的最小间隔。通常用变异系数（CV值）来表示。CV的定义式为：

$$CV = \sigma / \mu$$

式中，σ为标准偏差，μ是平均值。

在实际应用中，我们使用经验公式：

$$\sigma = 0.423 \times FWHM$$

其中FWHM为峰高一半处的峰宽值。现在市场上仪器的荧光分辨率均优于2.0%。

2. 荧光灵敏度　反映仪器所能探测的最小荧光光强的大小。一般用荧光微球上所标可测出的FITC（Fluorescein isothiocyanate，异硫氰基荧光素）的最少分子数来表示。现在市场使用仪器均可达到1000左右。

3. **分析速度/分选速度**　仪器每秒种可分析/分选的数目。一般分析速度为5000~10000；分选速度在1000以下。

4. **样品浓度**　主要给出仪器工作时样品浓度的适用范围。一般在10^{10}细胞/ml的数量级。

> **技术要点**
>
> 　　流式细胞仪技术要求主要包括：荧光分辨率，荧光灵敏度，分析速度，样品浓度等。

九、基因测序仪

基因测序仪（图4-35）又名DNA测序仪，是能自动灌胶、自动进样、自动数据收集分析等全自动电脑控制的测定基因片段的高档精密仪器，是我国"十三五"规划中精准医疗重要的一环。

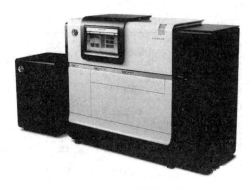

图4-35　基因测序仪

（一）基市原理

基因测序仪工作原理为基因测序技术。以实验方法和实验仪器改进为标志，基因测序技术一共经历了三代的发展（表4-8）。

表4-8　基因测试技术的发展

代数	测序技术	特点
第一代	Sanger测序技术	低通量，高成本
第二代	循环芯片技术	高通量、高效率
第三代	单分子测序	试剂用量少，更低成本

基因测序技术始发于Sanger双脱氧链终止法，亦为第一代基因测序仪工作原理。其基本原理如图4-36所示：双脱氧链终止法反应体系中包括单链模板、引物、4种dNTP和DNA聚合酶以及链终止剂（类似于正常dNTP的2'3'-双脱氧核苷三磷酸ddNTP），该

链终止剂可以将延伸的DNA链特异性地终止。在测序过程中，分为4组对目标DNA进行PCR扩增，每组按一定比例加入一种ddNTP。ddNTP能随机渗入合成的DNA中，一旦渗入即可终止合成。因此，各种不同大小片段的末端核苷酸必定为该种核苷酸。通过显影带，可以读取DNA的核苷酸序列。

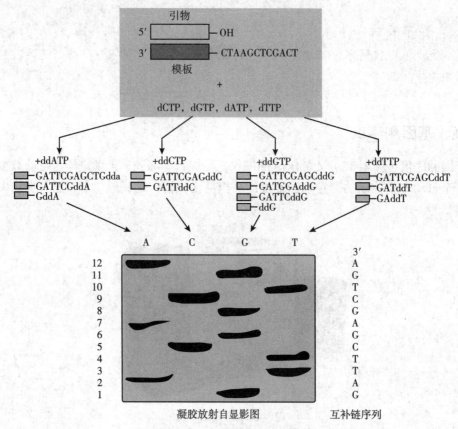

图4-36   双脱氧链终止法原理

第一代基因测序仪器采用Sanger法，应用阵列毛细管电泳分离手段，通过电脑荧光检测以及数据分析获取DNA碱基序列，其分析效率为6000bp/h，准确率高达99.999%。

第二代基因测序仪器依靠循环芯片技术，又被称为大规模平行测序平台。第二代产品的出现不仅令DNA测序费用降低到了以前的百分之一，更令基因测序更加普及化。其基本原理是在Sanger测序法的基础上，用不同颜色的荧光标记四种不同的dNTP。当DNA聚合酶合成互补链时，每添加一种dNTP就会释放出不同的荧光，根据捕捉的荧光信号并经过计算机处理，从而获得DNA序列。二代测序的流程如下。

1. **文库制备**   将DNA用雾化或者超声波随机片段化成几百碱基或者更小的片段。用聚合酶和外切核酸酶把DNA片段切成平末端，紧接着磷酸化并增加一个核苷酸黏性末端。然后将测序接头与片段连接。

2. **创建簇**   将模板分子加入芯片用于产生克隆簇和测序循环。芯片为有8个纵向泳道的硅基片。每个泳道表面有无数的被固定的单链接头。上述步骤得到的带接头的DNA片段变性为单链后与测序通道上的接头引物结合形成桥状结构。通过对其扩增，获得上百万条成簇分布的双链待测片段。

3. 测序 DNA聚合酶结合荧光可逆终止子,荧光标记簇成像后在下一个循环开始前将结合的核苷酸剪切并分解。

4. 数据分析 第三代基因测序仪器采用单分子测序方法,具有高通量、低成本、长读取长度等特点。不同于第二代测序依赖DNA模板与固体表面结合后边合成边测序,第三代分子测序不需要进行PCR扩增。主要采用三种技术。

1. Helico Bioscience 单分子测序技术 该测序是基于边合成边测序的思想,将待测序列随机打断成小分子片段并用末端转移酶在3'末端加上poly(A),并在poly(A)的末端进行荧光标记和阻断。把这些小片段与带有poly(T)的平板杂交成像来获得已经杂交模板所处的位置,建立边合成边测序的位点。加入聚合酶和被Cy3荧光标记的脱氧核苷酸进行DNA合成,每次只加入一种脱氧核苷酸,然后将未参与合成的dNTP和DNA聚合酶洗脱,直接对Cy3成像,观测模板位点上是否有荧光信号,然后化学裂解并释放核苷酸上的染料后加入下一种脱氧核苷酸和聚合酶的混合物,进行下一轮反应。

2. Pacific Bioscience SMRTT技术 该测序也是基于边合成边测序的原理,这项技术测序过程为:被荧光标记磷酸基团的核苷酸在聚合酶活性位点上与模板链结合(每种脱氧核苷酸被不用颜色的染料标记),被激发出荧光,在荧光脉冲结束后,被标记的磷酸基团被切割并释放,聚合酶转移到下一个位置,下一个脱氧核苷酸连接到位点上开始释放荧光脉冲,进行下一个循环。

3. Oxford Nanopore 纳米孔单分子测序技术 该测序技术是以α-溶血素来构建生物纳米孔,核酸外切酶依附在孔一侧的外表面,一种合成的环糊精作为传感器共价结合到纳米孔的内表面。这个系统被镶嵌在一个脂双分子层内。为了提供既符合碱基区分检测又满足外切酶活性的物理条件,脂双分子层两侧为不同的盐浓度。在适合的电压下,核酸外切酶消化单链DNA,单个碱基落入孔中,并与孔内的环糊精短暂的相互作用,影响了流过纳米孔原本的电流。腺嘌呤与胸腺嘧啶的电信号大小很相近,但胸腺嘧啶在环糊精停留时间是其他核苷酸的2~3倍,所以每个碱基都因其产生的电流而被区分开来。

(二)主要性能指标

1. 测序性能 根据DNA测序需求,DNA序列所需测序性能为:分析精度98.5%或以上,长度可达950bp或以上,24小时测序量达164样品数以上,碱基数>82000;片段分析分辨率:精确度达±0.15bp。

2. 功能分析 由于3代DNA测序技术各有不同的优点,适用于不同需求。

> **技术要点**
>
> 基因测序仪技术要求主要包括 ①测序性能:分析精度,长度,24h测序量,碱基数,片段分析分辨率等;②功能分析:模板扩增方法,合成测序方法中使用到的酶和试剂,测序费用,设备价格,是否末端配对,发生1'错误的突变类型,测序长度,所用测序技术,校错方法,最高通量,优势特点等。

十、现场即时检验类仪器

POCT（现场即时检验）指在患者旁边进行的临床检测（床边检测，Bedside Testing），通常不一定是临床检验师来进行，是在采样现场即刻进行分析，省去标本在实验室检验时的复杂处理程序，快速得到检验结果的一类新方法。

（一）基市原理及主要技市

POCT的基本原理是把传统方法中的相关液体试剂浸润于滤纸和各种微孔膜的吸水材料中，成为整合的干燥试剂块，然后将其固定于硬质型基质上，成为各种形式的诊断试剂条；或把传统分析仪器微型化，操作方法简单化，使之成为便携式和手掌式的设备；或将上述两者整合为统一的系统。

1. **简单显色（干化学法测定）技术**　将多种反应试剂干燥、固定在纸片上，加上检验标本（全血、血清、血浆、尿液等）后产生颜色反应，用肉眼观察定性或仪器检测（半定量）。

2. **多层涂膜（干化学法测定）技术**　多层涂膜技术是从感光胶片制作技术移植而来的。将多种反应试剂依次涂布在片基上，制成干片，用仪器检测，可以准确定量。

3. **免疫金标记技术**　胶体金颗粒具有高电子密度的特性，金标蛋白结合处，在显微镜下可见黑褐色颗粒，当这些标记物在相应的标记处大量聚集时，肉眼可见红色或粉红色斑点，这一反应可以通过金颗粒的沉积被放大。该类技术主要有斑点免疫渗滤法（DIGFA）和免疫层析法（ICA）。

4. **免疫荧光技术**　通过检测板条上激光激发的荧光，定量检测以 pg/ml 为单位的检测板条上单个或多个标志物。检测系统通常由荧光读数仪和检测板组成。检测板多用层析法，分析物在移动的过程中形成免疫复合物，通过检测区域、质控区域的荧光信号值的不同与分析物的不同浓度成一定的比例，获得定标曲线，可检测未知样本中分析物的浓度。

5. **生物传感器技术**　利用离子选择电极、底物特异性电极、电导传感器等特定的生物检测器进行分析检测。该类技术是酶化学、免疫化学、电化学与计算机技术结合的产物。

6. **生物芯片技术**　生物芯片是最新发展起来的新技术，其特点是在小面积的芯片上同时测定多个项目。生物芯片可分基因芯片、蛋白质芯片和细胞芯片，它们具有高灵敏度、分析时间短、能同时检测的项目多等特点。

7. **红外/远红外分光光度技术**　此类技术常用于经皮检测仪器，用于检测血液中血红蛋白、胆红素、葡萄糖等成分。这类床边检验仪器可连续监测患者血液中的目标成分，无需抽血，可避免抽血可能引起的交叉感染和血液标本的污染，降低每次检验的成本和缩短报告时间。

（二）POCT仪器的基市结构与功能

POCT仪器一般外形小巧，结构不像实验室的大型仪器那么复杂（最主要是没有复杂的液路系统），仪器的基本结构包括：电源开关、状态灯、电池、（热敏）打印机、显示器、键盘、样本测量室、条形码/密码牌阅读器、内置的数据处理及储存中心、一次性分析装置。

样本测量室（阅读仪及光源等）：样本测量室的光源，可以是一般的检测光源，也可能是激发光的光源。阅读仪可以帮助控制、简化部分分析反应，还可以整合数据的处理、存储功能。比如，校正曲线计算法所使用的校正曲线、质量控制限度和结果数据存储等。带有微处理器的阅读仪甚至可以对数据进行校正，然后解释结果。

条形码/密码牌阅读器：由于一次性分析装置通常是独立包装，每个外包装上都带有独特的条码，其中包含有试剂的各种信息；有的仪器还带有密码牌，用于校准及质量控制。所以，POCT仪一般都配备条形码/密码牌阅读器。

内置的数据处理及储存中心：作为阅读器的补充而出现的内置的数据处理及储存中心，增加了储存质控数据或患者数据及其它数据处理功能。

一次性分析装置：一次性装置又可以分成单一或多垫试剂条（包括单层、多层试纸垫）、酶层析装置、免疫横流（层析）分析装置、卡片式装置、微制造装置、生物传感器装置等。

（三）多层涂膜技术相关POCT分析系统检测原理与结构

多层涂膜技术制成的干片结构，如图4-37所示。

干片中的涂层按其功能分4层：分布层（有时又分成扩散层和遮蔽或净化剂层）、试剂层、指示剂层、支持层。

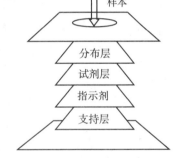

图4-37　干片基本结构

1. 分布层　是一层高密度孔聚合物。分布层的作用不仅可以阻留细胞、结晶和其他小颗粒，还可以让大分子（如蛋白质）滞留。分布层中朝下的一面加入反光物质如TiO_2和$BaSO_4$来掩盖患者标本中的有色物质，使反射光度计不受其影响。同时这些反光化合物也给干片底层的指示剂层提供反射背景。

2. 试剂层　试剂层的主要功能是提供能实现化学反应所需的环境，提供化学反应所需干试剂，把标本中的待测成分转变成可定量物质，同时去除干扰。

3. 指示剂层　其目的是生成一种可以定量且与待测物含量直接成比例的产物。指示剂层中的色原含量用反射光度计读取。

4. 支持层　起物理固定作用，同时允许测量光通过，并对通过光不产生任何干扰作用。

干片及配套试剂的处理过程和储存、仪器光路的变化等均会引起结果的偏差。仪器通常要求6个月一次定标，每日一次质控。仪器使用的质控品为原装配套质控品及专用稀释液。为保证结果的准确性，还应注意仪器的维护，主要是光路的清洁和校正以及干片储藏盒内的干燥剂和保湿剂的及时更换等。

（四）免疫金标记技术相关POCT分析系统检测原理与结构

斑点金免疫渗滤法已被广泛应用于临床各种定性指标的测定，此类方法所测项目大多为定性或半定量的结果，不需要特殊的仪器。

金标定量检测仪器，属于复合型免疫层析技术，以金胶粒或着色乳胶粒等有色粒子作标记物，层析条通过多种材料复合而成。金标定量检测仪器硬件部分一般由电脑、输入输出接口、模数转换器、扫描控制电路、光电转换电路、背景补偿电路、显示器等组成。为了保存测试结果，配有微型打印机。由于抗体及胶体金材料昂贵，不可能像化学试剂那样，做成大面积显色，同时背景有水、血、胶体金等，且在渗透过程中不均匀等原因，因此必须设计特殊的光学系统（如反射型光纤传感器），才能解决金标定量测试的问题。反射型光纤传感器由入射光纤和接收光纤组成。测试时，检测卡固定，电脑控制机械扫描系统，使光纤传感器从背景（硝酸纤维素膜区）向测试线扫描。免疫层析检测试剂条结构见图4-38，免疫层析检测原理见图4-39。光源发出的光经发送光纤射向被测体的表面，反射光由接收光纤收集，并传送到光探测器转换成电信号输出。另外该仪器还设计了一系列软件，以提高检测结果的可靠性和精确性。如根据水的渗透规律，编制特殊的软件，补偿渗透不均匀引起的干扰信号；根据不同的测试条、不同的批号，编制软件严格控制测试时间；根据朗伯-比尔定律及相关的数学知识，将光密度值与浓度的关系用数学模型来表示，并输入电脑，每次测定时，电脑即可自动将光密度值转换成浓度值并显示。

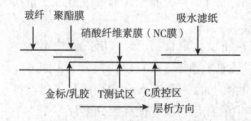

图4-38　免疫层析检测试剂条结构

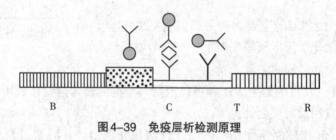

图4-39　免疫层析检测原理

对检测结果的质量保证，还包括一些日常工作。由于该仪器应用的是光学原理，测量环境的光照变化、测量笔尖密封性的变化及其他物理条件（温度、湿度）变化均会对结果产生干扰。正确的定标是确保仪器重复精确读数的必要步骤。对不同测量条件和笔尖各种变化可能引起各种误差的调整，可以通过定标（散射光调整和空白调零程序）来完成。试剂盒内含阳性定值范围的质控物，用于试剂稳定性及试验的质量控制。

（五）免疫荧光测定技术相关POCT分析系统检测原理与结构

检测系统由一个荧光读数仪和检测板组成。检测板采用层析技术，分析物在移动的过程中形成免疫复合物。通过不同浓度的分析物在检测区域、质控区域产生不同强度的荧光信号，获得定标曲线，利用定标曲线可以计算出未知样本中分析物的浓度。如检测HbA1c使用的是免疫竞争法。当检测缓冲液与加入了溶血缓冲液后的全血混匀时，荧光标记的抗HbA1c抗体与血样中的HbA1c结合，然后当该样本混合液加入到检测板的加样孔后，样本中的HbA1c和固定在检测板上的糖化血红蛋白会与检测抗体（荧光标记抗体）竞争性地结合，反应平衡后，样本中的HbA1c越多，固定在检测板上的糖化血红蛋白与荧光标记抗体结合的机会就越少，最后读出检测板所示荧光强度。荧光信号强弱与HbA1c的量成反比。仪器内部有两个光学系统。荧光检测系统检测HbA1c浓度；另一个光学系统检测总血红蛋白浓度。仪器将这两个参数转换为比值（%）显示在屏幕上，就是HbA1c的相对浓度（占总血红蛋白Hb的比率）。测定HbA1c的检测板含有一个固化了HbA1c的检测线和一个固化了抗生物素蛋白的质控线（图4-40）。

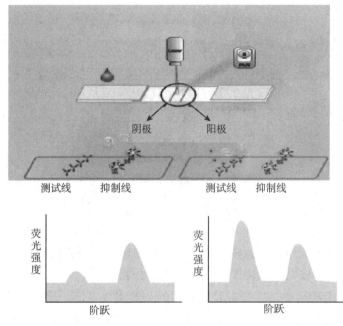

图4-40 免疫荧光检测原理

时间分辨荧光免疫测定的基本原理是以镧系元素铕（Eu）螯合物作荧光标记物，利用这类荧光物质有长荧光寿命的特点，延长荧光测量时间，待短荧光寿命的自然本底荧光完全衰退后再进行测定，所得信号完全为长寿命的镧系螯合物的荧光，从而有效地消除了非特异性本底荧光的干扰。另外在反应体系中加入增强液，使荧光信号增强，有利于荧光测量。

（六）葡萄糖酶电极传感器POCT分析系统检测原理与结构

电化学酶传感器法微量血快速血糖测试仪，是采用生物传感器原理将生物敏感材料酶同物理或化学换能器相结合，对所测定对象做出精确定量反应，并借助现代电子技术将所测得信号以直观数字形式输出的一类新型分析装置，即采用酶法葡萄糖分析技术并结合丝网印刷和微电子技术制作的电极，以及智能化仪器的读出装置，组合成微型化的血糖分析仪。根据所用酶的不同，此类仪器可以分为采用葡萄糖脱氢酶和采用葡萄糖氧化酶技术的两大类。酶电极的组成（葡萄糖氧化酶电极为例）包括印刷电极、电极底片、葡萄糖氧化酶及固定保护层。电极的测试原理为：在印刷电极的两端施加一定的恒定电压，当被测血样滴在电极的测试区后，电极上固定的葡萄糖氧化酶与血中的葡萄糖发生酶反应，经过一定的滞后期（约20s后），酶电极的响应电流与被测血样中的葡萄糖浓度呈相关性。血糖仪就是根据这一关系来计算并显示血标本中的葡萄糖浓度值的。

血糖仪利用葡萄糖脱氢酶法的原理和钯电极的技术，并设置密码牌，自动校准血糖仪和试纸。试纸条结构包括聚酯薄膜顶膜、底膜，标本采集区，试剂区，钯电极等。测试时，先插入试纸，采血针采血后血滴靠近试纸进血端口，由于毛细管作用血样吸入到试纸的反应区，反应产生的电流转换为血糖浓度数字而显示在屏幕上。由于采用葡萄糖脱氢酶法，反应过程中不需氧直接参与反应，消除了血氧分压产生的偏差（图4-41）。

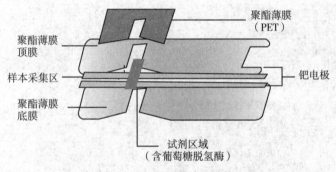

图4-41 可吸血试纸结构

采用葡萄氧化酶生物传感器技术的也有不少。在反应区内，酶（葡萄糖氧化酶）和血液中的葡萄糖进行反应，从而使电子从葡萄糖流向化学中间体。施加在试纸上的电压促使电子从化学中间体流向电极。血糖仪通过电极来测量电子的流量（电流），并将其转换成一个电信号，最后将该电信号换算成相应的血糖浓度。

血糖仪使用的是末梢全血，中心实验室使用的是血浆或血清，故应注意结果的换算及调整。干扰物质的存在也会对结果造成影响。为保证结果的准确，应进行及时校准和常规质控。由于受到多种因素的影响，到目前为止，快速血糖仪测量血糖只适合日常监测，而不能作为准确诊断糖尿病的工具。

（七）荧光传感器相关POCT分析系统检测原理与结构

仪器的基本结构包括电源开关、电池、显示屏、内置打印机、键盘、测量室（室内多为一些LED和光源等）、条形码阅读器、数据传输系统、数据存储系统、一次性测试片（测试片上多带有样本感应器或限流阀以及样本注入口等），为保证结果准确，仪器还配备定标气体及大气压测量装置等。血气分析仪的检测技术包括光学荧光法和光学吸收反射法，运用了固态一次性的荧光传感器测试卡（图4-42）。

以PO_2的检测为例。测试片里面的PO_2传感器电极具有两个功能。第一，测量氧气的压力；第二，可用来对总血红蛋白（tHb）和氧的饱和度（SO_2）进行分析。因此一个样品可在同一个传感器上测量三个参数。PO_2测量原理是基于荧光突衰，荧光与PO_2的量化关系可以用Stern-Volmer方程来表示为：

$$I_0/I = 1+kP$$

其中I_0为激发光的强度，I为荧光散发强度，可见"I"与PO_2的"P"成反比关系。

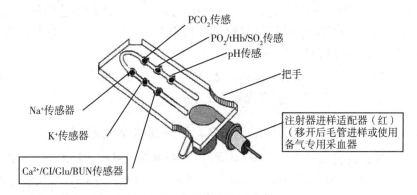

图4-42　荧光传感器测试卡结构

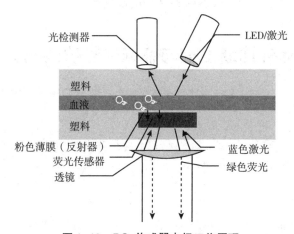

图4-43　PO_2传感器电极工作原理

PO_2的检测过程：血样被仪器吸入到测试片中，并覆盖荧光传感器。血样平衡后荧光发射，然后检测。检测期间，灯泡发射的光通过光栅只让特定的光照到传感器上，产生荧光反应。荧光的强度取决于与传感器直接接触的血液中的PO_2，荧光传感器发射的光透过透镜和其他光学元件（如光过滤器等）被仪器检测。光过滤器是用来从反射光中隔离出测量所需的颜色光，并由光探头检测（图4-43）。探头输出的信号通过微处理器转换成一个常规测量单位的数字读数，并显示出来。

日常工作中其质量控制，采用标准参考片（SRC）的电子质控和液体质控物相结合的方法。大气压对血气分析来说，是关键性的指标，该系统实时监测大气压，是保证结果准确的又一有效措施。

（八）生物芯片技术相关POCT分析系统检测原理

生物芯片技术是以微电加工技术为基础的微全分析系统，它将所有试样处理及测定步骤合为一体，分析人员可在很短时间和空间间隔内获取电信号形式表达的化学信息，以实现对细胞、蛋白质、DNA以及其他生物组分的准确、快速、大信息量的检测。生物芯片可分为基因芯片、蛋白质芯片、细胞芯片等。

生物芯片检测仪器，主要是利用光源照射生物芯片上的生物样品以激发荧光，并通过高灵敏度的光电探测器探测荧光强度，最后由计算机对探测结果进行分析处理以获取相关的生物信息。因此生物芯片检测仪器是一种光学、机械、电子、计算机以及现代分子生物学等多学科高度结合的精密仪器，涉及到高功率均匀照明、微弱荧光激发和收集、精密机械运动和控制、极弱光信号检测、数字图像处理和数据统计分析、现代分子生物学等多种高新技术，具有很高的技术含量。

（九）红外/远红外分光光度技术相关POCT分析系统检测原理

红外/远红外分光光度技术常用于制作经皮检测仪器，可用于检测血液血红蛋白、胆红素、葡萄糖等多种成分。这类检测仪器可连续监测患者血液中的目标成分，无需抽血，因此可避免抽血可能引起的交叉感染和血液标本的污染，降低每次检验的成本和缩短报告时间。但是，大多数这类经皮仪器检测结果的准确性有待提高。

第五节　体外诊断试剂与临床检验仪器的安全性评价

> **?问题**
>
> 室内质控和室间质评的定义分别是什么？各实验室做室内质控的意义是什么？常用的质量控制规则有哪些？

我国的医疗器械监管及安全评价体系在借鉴美国FDA、欧盟、IMDRF、WHO等相关法规的基础上，结合我国器械发展特点，相关法规、规章及整个体系框架正日趋完善。

除此以外，对医疗器械的安全有效性评价，其全生命周期内贯穿了风险管理的理念。关于风险管理，可以进一步学习《YY/T 0316-2016医疗器械风险管理对医疗器械的应用》这个标准。

一、临床评价

体外诊断试剂与临床检验仪器的安全性评价，除按照全生命周期及风险管控的监管理念在体系建设的过程中加强管理外，其临床评价研究作为产品研究性资料及性能评估的有效验证，起到了至关重要的作用。

根据《医疗器械注册管理办法》中的定义，医疗器械的临床评价是指申请人或者备案人通过临床文献资料、临床经验数据、临床试验等信息对产品是否满足使用要求或者适用范围进行确认的过程。

临床评价是佐证医疗器械产品安全有效的重要资料之一。由其定义可知，临床试验是临床评价的一种手段。医疗器械临床试验是指在经资质认定的医疗器械临床试验机构中，对拟申请注册的医疗器械在正常使用条件下的安全性和有效性进行确认、验证或系统性研究的过程。其目的是通过足够数量的目标受试者（样本）来研究医疗器械对疾病诊断（辅助诊断）、治疗及预后等方面的作用，进而将来自样本的研究结论推广到总体。

临床试验须遵循《医疗器械临床试验质量管理规范》（GCP）、《体外诊断试剂临床试验技术指导原则》、《医疗器械监督管理条例》等的相关要求，并应用统计学原理对试验相关的因素做出合理、有效的安排，最大限度地控制混杂与偏倚，减少试验误差，提高试验质量，并对试验结果进行科学的分析和合理的解释。

临床试验是证明产品安全性、有效性的重要途径和手段。医疗器械临床试验是指在相应的临床环境中，对拟申请注册的普通医疗器械在正常使用条件下的安全性和有效性进行确认或者验证的过程，或对体外诊断试剂的临床性能进行系统性研究的过程。

《医疗器械监督管理条例》规定第一类医疗器械不需要进行临床试验，第二、三类医疗器械注册应当进行临床试验。部分产品可免于进行临床试验，免于进行临床试验的医疗器械目录由国家药品监督管理部门制定、调整并公布。《国务院关于修改〈医疗器械监督管理条例〉的决定》（国务院令第680号），明确了医疗器械临床试验机构实行备案管理。医疗器械临床试验机构应当具备的条件及备案管理办法和临床试验质量管理规范，由国务院药品监督管理部门会同国务院卫生主管部门制定并公布。

在没有发布目录之前，体外诊断试剂申请人应当在省级医疗卫生机构开展临床试验。对于特殊使用目的的体外诊断试剂产品，可以在符合要求的市级以上的疾病控制中心、专科医院或检验检疫所、戒毒中心等机构开展临床试验。第三类体外诊断试剂申请人应当选定不少于3家（含3家）临床试验机构、第二类体外诊断试剂申请人应当选定不少于2家（含2家）临床试验机构。一般第三类体外诊断试剂总样本量至少为1000例，第二类至少为200例。另外，对于一些特殊情况会有不同的最低样本量要求。体外诊断试剂的样本量与样本分布，在符合有关最低样本量要求的前提下，还应符合统计学要求。普通医疗器械临床试验应当在两个或者两个以上有资质的医疗器械临床试验机构中进行，样本量应符合统计学要求。医疗器械临床试验的方案和报告中都应明确试验所采用的统计学方法和评价方法。

二、质量控制

在临床检验领域，临床实验室为人类疾病的诊断、治疗、预防及健康状况的评估提供重要的、有益的及科学的信息。随着科学技术的进步，大量的先进仪器和技术的采用，临床实验室发挥着越来越重要的作用。测试结果的准确与否，除了与诊断试剂、临床检验仪器及其系统的溯源性与性能指标好坏密切相关外，对于实验室的管理，室内质控及室间质评工作的完善与规范化也必不可少。

（一）室内质量控制

室内质量控制（Internal Quality Control，IQC）是指在实验室内部进行的、通过对控制物或患者标本的测定，通过一定控制规则和方法来检测和控制常规工作的精密度和准确度，提供常规工作中日内和日间标本检测的一致性，用来决定是否接收一组患者标本测定结果的步骤。做好室内质量控制保证了发出报告的可信度，还为室间质量控制打下了良好的基础。

1. 质量控制的原理　质量控制是通过控制图来衡量测量体系稳定性的。

（1）质量控制图的定义和功能

1）控制图的定义　控制图是对过程质量加以测定、记录，从而进行评估和监察过程是否处于控制状态的一种统计方法设计的图。图上有中心线（Central Line，CL）、上控制界限（Upper Control Limit，UCL）和下控制界限（Low Control Limit，LCL），并有按时间先后顺序抽取的样本统计量值的描点序列。UCL、CL与LCL统称为控制线（Control Lines）。若控制线中的描点落在UCL与LCL之间的排列不随机，则表明过程异常。控制图也是用于区分异常或特殊原因所引起的波动和过程固有的随机波动（即正常的波动）的一种特殊统计工具。质量控制图是用于判断分析测定过程是正常还是异常的一种统计工具。

2）控制图的功能　①诊断：评估一个过程的稳定性。②控制：决定某一过程何时需要调整，何时需要保持原有状态。即：当过程发生异常质量波动时必须对过程进行调整，采取消除异常因素的作用。③确认：确认某一过程的改进效果。因此，控制图是质量管理的核心工具之一。

（2）检验结果的统计特点及其影响因素

1）检验结果的统计特点　①检验结果的质量具有可变性（不一致性）。检验技术自动化使检验质量明显改善，但结果的变异性是仍然存在的，因为随机误差是始终不能消除的。②检验结果质量的变异性具有统计规律性。检验结果质量的变异性表现出随机现象的统计规律。比如计量数值服从正态分布，计件数值服从二项分布，计点数值服从泊松分布等。

2）影响检验质量变异的两大因素　可以归纳为正常因素和异常因素两大类。正常因素是指随机因素或偶然因素，其特点是影响微小、始终存在、方向随机、难以控制，引起的质量变异称为正常质量波动，对之"听之任之"即可，质量数据形成典型分布如正态分布的 μ 和 σ 保持不变；异常因素是指系统因素，特点是影响很大，时有时无，方向确定，可以控制，造成的质量变异称为异常质量波动，对之必须"严加控制"，质量数据分布偏离典型分布如正态分布的 μ 和 σ 保持发生变化。对这两大因素均可通过质控图来检测。

（3）控制图的种类　常规控制图可根据待测数据的不同分布分为正态分布（计量值）、二项分布（计件值）、泊松分布（计点值）。

（4）控制图原理的解释及应用

1）控制图原理的解释　第一，若过程正常，则描点落在质控图的UCL与LCL之外的概率极小，从统计学的角度讲，小概率事件是不发生的，若发生即判断异常。第二，控制图上的控制界限就是区分偶然波动和异常波动的科学界限，在UCL与LCL之间的波动是偶然波动，而在其外的波动则是异常波动。控制图的实质是区分偶然因素与异常因素。

控制图上描点出界，判为异常，即"点超出界限就判为异常"，此时必须按照"查出异常、采取措施、保证消除、不再出现、纳入标准"20字方针来做。

控制图是通过抽查样本（一般为质控品）来实现对分析过程的监控，控制图可能犯统计学上的两类错误（弃真和存伪）。可以通过调整控制图的UCL与LCL之间的间距来减少这两种错误造成的损失。实际经验证明休哈特所提出的3σ方式（即：上控制线UCL=$\mu+3\sigma$，中心线CL=μ，下控制线LCL=$\mu-3\sigma$）较好。

2）控制图的检出率（检验率或称检出效率）是控制图的重要特性，指的是过程发生异常时，控制图能将这种异常检出的概率。检出率的影响因素有：控制界限幅度、均值偏移幅度、标准差变动幅度、样本大小。在实际工作中，只能通过改变样本大小（质控品数量）来改变检出率：质控品数量多时，检出率大，检出灵敏；质控品数量少时，检出率小，检出迟钝。实际应用时应保证适宜的检出率。

2. 常用质量控制规则　控制规则是解释控制数据和判断分析批控制状态的标准，以符号N_L表示，其中N是控制品数量或超过控制限的控制测定值的个数，下角L表示控制界限。控制方法的核心是检出随机和系统误差的控制规则组成。

（1）主要对随机误差敏感的

I_{2s}：1个控制测定值超过（X±2）s控制限。这是生化检验中常用的指控规则。

I_{3s}：1个控制测定值超过（X±3）s控制限。

I_{4s}：在同一批内最高控制测定值与最低控制测定值之间的差值超过4s。

（2）主要对系统误差敏感的

2_{2s}：2个连续的控制测定值同时超过（X+2）s或（X−2）s控制限。

3_{1s}或4_{1s}：3个或4个连续的控制测定值超过（X+1）s或（X−1）s控制限。

$6\times$或$7\times$或$8\times$或$9\times$或$10\times$或$12\times$：6个或7个或8个9个或10个或12个连续的控制测定值落在平均数的同一侧。

7_T：7个连续的控制测定值呈现出向上或向下的趋势。

3. 质量控制的方法

（1）控制物的选择和使用　质控血清总体要求应能在不同方法之间获得其组分的可比较的标定值，质控血清应尽可能与人血清标本一致，减少基质效应，调整物（如添加的代谢物及酶制品等）应尽可能纯，反应速率尽量与人血清一致，并考虑合理的成本。

控制物的种类及特征：根据不同分类方法控制物可分为多种。从血清物理性状分为冻干控制血清、液体控制血清或冷冻混合血清等；从血清靶值是否已知分为定值控制血清和非定值控制血清；从血清基质来源分为人血清基质控制血清、动物血清基质控制血清、人造基质控制血清等。

理想的临床化学控制物必须具备的特性如下。

1）人血清基质，或尽可能与人血清样本一致，绝对不能含有变性的物质如蛋白质、脂蛋白和酶，用湿化学分析方法没有或只有很小的基质效应。

2）无传染性：无乙型肝炎、丙型肝炎、艾滋病、梅毒或其他可能的传染性。

3）添加剂或调制剂的数量尽可能少。

4）瓶间变异小，酶类项目一般瓶间CV（％）小于2％，其他分析物CV（％）小于1％；存放后的质控血清的瓶间变异应不变，但对一些不稳定的成分（如胆红素、血糖和酶类），其CV值不能超过原来值的1.5倍。

5）冻干血清复溶后稳定，2~8℃时至少24h，−20℃至少20天，其中不稳定成分如胆红素、ALP等4h变异应小于2%。

6）实验项目应包含室内质控所需项目；浓度应分别为参考值、病理值、医学决定水平；到实验室后的有效期应在1年半以上。

7）其他要求　如pH值应为7.2~7.8（37℃）；冻干物水分含量小于1%等。

（2）设定控制图的中心线和控制限　控制图的中心线即是质控物项目的均值，控制限通常以标准差倍数来表示，如2s。设定控制图的中心线和控制限是通过实验确定控制物所含项目的均值和标准差，这是开始室内质控首先要做的工作。值得注意的是，实验室必须对任何新批号的控制品的各个测定项目自行确定均值和标准差，即使是定值控制物的标定值也只能作为确定中心线的参考。

1）对于稳定性较长的控制物

暂定中心线和标准差的确定：为了确定均值和标准差，新批号的控制物应当与当前使用的控制物一起进行测定。根据不少于20次独立批获得的不少于20次的控制测定结果，对数据进行离群检验，剔除超过3s的数据，计算出均值和标准差，作为暂定的中心线和标准差。以暂定的中心线和标准差作为下一个月质控图的中心线和标准差进行室内质控；一个月结束后，将该月的在控结果与前20个控制测定结果汇集在一起，计算累计均值和标准差，并以此作为下一个月的中心线和标准差。重复上述操作过程，连续3~5个月。

常规中心线和标准差的建立：以最初的20个数据和3~5个月的在控数据一起计算累计均数和标准差，以此作为控制物有效期内的常规中心线与标准差。对个别在有效期内不断变化的项目，则需不断调整中心线。

2）稳定期较短的控制物

中心线的确定：在3~4天内，每天分析控制物3~4瓶，每瓶进行2~3次重复测定。将数据计算均值、标准差和变异系数。同样对数据进行离群值检验，剔除离群值后重新计算余下数据的均值和标准差。以此均值作为控制图的中心线。

标准差的确定：使用的数据量越大，标准差估计值越好。因此不必像稳定性较长的控制物那样使用重复性数据来建立新的标准差，而是采用以前变异系数（以前几个月数据累积得到）来估计新的标准差。

（3）确定控制物分析批量　分析批量就是控制结果评价间的间隔（一段时间或一批样本量）。确定分析批量就是要弄清质控物的分析应在什么时候进行，然后间隔多长时间或多少样本量。在一次质控分析在控后的间隔内，检测系统的准确度和精密度预期是稳定的。在实际工作时，每个分析批量均应做控制物的分析测定以评价系统性能。

1）分析批量的大小　厂商应推荐分析系统的批量大小（即厂商推荐批量大小，MRRL）。实验室应当按厂商推荐批量大小和应用特点来确定自己的批量大小（即用户确定批量大小，UDRL）。

2）厂商推荐批量大小（MRRL）　厂商需推荐一段时间间隔或检测样本量，再次间隔内检测系统的准确度和精密度，包括仪器和试剂都是预期稳定的。

3）用户确定批量大小（UDRL）：用户根据患者样本的稳定性、待分析患者的样本量、重新分析的耗费、工作流程模式、检验人员特点及非分析因素等，结合检测系统准确度和精密度保持稳定的前提下，确定批量大小。一般UDRL不能超过MRRL。

4）分析批量的周期性重评价：在分析方法或仪器作用中，由于仪器磨损，更换试剂或其他因素会影响分析系统的性能，故应定期对UDRL作重新评价。

（4）分析质控物、记录控制结果并绘制控制图

在一个分析批量内，分析质控物，得到质控项目的测定结果。根据控制物的均值和控制限绘制控制图，将原始控制结果记录在各自相应的控制图上（描点）。保留生化分析仪打印的原始控制数据。

（5）运用控制规则分析判断控制数据

运用设计的控制规则，观察控制数据有无违背控制规则，判断分析批数据是否在控。

（6）失控情况处理及原因分析

1）失控情况处理　操作者在测定控制物时，一旦发现控制数据违背了控制规则，应填写失控报告单，上交专业室主管，由主管决定是否发出与测定控制物相关的那批患者标本的检验报告。

2）失控原因分析　失控可以是多种因素影响的结果，包括操作上的失误、试剂、校准物、控制物失效，仪器状态不良以及采用的控制规则、控制范围、以此测定的控制标本等。控制物一旦失控，与测定控制物同批的患者标本检验结果的可靠性就值得怀疑，报告就可能作废。

当失控时，可以按以下步骤寻找原因。

①立即重新测定同一控制物。主要是查明失控是否由人为误差或偶然误差引起。若为人为误差，认真仔细操作可避免；若为偶然误差，则重测结果在允许的范围内，即数据在控。如果重新测定的结果仍被判断为失控，则可以进行下一步操作。

②新开一瓶控制物，重测失控项目。这一步主要用以查明先前使用的控制物是否过期，或在室温放置时间较长等原因引起变质，或被污染等。如果新开控制物测定结果仍被判断为失控，则进行下一步操作。

③进行仪器维护，重测失控项目。检查仪器状态，查明光源是否强度减弱、需要更换，比色杯是否需要清洗或更换。进行反应杯清洗、重测杯空白等仪器维护。然后重测控制物，若结果仍被判断为失控，则进行下一步操作。

④检查试剂。试剂可能过期，或因开盖时间长而变质，或其他原因引起的污染，或更换试剂时放错位置等，此时更换试剂后再测控制物，若结果仍被判断为失控，则进行下一步。

⑤重新校准。用新的校准液校准仪器，排除校准液的原因。

⑥请教专家。如果前面的步骤都不能得到在控结果，则可能是仪器或试剂本身的原因，须与厂家联系请求他们的技术支持。

（7）室内质控数据的管理　室内质控数据应当每月进行必要的整理，包括统计处理、数据保存和控制图及数据的上报等，另外还需要对被控制数据作周期性的评价。

1）每月数据进行统计处理。

每个月末，应对当月的所有控制数据进行汇总和统计处理，计算的内容至少应包括以下内容。

- 当月每个测定项目原始控制数据的均数、标准差和变异系数；
- 当月每个测定项目除外失控数据后的均数、标准差和变异系数；
- 当月以及以前每个测定项目所有在控数据的累计均数、标准差和变异系数。

2）每月室内控制数据必须保存。

每个月末，都应将当月的室内控制数据汇总整理后存档保存，存档的控制数据包括以下内容。

- 当月所有项目原始控制数据；
- 当月所有项目控制数据的控制图；
- 每月数据统计处理中所有计算的数据；
- 当月的失控报告记录。

3）每月需要上报控制数据图表。

每个月末，将当月的所有控制数据汇总整理后，应将当月所有测定项目控制数据汇总表和所有测定项目该月的失控情况汇总表上报实验室负责人。

4）室内控制数据进行周期性评价。

每个月末，都要对当月室内控制数据的均数、标准差、变异系数以及累计的均数、标准差、变异系数进行评价，查看与以往各月的均数之间、标准差之间、变异系数之间是否明显不同。如果发现有显著性的变异，就要对控制图的均值、标准差进行修改，并对控制方法重新进行设计。

（二）室间质量评价

室间质量评价（External Quality Assessment，EQA）也被称做能力验证（PT），是多家实验室分析同一标本并由外部独立机构（卫生部或地方临检中心）收集和反馈实验室上报结果、评价实验室操作的过程，是通过实验室间的比对判断实验室的校准/检测能力的活动，是现代实验室管理和实验室认可的重要内容。

1. 室间质量评价计划的目的和作用　临床化学检验室间质量评价活动对保证临床检验结果的质量，提高检验结果的准确性及建立区域内实验室间测定结果的可比性起到重要的作用，作用和目的可归纳如下。

（1）评价实验室的检测能力和识别实验室间的差异，为实验室管理者、实验室自身及实验室用户评价实验室检测能力提供客观依据。

（2）识别问题并制定相应的补救措施。帮助实验室发现问题并采取相应的改进措施是室间质量评价最重要的作用之一。

（3）指导实验室选用新的测定方法并对这些方法进行相应的监控。当实验室选用新的试验方法或选购新的仪器时，室间质评提供大量的统计信息可以帮助实验室做出选择。

（4）人员培训的需求。室间质量评价可以帮助实验室确定哪个检测项目需要加强培训工作，需要医院和实验室予以更多的关注和投入。

（5）增加用户的信任度并作为实验室质量的客观证据。室间质量评价成绩可以反映实验室检测水平的高低，长期稳定、满意的室间质量评价成绩可以增加医生及患者对实验室检测结果的信任度。

（6）实验室质量保证的外部监督工具。通过参加室间质量评价，可以在实验室程序、方法和其他运作方面，为实验室提供有效的外部质量控制，改善实验室质量管理水平，逐步提高实验室检测能力。

2. 室间质量评价方法

（1）变异指数得分（Variance Index Score，VIS）　变异系数得分统计方法是英联邦质控方案所倡用的变异指数得分的统计方法。原计算公式为：

$$V=|X-\overline{X}|\times 100/\overline{X}$$
$$VI=V\times 100/CCV$$

式中，X是某实验室某一测定项目的测定值，$\overline{X}$是同一测定项目的靶值，CCV是各项目的选定变异系数。

VIS得分规定如下：当VI≤400时，VIS=VI；当VI≥400时，VIS=400

评分标准：单项评分标准：单项VIS≤150为及格，VIS>150为不及格。

$$合格率=\frac{及格项目个数}{全部测定项目数}\times 100\%$$

一次质评中，全部项目的平均VIS>150或合格率<60%为当次质评不合格。

调查方法：一般每年2~4次，每次测定2~5个质控物，所有参加质评的实验室在规定时间内同时测定，结果回报组织者统计。

靶值的确定方法：计算均值（$\overline{x}$）及标准差（s），剔除±3s以外的数值，再算均值及标准差，用新的$\overline{x}+3s$为标准，剔除逾限值直至两次的均数相同为止，所得的均值作为靶值。

选定变异系数CCV：一般采用室间质评初期所得的较好的变异系数（CV）作为CCV，CCV一经选用，就作为一个常数。

（2）能力比对检测（Proficiency Testing，PT）的统计方法。

1）评价方法　参照美国CLIA88能力比对检验（PT）的评价方法，针对某一测定项目，按单个测定值、单次质评、总评三个层次进行统计，根据总评成绩对实验室该阶段的质量做出评价。评分标准分别是：单个测定值（可接受结果、不可接受结果）；单次质评（及格、不及格）；总评（成功的PT成绩、不成功的PT成绩）。

单个测定值评价：首先确定靶值，然后参照美国PT计划的评价限计算该项目的允许范围（允许偏差=靶值±评价限）。最后判断各实验室该测定值得分，若测定值落在允许范围内则判为可接受结果，否则为不可接受结果。

单次测定的成绩：在一次质评中，针对某一项目的PT得分的计算公式为：

（该项目的及格结果数÷该项目的测定样本数）×100%

PT得分大于或等于80%为及格，PT得分小于80%判为不及格。

缺勤的实验室当次质评所有项目的PT得分为0。只有在下列情况下可以认为是未参加室间质评活动：①在规定检测室间质评样本时暂停了患者样本的检测；②实验室在提供室间质评结果时间内，将暂停患者样本测试和未能进行室间质评样本测试的情况通知室间质评组织者。

总评：某一项目连续两次不及格或连续三次质评中有两次不及格的PT成绩就判为不成功的PT成绩。

2）靶值确定方法　对于定量试验，指的是排除异常值后（排除平均数加减三倍标准差），所有参加结果的平均数或美国国家临床和实验室标准化协会（CLSI）的临床检验国家参考系统（NRSCI）可接受的决定性或参考方法建立的平均数。

3）评价限　评价限参照美国PT方法的评价限，可分为几种，固定区间如K^+、Na^+等项目；固定百分数如Cl^-、TP、Alb等项目；固定区间和固定百分数两者的结合，取大者如P、Glu、Urea等项目；区间基于组标准差如γ–GT。

4）常用的图形报表　在室间质量评价报告中常使用测定结果频数直方图描述所有实验室测定结果及分组测定结果的分布情况，参加质评实验室从测定结果频数直方图识别实验室与其他实验室检测水平的差异。使用偏差散点图描述单个实验室测定结果的变化趋势。

（3）室间质量评价结果分析　室间质量评价是实验室全面质量管理的重要环节，其目的是通过对各实验室检验质量的检测和评定，使参加质评的实验室从中获取准确度信息，在不断的评价和改进测定系统中逐步提高检验质量。

1）建立EQA操作规程　建立EQA详细操作程序，标准化EQA标本的接收、保管、邮寄、预处理、检测及EQA检验结果报告，能最大限度地降低技术或书写误差的出现。为了使实验室从EQA数据中获得最大量的信息，EQA标本应与患者标本一样的方式进行检测。实验室应保留发送给EQA组织者所有文件的复印件。

2）质控统计结果分析　实验室在收到质评统计结果后，应对质评结果进行详细分析。当出现不合格的EQA项目时，实验室应系统地回顾分析和评价检测过程的每一步骤，应有识别、理解和纠正问题的步骤和书面程序。

收集和审核数据：应审核所有的文件，处理或测试标本以及抄写结果的人员之间应互相审核；室内质控记录、校准状况以及企业功能检查的审核；当可能时，重测质控品；评价该项目的历史性能。

问题分类：不合格的结果可分为测定系统问题、质评检测问题、质评结果评价的问题或室间质评物问题、书写误差和经调查后无法解释等几类。

患者结果的评价：实验室应审核来源于不及格EQA结果室间内的患者数据，目的是确定是否问题已影响到患者的保健。如果这样的话，应有文件记录及适当的追踪措施。

结论和措施：实验室应努力寻找造成不及格EQA结果的原因。采取积极的措施防止同类问题的产生。调查、结论和纠正措施应有完整的文件记录。实验室使用标准化格式记录每一不及格EQA结果的调查。实验室质评报告文件应包括以下内容：①日期：收到标本日期、活动截止日期、测定日期、寄出日期、收到结果日期及分析报告日期。②标本个数及相应编号。③测定项目。④及格项目、不及格项目及不可接受结果项目。⑤不及格项目的原因分析。⑥不及格项目的结论。⑦结论和采取的措施。⑧小结。

思考题

1. 简述电阻抗血细胞分析技术的应用及缺点。

2. 尿液分析仪的检测原理是什么？

3. 简述酶标仪的主要性能评价指标。

4. 简述PCR扩增仪的性能指标。

5. 流式细胞仪的基本工作原理是什么？所检测的信号有哪些？这些信号所代表的意义是什么？

6. 简述电化学发光免疫分析的原理。

7. POCT的基本原理是什么？主要特点是什么？与传统的实验室检查有何不同？

第五章　医疗器械软件

✎ 学习导航

1. 掌握医疗器械软件的特点和基本要求。

2. 熟悉医疗器械软件的相关标准。

3. 了解医疗器械软件的定义和分类；医疗器械软件开发过程和常用软件测试方法；医疗器械软件的风险管理方法。

随着计算机技术的不断发展，医疗仪器和设备中越来越普遍地应用了计算机软件组件和软件系统，从家用血压计到大型核磁共振设备都安装有相应的软件系统，医疗器械软件已成为整个医疗行业必不可少的工具，迅速发展的医疗器械行业亦对医疗器械软件起到了巨大的推动作用。一方面，随着计算机信息化技术的快速发展，计算机软件技术在医院临床管理中得到广泛的应用，成为保证现代化医院正常运营的必不可少的条件；另一方面，由于医疗仪器设备的诸多功能都需要通过计算机软件进行控制和实现，使得软件技术也越来越多地应用在医疗仪器设备上。智慧医疗、移动医疗快速推进，不断加速提升数字化医疗水平、改变现有医疗服务模式，造就了医疗器械软件高速发展的新业态。

第一节　概　　述

? 问题

　　医疗器械软件与医疗器械设备仪器有什么区别？与我们使用的办公软件比较，医疗器械软件又有哪些特点？医疗器械软件如何分类？

一、医疗器械软件特点与发展过程

医疗器械软件是软件产品的一种，同时具有医疗器械的特点，按照中华人民共和国医药行业标准YY/T 0664-2008《医疗器械软件　软件生存周期过程》定义，内容为"旨在包括在被开发的医疗器械内的已开发的软件系统，或者预期本身用作医疗器械而开发的软件系统"。按照《医疗器械分类目录》的分类方法，医疗器械软件有五个大类、十五个小类；根据存在形式可分成嵌入式软件和独立式软件两种。有源医用电气设备中通常含有嵌入式软件，影像归档和传输系统软件（PACS）、图像处理软件则为独立式软件。

（一）医疗器械软件特点和要求

1. 医疗器械软件的特点　软件是计算机系统中与硬件相互依存的另一部分，它不能独立存在。软件是一种逻辑产品，我们可以编辑源代码、运行软件，但与计算机硬件设备和其他仪器设备比较，它具有以下特点。

（1）软件是一系列按照特定顺序组织的计算机数据和指令的集合，其存在形式是虚拟和动态的。我们无法直接看到软件的形态，必须通过观察、分析、思考、判断，利用抽象思维能力了解软件的功能、性能。

（2）软件的生产与硬件不同，软件的开发过程中没有明显的制造过程，软件开发是一个复杂的过程，软件质量的控制手段必须和软件的开发过程交织在一起，当软件产品开发完成后，制造过程就是大量复制同一内容的副本，容易实现。

（3）软件质量的检测十分困难，其质量的控制重点在软件的需求分析和设计阶段，而在开发过程中产生的错误则难以追踪；由于软件的复杂性，仅依靠软件测试不能完全和正确的验证。

（4）软件在运行和使用期间，没有硬件那样的机械磨损和老化问题，但存在软件退化问题，软件的维护复杂，只有通过修改代码来排错。软件在使用中随着缺陷的发现和消除而使性能提高。软件的修改比硬件容易，却比硬件更难于控制。软件代码修改会在软件的其他地方引起无法预测的、十分关键的问题；由于理解软件的源代码十分困难，软件的维护需要完整和准确的文档。

（5）由于软件的开发环境和实际运行环境之间存在差异，软件的错误也不可能在开发环境下全部清除，所以在软件刚投入运行时，失效率是较高的；随着错误的不断发现和改正，之后的运行就逐步稳定，在修改软件的同时可能又会引入新的错误，使得软件的失效率在修改点再一次提高，直到改正错误。所以软件投入运行后不是一劳永逸的，需要长时期的软件维护工作，直到软件退化不使用为止。

（6）软件的失效防护困难。对硬件可采用预防性维护技术预防故障，采用断开失效部件的办法诊断故障，而软件则不能采用这些技术；相较之下软件的失效会毫无征兆的出现，会因执行一条未经验证的路径而出现故障；而同一软件的冗余不能提高可靠性。软件的失效是系统性失效，其失效的条件有时比较复杂，很可能会无法清晰地洞察其原因，而误归结其为系统中硬件的随机失效，导致无法及时排除软件中的故障，造成隐患的长期存在。

2. **医疗器械软件的要求** 医疗器械软件是软件的特定应用，作为医疗器械产品需经国家相关管理部门审批后上市，法规要求对拟上市销售、使用的医疗器械的安全性、有效性进行评价，具有比其他软件更严格的要求，具体表现在以下几点。

（1）安全性 医疗器械软件要求由软件失效引起的系统故障不会造成安全方面的危害。其风险水平采用软件安全性级别（YY/T 0664《医疗器械软件 软件生存周期过程》）进行分级，软件安全性级别基于软件损害严重度分为A级、B级和C级。A级：不可能对健康有伤害和损坏；B级：可能有不严重的伤害；C级：可能死亡或严重伤害。医疗器械软件还应该保证信息安全，未经授权的人员或系统不能阅读或修改，亦不能拒绝授权人员或系统对它们的正常访问。

（2）有效性 医疗器械软件可通过软件的功能性、准确性、可靠性和效率这四个指标来衡量其有效性。医疗器械软件是基于满足用户需求而被开发设计的，无法实现预期功能的软件产品是失败的产品；医疗器械软件产品能够提供具有所需精度的正确或相符的结果或效果；在指定条件下使用时，医疗器械软件产品维持规定的性能级别的能力；医疗器械软件产品在运行时，使用合适数量和类别的资源，提供适当的响应和处理时间以及吞吐率。

（3）评价标准　由于至今尚无相关的医疗器械软件产品标准，可参考GB/T25000.51-2010《软件工程　软件产品质量要求与评价（SQuaRE）商业现货（COTS）软件产品的质量要求和测试细则》。该标准从产品说明、用户文档集和软件质量三方面要求对软件的质量进行检测。

（二）医疗器械软件的发展过程

随着信息技术的不断发展和医疗器械硬件系统的日新月异，我国引入了一些国外的先进技术和配套软。一方面，医院的信息化建设需求越来越迫切，而国外产品不能直接应用，必须根据各医院的情况进行个性化设计和实施；另一方面，医疗器械产品不断升级，对各种医疗器械附带的软件提出了愈来愈高的要求，各种医疗器械软件不仅仅是满足设备的需要，还需要进一步面向多种医学的应用。随着大量医疗器械软件涌入国内市场，对于医疗器械软件产品的管理显得尤为重要。目前国内医疗器械软件的发展与国外发达国家相比总体还有一定的差距，其发展状况如下。

（1）医院信息化的需求概况　医院信息化的概念在21世纪初引入我国，HIS、PACS、RIS对医院工作的影响已为大家熟知。医院信息化不仅需要数字化医疗器械，同时还将各种医疗数据、信息纳入网络系统。大量医疗费的收取、计算、划拨以及病例的储存和分析调用，都需要软件系统的支持。全国共有三万多家医院，其中六千家是三甲以上的医院。所有的医院都要实现信息化管理，医用信息化软件市场规模极大。

（2）嵌入式计算机系统不断发展　各种医疗器械仪器设备的嵌入式系统得到了广泛应用。传统设备的改造与创新为嵌入式软件提供了发展空间；医疗器械中嵌入式系统应用逐步推广，如各种监护系统、治疗计划系统、手术导航系统、医用机器人等；现代化的医疗、监控仪器和电子设备也需要有专用的嵌入式系统软件支持。这些需求都极大地刺激了嵌入式软件系统的发展。

（3）医疗器械软件管理尚未到位　随着医疗器械产业的不断壮大及信息技术的广泛应用，医疗器械软件产品开始日渐兴起并深受各界关注。然而，相对于传统的医疗器械产品而言，目前我国对医疗器械软件的管理尚显滞后，这一问题已引起业内及国家相关监管部门的重视。《关于医疗器械软件注册申报基本要求的说明》明确指出，对于独立软件、软件组件及专用软件产品的境内外首次和重新注册提出了申报的具体要求，主要针对医疗器械软件产品的基本信息、实现过程和核心算法做出了较为详细的规定，能够很好地指导企业进行医疗器械软件产品注册申报工作。这些说明及规定的颁布，不仅加强了对医疗器械软件产品生产的监督管理，而且进一步推动了企业更规范、更健康的发展。

（4）医疗器械软件发展趋势　医疗器械产业正在成为中国的热门产业。医疗器械软件作为医疗器械产品的重要组成部分，其发展必将推动整个医疗器械行业的发展。医疗器械软件的质量标准量化管理一直是世界性难题，我国应在医疗器械软件管理、技术标准制修订方面进行深入的研究和探讨，积极参与国际交流，及时了解国际标准化发展趋势和动态，尽快建立起中国的医疗器械软件标准，以满足自身需要，力争在医疗器械软件行业标准方面的话语权。

二、医疗器械软件的分类

美国FDA已对超过1700种医疗器械进行分类，并根据医学专业将其分为16个类别，这些类别在联邦监管法规的862–892部分进行了描述。FDA对医疗器械软件没有明确的分类，所有的软件类产品分别隶属于医疗器械的16个分类之下，例如PACS属于编号为892放射医学设备类别下的子类诊断设备之一。

医疗器械软件作为特殊的医疗器械产品，按照其存在的形式，可将其划分为两类：第一类，不依赖于特定的硬件，即医疗仪器或设备，可以运行在通用计算机或设备上的独立软件，如HIS、LIS等；第二类，不能独立运行在通用仪器设备上，是与特定的硬件共同设计开发的，其作用主要是对硬件运行的控制以及获得数据的分析，其功能是提高硬件可靠性、稳定性的软件组件（或称之为嵌入式软件），如医学影像后处理系统、24小时全信息动态心电分析系统、病理图像分析系统等。

按照医疗器械软件引起或产生的危害对于患者、操作者或其他人员的可能影响，从安全级别进行分类，可将其划分为不可能存在对人体健康造成实际伤害或损坏潜在源的A类软件、可能存在对人体健康造成不严重的伤害潜在源的B类软件、可能存在对人体健康造成死亡或严重伤害潜在源的C类软件。

参考《医疗器械分类目录》中的软件分类，目前在用的医用软件有以下几种。

（1）纯软件　提供符合一定运行条件即可安装运行，并成为医疗器械的一个有机组成部分，这类软件主要是一些管理型的软件，如：医院信息管理系统HIS、中央监护系统、漏费管理系统、放射科信息系统等。

（2）功能程序化软件　此类软件是根据器械的特点定制的嵌入式软件，如：嵌入在局部网络放射治疗系统、放射治疗计划系统、动态心电记录分析系统和电脑红外光综合治疗仪中的软件。

（3）诊断图像处理软件　用于处理和分析从医疗器械中摄取图像的软件，如：作为图像工作站的医学影像工作站、永磁型磁共振成像系统、形态学图像分析系统、X射线影像处理系统、血管内超声成像系统、CT医学影像工作站、红外热成像处理等。

（4）诊断数据处理软件　用于处理和分析从医疗器械中取得数据的专用软件，如：脑电（肌电）诊断分析系统，睡眠监护系统，动态心电分析系统，激光（血液分析仪、激光全息检测仪）数据分析软件，脉象仪等。

（5）影像文档传输、处理系统软件和用于传输和管理各类医学影像的专用软件　如：医学影像信息（PACS）系统软件、超声图文工作站、影像档案传输处理系统软件（远程诊断）、超声PACS系统图文报告工作站等。

（6）硬件控制软件　用于驱动或控制硬件动作的软件，如：控制洁牙机、鼻窦镜和摇篮自动点片装置的软件。

三、医疗器械软件标准介绍

1. 医疗器械软件开发、应用相关要求　医疗器械软件的引入为医疗器械带来了巨大的便利和益处，促进了医疗水平的提高，但同时软件对医疗器械的质量和安全性的影响也越来越大，其所带来的安全隐患不容忽视，在医疗器械软件企业中实施健全有效的质量管理体系是保证产品质量的重要手段和途径，也是取得医疗器械软件上市许可的必备条件。我国至今尚未形成医疗器械软件产品测试的国家标准和行业标准，但是国家相关部委制定了一些标准、法规和原则，指导医疗器械软件的开发和应用，具体见表5-1。

表5-1　医疗器械软件相关法规文件一览表

序号	时间	法规文件说明
1	2003年	国家相关管理部门将医疗器械软件列入医疗器械监管目录
2	2008年	YY/T 0664-2008《医疗器械软件 软件生存周期过程》
3	2008年	YY/T 0316-2008《医疗器械风险管理对医疗器械的应用》
4	2015年	《医疗器械软件注册技术审查指导原则》
5	2016年	《医学图像存储传输软件（PACS）注册技术审查指导原则》
6	2016年	YY/T 1406.1-2016《医疗器械软件 第1部分：YY/T 0316应用于医疗器械软件的指南》
7	2017年	《医疗器械网络安全注册技术审查指导原则》
8	2017年	YY/T 0287—2017《医疗器械质量管理体系用于法规的要求》

（1）YY/T 0664—2008《医疗器械软件　软件生存周期过程》　本标准规定了医疗器械软件的生存周期要求。在标准中描述的一组过程、活动和任务，为医疗器械软件生存周期过程建立了共同的框架。本标准适用于医疗器械软件的开发和维护。

（2）《医疗器械软件注册技术审查指导原则》　本指导原则旨在指导制造商提交医疗器械软件注册申报资料，同时规范医疗器械软件的技术审评要求。本指导原则适用于医疗器械软件的注册申报，包括第二类、第三类医疗器械产品，适用的软件开发方式包括自主开发、部分采用现成软件和全部采用现成软件。医疗器械软件包括独立软件和软件组件。独立软件是作为医疗器械或其附件的软件；软件组件是作为医疗器械或其部件、附件组成的软件。

（3）YY/T 1406.1-2016《医疗器械软件　第1部分：YY/T 0316应用于医疗器械软件的指南》　本标准规定了YY/T 0316《医疗器械风险管理对医疗器械的应用》标准应用于医疗器械软件的指南，提出了控制和降低医疗器械软件风险的方法。本标准适用于医疗器械软件的风险分析、评价和控制。

（4）《医学图像存储传输软件（PACS）注册技术审查指导原则》　本指导原则指导注册申请人进行医学图像存储传输软件（PACS）注册申报资料的准备及撰写，同时也为技术审评部门审评注册申报资料提供参考。

（5）《医疗器械网络安全注册技术审查指导原则》 本指导原则旨在指导注册申请人提交医疗器械网络安全注册申报资料，同时规范医疗器械网络安全的技术审评要求。本指导原则适用于具有网络连接功能以进行电子数据交换或远程控制的第二类、第三类医疗器械产品的注册申报，其中网络包括无线、有线网络，电子数据交换包括单向、双向数据传输，远程控制包括实时、非实时控制。

（6）YY/T 0287—2017《医疗器械质量管理体系用于法规的要求》 本标准规定了需要证实其有能力提供持续满足顾客要求和适用法规要求的医疗器械和相关服务的组织质量管理体系要求。本标准适用于涉及医疗器械生命周期产业链的各类组织，即医疗器械的设计开发和生产企业、经营企业、物流企业、科研机构、维修服务公司、安装公司，以及向医疗器械组织提供产品的供方或其他外部方。

2. 医疗器械软件开发测试相关标准 在软件生命周期内，实施健全有效的质量管理是保证产品质量的重要手段和途径，表5-2列出了软件开发测试的相关标准。

表5-2 软件开发测试相关法规文件一览表

序号	时间	法规文件说明
1	1996年	GB/T 16680—1996《软件文档管理指南》
2	2003年	GB/T 8567—2006《计算机软件文档编制规范》
3	2006年	GB/T 20158—2006《信息技术软件生存周期过程配置管理》
4	2008年	GB/T 15532—2008《计算机软件测试规范》
5	2015年	GB/T 9386—2008《计算机软件测试文档编制规范》

（1）GB/T 8567—2006《计算机软件文档编制规范》 主要对软件的开发过程和管理过程应编制的主要文档及其编制的内容、格式规定了基本要求。本标准原则上适用于所有类型的软件产品的开发过程和管理过程。

（2）GB/T 20158—2006《信息技术软件生存周期过程配置管理》 基于GB/T 8566的配置管理（CM）过程，规定了计算机软件配置管理的实施要求，以用于软件产品的开发、维护和运行。

（3）GB/T 15532—2008《计算机软件测试规范》。

（4）GB/T 9386—2008《计算机软件测试文档编制规范》 该规范是为软件管理人员、软件开发人员和软件维护人员、软件质量保证人员、审计人员、客户及用户制定的。该规范用于描述一组测试文件，这些测试文件描述测试行为。规范定义每一种基本文件的目的、格式和内容。所描述的文件着重于动态测试过程，但有些文件仍适用其他种类的测试活动。规范可应用于数字计算机上运行的软件。它的应用范围不受软件大小、复杂度或重要性的限制，规范既适用于初始开发的软件测试文件编制，也适用于其后的软件产品更新版本的测试文件编制。

四、医疗器械软件的功能要求

随着医疗器械的发展，医疗器械软件的应用日益增多，由医疗器械软件引发的医疗器械不安全问题愈来愈多地引起人们的重视，美国、欧洲等都先后成立了标准化技术委员会，着重于医疗器械软件标准的研究，IEC/TC62A（医用电气设备标准化技术委员会通用要求分委会）和ISO/TC210（医疗器械质量管理和通用要求技术委员会）联合制订了ISO/IEC62304《医疗器械软件软件生命周期过程》标准，对医疗器械软件的安全性问题提出要求。美国放射学会和美国电器制造商协会联合制订了《医学数字成像和通信》（DICOM）标准，用于数字化医学影像的传送、显示与存储。IEC/TC62A制订了IEC60601-1-4《医用可编程电气系统》标准，用于医用电气设备中软件的安全性评估。

（一）医疗器械软件的一般要求

医疗器械软件作为医疗器械产品需经国家相关管理部门审批后上市，法规要求对拟上市销售、使用的医疗器械的安全性、有效性进行评价。

（1）安全性　软件产品的安全性，指软件产品在指定使用环境下，达到对人类、业务、软件、财产或环境造成损害的可接受风险级别的能力。医疗器械软件应主要涉及患者和操作人员的安全，可将软件安全性分解为功能安全、可用性和信息安全三部分，如图5-1所示。

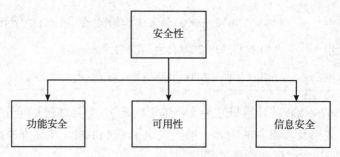

图5-1　医疗器械软件安全性要求

功能安全既要考虑软件系统引起的问题，还要考虑由所有相关安全系统构成的组合安全相关系统的问题。GB/T 20438《电气/电子/可编程电子安全相关系统的功能安全》系列标准中对功能安全的要求给出了具体规定。对软件来说，要求由软件失效引起的系统故障不会造成安全方面的危害。

（2）可用性　就是建立能准确完成任务、有效利用资源、易于用户学习和用户满意的用户接口特性。可用性使产品具有易于学习、可有效使用、易于记忆、可容忍错误、用户使用愉快的特点。

（3）信息安全　未经授权的人员或系统不能阅读或修改它们，同时，亦不能拒绝授权人员或系统对它们的访问。

（4）有效性　软件的有效性指软件产品在指定使用环境下，使用户能正确和完全地达到规定目标的能力。医疗器械软件可通过软件的功能性、准确性、可靠性和效率这四个指标来衡量其有效性。

（5）功能性　要求软件产品能达到软件设计所预期的功能。

（6）准确性　要求软件产品能够提供具有所需精度的正确或相符的结果或效果。准确性是比功能性更高一层的要求，它要求功能性的输出限制在一个可接受的范围内。

（7）可靠性　软件在指定条件下使用时，软件产品维持规定的性能级别的能力。

（8）效率　在规定条件下，相对于所用资源的数量，软件产品可提供适当性能的能力。它要求在执行功能时，提供适当的响应和处理时间以及吞吐率，并且使用合适数量和类别的资源。

以X线摄影系统为例，X线透过人体，射到成像板后形成潜影，通过激光扫描机将模拟信息转换为数字化的影像，在计算机上直接阅读或处理，这就是CR的预期功能，即功能性。计算机上显示的数字化影像，应保证影像的质量，这就是准确性的要求。它要求影像不会因为系统噪声、探测器效率、X线散射、模拟数字转换等因素的影响而出现失真、畸变和伪影。影像是诊断疾病的重要依据，X线摄影用影像板成像系统软件和影像板处理系统必须保证影像真实，具有相当的分辨率。设备在正常操作使用时，不影响正常的使用，应运行可靠，这体现了设备的可靠性。CR拍片、在计算机上显示影像以及影像处理和CR与其他设备进行通信的时间应及时，并控制在可接受范围内。

（二）医疗器械软件的评价要求

医疗器械软件评价对象包括软件开发过程和最终发布的软件产品。软件评价流程如图5-2所示。

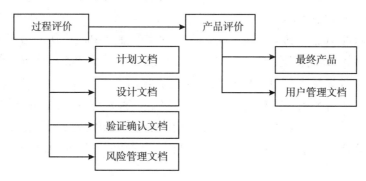

图5-2　医疗器械软件评价流程

1. **过程评价**　在软件开发过程中几乎所有的软件问题都是错误造成的。软件错误在本质上是系统性的，而不是随机的。软件本身不会因为磨损而导致运行失败，从安装开始，就包含了那些导致失效的所有错误。软件的质量问题事实上是设计问题，一般来说不是生产问题。因此，软件开发设计过程的评价是十分具有意义的，也是十分重要的。对软件过程的评价就需要考察记录的文档，要求必须包括以下文档。

（1）制定计划的文档　要求对为各阶段制定计划，包括各阶段的输入输出。

（2）软件的设计文档　详细的记录了软件的设计。

（3）验证和确认文档　包括对软件的验证和确认两部分。验证和确认是对各阶段的最后验收。

（4）风险管理文档　应该是贯穿在整个软件生命周期中的，包括分析可能出现的危害、将这些危害通过发生的概率和严重程度进行归类、通过软件或者硬件的机制去降低这些风险使之降低到可接受的程度。

文档包含了开发者的分析、设计、开发和评价过程，在任意环节遇到问题或者测试验证失败，开发者都应该进行回溯重新开展，而不是简单地将此环节遇到的问题解决。因为软件内部有着严密的逻辑关系，任何一处修改所带来的问题都是意想不到的。这些文档必须保证其真实性，在真实性的基础上对这些文档进行审阅从而来评价软件的开发设计过程。

2. 产品评价　对医疗器械软件成品进行评价，包括用户文档集和最终产品。

（1）用户文档集的评价　用户文档集就是产品最终会交付给用户的所有文档。用户文档集包含了使用该产品必须的信息，包括其功能、操作、使用条件和限制等。信息内容应正确，与产品一致，无歧义和矛盾，易于用户理解，并易于用户学会如何使用。

（2）医疗器械软件最终产品的评价　对医疗器械软件成品进行评价的工作包含两个步骤：确立评价需求和建立评价规格说明。评价需求包括产品用途的描述和质量需求。评价规格说明的内容包括评价范围，引用的相关文档，测量和验证的规格说明等。

建立了评价规格说明，就可以对评价进行设计并执行测试。在评价测试时需要明确评价方法和使用的评价工具。该处的评价方法是指根据产品的特征参数、质量需求和相关的国家标准、行业标准和专用标准要求所定的测试方法，表现为产品标准。

软件开发设计过程的文档审阅结果和评价测试报告集中后，可以给出一个比较完整的医疗器械软件的评价结果。

医疗器械软件不是一成不变的，在上市后的实际使用中，往往因为客户的需求、软件升级等原因需要对软件进行改动。这时需要对软件进行反馈和再评价。制造商会在软件的使用过程中收集反馈信息，包括软件的缺陷和错误以及客户针对自身情况的改变。制造商会根据这些情况制定出相关的措施。升级是一种常见的手段，但升级依旧可能产生新的风险。对于这些因医疗器械软件的后期改动而增加的风险，就必须对它进行再评价。另外还应该建立一整套不良反应机制，当出现问题时，应及时反馈，以达到良好的监督效果。

（三）医疗器械软件评价指标

医疗器械软件的性能指标及检验方法，参考软件的实际用途和操作手册执行。下面是对几项特殊指标的说明。

（1）数据接口　此处特指数据的通讯接口，有统一的编码形式或接口标准，包括软件接口和硬件接口。如PACS软件的图像传输协议一般使用DICOM3.0的软件接口与影像设备通讯，应予以明确；但其硬件接口可能是网络接口，也可能是其他的接口，不必写出。如移动软件组件，用于控制血压计充放气，并读取测量数据，其硬件接口为蓝牙，应予以明确；但其传输协议可能是在蓝牙协议基础上自定义的数据格式，不必写出。

（2）特定软硬件　此处特指需要完成临床功能所需要的医疗器械软件或硬件，不包括通用的软硬件，不应与软件的运行环境相混淆。

（3）用户访问控制　此处应明确用户访问控制管理机制，即软件使用时分配了几种用户角色，每种用户角色对应的使用权限有哪些。

（4）消息　此处应明确在软件使用过程中会出现的消息类型，以及出现对应消息的条件。

（5）维护性　此处应明确软件所提供的维护手段，如建立日志等，并指明包括了哪些维护信息，以及查询相关信息的方法。

第二节　医疗器械软件开发过程

? 问题

王某是一家软件公司的技术人员，承担了某个生理信号处理软件的开发任务，王某将如何开展此项工作？软件测试工作如何安排？需要编写哪些主要文档资料？

一、医疗器械软件开发过程概述

医疗器械软件开发过程包括六个阶段，每个阶段需要完成以下工作。

1. 可行性与计划研究阶段　本阶段要完成可行性研究报告并制定项目开发计划。

可行性研究报告：在可行性研究与计划阶段内，要确定该软件的开发目标和总的要求，要进行可行性分析、投资收益分析、制订开发计划，并完成应编制的文件。

项目开发计划：编制项目开发计划的目的是用文件的形式，把对于在开发过程中各项工作的负责人员、开发进度、所需经费预算、所需软、硬件条件等问题做出的安排记载下来，以便根据本计划开展和检查本项目的开发工作。

2. 需求分析阶段　本阶段要撰写软件需求说明书、数据要求说明书和用户手册。

软件需求说明书：编制目的是为了使用户和软件开发者双方对该软件的初始规定有一个共同的理解，使之成为整个开发工作的基础。内容包括对功能的规定和对性能的规定等。

数据要求说明书：编制目的是为了向整个开发时期提供关于被处理数据的描述和数据采集要求的技术信息。

初步的用户手册：编制目的是要使用非专门术语的语言，充分地描述该软件系统所具有的功能及基本的使用方法。使用户通过本手册能够了解该软件的用途，并且能够确定在什么情况下使用，如何使用它。

3. 设计阶段　软件设计阶段应完成概要设计、详细设计、数据库设计和测试计划。

概要设计说明书：又可称系统设计说明书。编制的目的是说明对程序系统的设计考虑，包括程序系统的基本处理流程、程序系统的组织结构、模块划分、功能分配、接口设计、运行设计、数据结构设计和出错处理设计等，为程序的详细设计提供基础。

详细设计说明书：又可称程序设计说明书。编制目的是说明一个软件系统各个层次中的每一个模块或子程序的设计考虑，如果一个软件系统比较简单，层次很少，本文件可以不单独编写，有关内容合并入概要设计说明书。

数据库设计说明书：编制目的是对于设计中数据库的所有标识、逻辑结构和物理结构做出具体的设计规定。

测试计划初稿：这里所说的测试，主要是指整个程序系统的组装测试和确认测试。本文件的编制是为了提供一个对该软件的测试计划，包括对每项测试活动的内容、进度安排、设计考虑、测试数据的整理方法及评价准则。

4. 实现阶段　本阶段完成软件代码编写，同时记录开发过程、完善操作手册。

模块开发卷宗：它是在模块开发过程中逐步编写出来的，每完成一个模块或一组密切相关模块的复审时编写一份，应该把所有的模块开发卷宗汇集在一起。编写的目的是记录和汇总低层次开发的进度和结果，以便于对整个模块开发工作的管理和复审，并为将来的维护提供非常有用的技术信息。

操作手册：编制是为了向操作人员提供该软件每一个运行的具体过程和有关知识，包括操作方法的细节。

5. 软件测试阶段　本阶段完成软件测试工作，分析并总结项目开发工作。

测试分析报告：编写目的是为了把组装测试和确认测试的结果、发现及分析写成文件加以记载。

项目开发总结报告：编制目的是为了总结本项目开发工作的经验，说明实际取得的开发结果以及对整个开发工作的各个方面的评价。

6. 软件维护阶段　对软件正式交付使用过程中出现的软件的漏洞进行修复，调整软件以适应正式运行环境，编写软件的维护报告。

二、医疗器械软件需求分析

医疗器械软件需求分析就是对开发什么样软件的分析与设想。它是一个对用户的需求进行去粗取精、去伪存真、正确理解，然后把它用软件需求规格说明书表达出来的过程。本阶段的基本任务是和用户一起确定要解决的问题，建立软件的逻辑模型，编写需求规格说明书文档并最终得到用户的认可。

需求分析的主要方法有结构化分析方法、数据流程图和数据字典等方法。本阶段的工作是根据需求说明书的要求，设计建立相应的软件系统体系，并将整个系统分解成若干个子系统或模块，定义子系统或模块间的接口关系，对各子系统进行具体设计定义，编写软件概要设计和详细设计说明书、数据库或数据结构设计说明书、组装测试计划。

在任何软件或系统开发的初始阶段必须先掌握用户需求，以期能优先定位系统开发过程中哪些功能应该落实、采取何种规格、设定哪些限制。系统工程师最终将据此完成设计方案，在此基础上对随后的程序开发、系统功能和性能的描述及限制做出定义。

医疗器械软件需求分析具体操作步骤如下：

（1）需求提出 主要描述系统目的，需求提出和分析仅仅集中在使用者对系统的观点上。开发人员和用户确定一个问题领域，并定义一个描述该问题的系统，即"系统规格说明"，并且它在用户和开发人员之间充当合同蓝本。

（2）需求描述 对用户的需求进行鉴别、综合和建模，清除用户需求的模糊性、歧义性和不一致性，分析系统的数据要求，为原始问题及目标软件建立逻辑模型；还要将对原始问题的理解与软件开发经验结合起来，以便发现哪些要求是由于用户的片面性或短期行为所导致的不合理要求，哪些是用户尚未提出但具有真正价值的潜在需求。

（3）需求评审 在需求评审阶段，分析人员要在用户和软件设计人员的配合下对自己生成的需求规格说明和初步的用户手册进行复核，以确保软件需求的完整、准确、清晰、具体，并使用户和软件设计人员对需求规格说明和初步的用户手册的理解达成一致。一旦发现遗漏或模糊点，必须尽快更正，再行检查。

三、医疗器械软件结构设计

根据工作目标、性质和内容的不同，医疗器械软件结构设计分为概要设计和详细设计。概要设计实现软件的总体设计、模块划分、功能分配、接口设计、运行设计、用户界面设计、数据库设计和出错处理设计等，为软件的详细设计提供基础。详细设计则根据概要设计所做的模块划分，实现各模块的算法、数据结构、类的层次结构及调用关系，实现用户界面设计、数据结构设计的细化等，它需要说明软件系统各个层次中的每个模块的功能，以便进行编码和测试。详细设计应当足够详细，能够根据详细设计报告进行编码。

（一）软件概要设计与详细设计的关系

（1）概要设计是详细设计的基础，必须在详细设计之前完成，概要设计经复查确认后才可以开始详细设计。概要设计，必须完成概要设计文档，包括系统的总体设计文档、以及各个模块的概要设计文档。每个模块的设计文档都应该独立成册。

（2）详细设计必须遵循概要设计来进行。详细设计方案的更改，不得影响到概要设计方案；如果需要更改概要设计，必须经过项目经理的同意。详细设计，应该完成详细设计文档，主要是模块的详细设计方案说明。和概要设计一样，每个模块的详细设计文档都应该独立成册。

（3）概要设计里面的数据库设计应该重点在描述数据关系上，说明数据的来龙去脉，应该结合结果数据，说明这些结果数据的源点，这样设计的目的和原因。详细设计里的数据库设计应该是一份完善的数据结构文档，就是一个包括类型、命名、精度、字段说明、表说明等内容的数据字典。

（4）概要设计里的重点在功能描述，对需求的解释和整合，整体划分功能模块，并对各功能模块进行详细的图文描述，让读者大致了解系统做完后大体的结构和操作模式。详细设计则是重点在描述系统的实现方式，各模块详细说明实现功能所需的类及具体的方法和函数，包括涉及到的SQL语句等。

（二）软件详细设计的方法和工具

详细设计的主要任务是设计每个模块的实现算法、所需的局部数据结构。实现算法要正确无误，算法描述要清晰易懂。

传统软件开发方法的详细设计主要是用结构化程序设计法。详细设计的表示工具有图形工具和语言工具。图形工具有业务流图、程序流程图、PAD图、NS流程图开发，语言工具有伪码和PDL等。

（1）程序流程图　程序流程图又称为程序框图，是使用最广泛，也是用得最混乱的一种描述程序逻辑结构的工具。它用方框表示一个处理步骤，菱形表示一个逻辑条件，箭头表示控制流向。其优点是：结构清晰，易于理解，易于修改。缺点是：只能描述执行过程而不能描述有关的数据。

（2）盒图　盒图是一种强制使用结构化构造的图示工具，也称为方框图。其具有以下特点：功能域明确、不可能任意转移控制、很容易确定局部和全局数据的作用域、很容易表示嵌套关系及模板的层次关系。

（3）PAD图　PAD是一种改进的图形描述方式，它使用PAD符号设计出的程序代码是结构化程序代码，表现程序的逻辑，也可用来描绘数据结构，还可自动将PAD图转换成高级语言源程序，支持自顶向下方法的使用。

（4）PDL　PDL也可称为伪码或结构化语言，它用于描述模块内部的具体算法，以便开发人员之间比较精确地进行交流。语法是开放式的，其外层语法是确定的，而内层语法则不确定。外层语法描述控制结构，它用类似于一般编程语言控制结构的关键字表示，所以是确定的。内层语法描述具体操作，考虑到不同软件系统的实际操作种类繁多，内层语法因而不确定，它可以按系统的具体情况和不同的设计层次灵活选用，实际上任意英语语句都可用来描述所需的具体操作。用它来描述详细设计，工作量比画图小，又比较容易转换为真正的代码。

（三）软件详细设计基市任务

（1）为每个模块进行详细的算法设计。用某种图形、表格、语言等工具将每个模块处理过程的详细算法描述出来。

（2）为模块内的数据结构进行设计。对于需求分析、概要设计确定的概念性数据类型进行确切的定义。

（3）为数据结构进行物理设计，即确定数据库的物理结构。物理结构主要指数据库的存储记录格式、存储记录安排和存储方法，这些都依赖于具体所使用的数据库系统。

（4）其他设计　根据软件系统的类型，还可能要进行以下设计：代码设计；为了提高数据的输入、分类、存储、检索等操作，节约内存空间，对数据库中的某些数据项的值要进行代码设计；输入输出格式设计；人机对话设计。对于一个实时系统，用户与计算机频繁对话，还要进行对话方式、内容、格式的具体设计。

（5）编写详细设计说明书。

（6）评审　对处理过程的算法和数据库的物理结构都要评审。

软件设计是把需求转化为软件系统的最重要环节，系统设计的优劣在根本上决定了软件系统的质量。

（四）软件体系结构设计原则

（1）合适性　即体系结构是否适合于软件的"功能性需求"和"非功能性需求"。高水平的设计师高就高在"设计出恰好满足客户需求的软件，并且使开发方和客户方获取最大的利益，而不是不惜代价设计出最先进的软件。

（2）结构稳定性　详细设计阶段的工作如用户界面设计、数据库设计、模块设计、数据结构与算法设计等，都是在体系结构确定之后开展的，而编程和测试则是更后面的工作，因此体系结构应在一定的时间内保持稳定。

软件开发最忌讳需求变化。软件开发人员希望在需求发生变化时，只对软件局部进行修改，无需更改软件的体系结构。当需求发生变化时，程序员不得不修改软件的体系结构，那么这个软件的系统设计是失败的。

高水平的设计师应当能够分析需求文档，判断出哪些需求是稳定不变的，哪些需求是可能变动的。根据稳定不变的需求设计体系结构，而根据可变的需求设计软件的"可扩展性"。

（3）可扩展性　可扩展性是指软件扩展新功能的容易程度。可扩展性越好，表示软件适应"变化"的能力越强。社会的商业越发达，需求变化就越快。需求变化必将导致修改软件的功能，如果软件的可扩展性比较差的话，那么修改功能的代价会很高。

现代软件产品通常采用"增量开发模式"，开发商不断地推出软件产品的新版本，从而不断地获取增值利润。如果软件的可扩展性比较差的话，每次开发新版本的代价就会很高。

（4）可复用性　由经验可知，通常在一个新系统中，大部分的内容是成熟的，只有小部分内容是创新的。一般人们相信成熟的东西总是比较可靠的，而大量成熟的工作可以通过复用来快速实现。

可复用性是设计出来的，而不是偶然碰到的。要使体系结构具有良好的可复用性，设计师应当分析应用域的共性问题，然后设计出一种通用的体系结构模式，这样的体系结构才可以被复用。

（5）用户界面设计　为了提高用户界面的易用性和美观程度，界面设计必须遵从下列原则：用户界面适合于软件的功能；容易理解；风格一致；及时反馈信息；出错处理；适应各种用户；国际化；个性化。

软件的功能需要通过用户界面来展现，用户界面一定要适合于软件的功能，这是最基本的要求。界面的合适性既提倡外美内秀，又强调恰如其分。

（6）数据库设计　开发与平台无关的数据库应用程序。目前国际上应用最广泛的数据库系统有 Oracle、DB2、Informix、Sybase 和 SQL Server。

使用 SQL，使程序与数据库平台无关；优化表结构、优化数据库的环境参数，应对"高速处理大容量的数据"需求；还需要考虑数据库安全问题。

（7）模块设计　模块设计要做到"信息隐藏"、"内聚与耦合"。

为了尽量避免某个模块的行为去干扰同一系统中的其他模块，在设计模块时就要注意信息隐藏。应该让模块仅仅公开必须要让外界知道的内容，而隐藏其他一切内容。模块的信息隐藏可以通过接口设计来实现。接口是模块的外部特征，应当公开；而数据结构、算法、实现体等则是模块的内部特征，应当隐藏。一个模块仅提供有限接口，执行模块的功能或与模块交流信息必须且只须通过调用公有接口来实现。

内聚是一个模块内部各成分之间相关联程度的度量。模块设计者没有必要确定内聚的精确级别，重要的是尽量争取高内聚，避免低内聚。

（8）算法设计。设计的算法必须具有"正确性"，即算法中的操作步骤为有限步，每步都能在有限时间内完成，算法中每一步都没有二义性，只要输入相同，初始状态相同，则无论执行多少遍，所得结果都应该相同；其次应有很好的"可读性"；还必须具有"健壮性"；最后应考虑所设计的算法具有"高效率与低存储量"。

四、医疗器械软件编码

在软件编码阶段，开发者根据《软件系统详细设计报告》中对数据结构、算法分析和模块实现等方面的设计要求，开始具体的编写程序工作，分别实现各模块的功能，满足目标系统的功能、性能、接口、界面等方面的要求。

软件编码需注意根据项目的应用领域选择适当的编程语言、编程的软硬件环境，代码设计、函数模块、接口功能以及可扩展性等都应良好规划。

（一）软件编码规范

1. 命名规范

（1）所有命名中，都应使用标准的英文单词或缩写，避免使用汉语拼音。

（2）所有命名都应遵循达意原则，即名称应含义清晰、明确。

（3）所有命名都不易过长，在可表达清晰的前提下越简洁越好。

（4）所有命名都应尽量使用全称。

（5）在类型名称特别复杂的时候，应定义一种简单的别名。

2. 标识符

（1）标识符的命名要清晰、明了，有明确含义，同时使用完整的单词或大家基本可以理解的缩写，避免产生误解。

（2）变量和封装体命名中单词或缩写的第一个字母应大写，其他字母小写，单词和单词之间直接连接，不得有其他字符。在宏定义中全部用大写，单词与单词之间必须用下划线连接。

（3）命名中若使用特殊约定或缩写，则要有注释说明。

（4）在命名规范中没有规定到的地方，才可以使用自己特有的命名风格，要自始至终保持一致，不可来回变化。

（5）除非必要，不要用数字或较奇怪的字符来定义标识符。

（6）在同一软件产品内，应规划好接口部分标识符的命名，防止编译、链接时产生冲突，可在普通标识基础上加上模块标识。

（7）命名规范必须与所使用的系统风格保持一致，如有关STL的代码应使用STL中的全小写加下划线的风格，有关MFC的代码则使用大小写混排的方式。

（8）封装体采用前缀和以大写开头的英文单词或缩写组成，即：前缀＋标识符。

（9）变量命名应遵循匈牙利记法，即：前缀＋类型＋标识符。

（10）函数推荐使用动宾结构。函数名应清晰反映函数的功能、用途，见名知意。

（11）文件名每个单词或缩写的第一个字母必须大写；文件的命名也应达到见名知意，能够反映该文件所包含的内容；如果文件中仅包含一个主要封装体的相关内容，则该文件名应使用封装体的名称。

3. 编写规范

（1）尽量使用标准库函数和公共函数。

（2）只能有唯一的声明和实现，提供包含使用。

（3）不要随意定义全局变量，尽量使用局部变量。

（4）全局变量和函数应放到命名空间中或静态类中或声明成静态函数。

（5）程序结构清晰，简单易懂，单个函数的程序行数尽量短。

（6）变量使用时要注意越界。

（7）字符串操作应该支持处理UNICODE。

（8）使用指针之前要做有效性判断。

（9）在源文件的开头应包含一段格式统一的说明，如：版权说明、文件名称、版本号、作者、生成时间、文件功能用途说明、维护记录。

（10）变量应随时用随时声明，对代码效率有要求的循环体中，变量应声明在循环体外；变量声明的同时应赋初值，对象析构或程序退出时应判断并释放所有变量；一个变量只做一种应用，赋予一种意义。

（11）提高函数独立性，降低函数间的耦合度，一个函数应该只实现一个功能；除非极其简单，否则应有注释说明，内容包括：功能、入口出口参数、返回值。

（12）排版　相对独立的程序块之间、函数间要有空行分开；变量的定义尽可能放在最开始处，多态函数和功能相近的函数集中放在一起；循环、分支代码，判断条件与执行代码不得在同一行上，且循环体外要加花括号"{ }"；程序块的分界符"{}"应独占一行，且位于同一列，同时与引用它们的语句左对齐；不允许把多个短语句写在一行中，即一行只写一条语句；声明变量时对齐变量名，并在定义时加以注释说明；在两个以上的关键字、变量、常量进行对等操作时，它们之间的操作符之前、之后或者前后要加空格。

（13）注释的原则是有助于对程序的阅读理解，在该加的地方都加了，注释不宜太多也不能太少，注释语言必须准确、易懂、简洁。

4. 修改规范

（1）修改代码之前首先必须读懂代码。

（2）应注释掉原来错误的代码，而不得随意删除，并写上错误原因。

（3）在被修改的地方应写上修改信息，内容应包括：错误说明、修改方法、修改人、修改时间。

（4）新加的代码应紧邻被注释掉的代码，以便查错和比较。

（5）修改的错误信息应同时添加到更改记录文件的更改清单中。

（6）不得随意修改或调整原来正确的代码，即使原来的代码实现复杂或书写不规范。

5. 项目管理规范

（1）工程中不起作用的文件或类应删除，工程目录下的非工程文件也应该移走，保持工程的清洁，避免混淆，以便于管理。

（2）将独立性比较强的模块抽出来，做成DLL、控件或COM组件，该模块可单独编写和测试，以增强其可重用性。

（3）一个比较大的项目应留有一定的消息接口或插件接口等。

（4）项目的版本控制要严格，必要时使用Build次数或日期进行标记。高版本尽量兼容低版本的方法、属性或协议。

（5）工程的编译宏定义和工程参数设置应正确，每作一个新工程时应检查工程参数是否正确。

（6）同一个项目的导入和导出声明应统一，建议在独立的一个文件中声明，其他文件包含并使用。

（7）跟编译环境或版本有关的宏和lib库，建议在独立的一个文件中声明，避免设置到编译环境中，以防止混淆。

（8）项目的文件应分类管理，应将必须的文件和编译的临时文件分开，以方便项目清理和备份。

（9）备份　项目要有备份记录，备份时注明备份日期和主要增加的功能；根据程序量和内容修改情况，应定时进行备份；在做大规模修改或结构性调整之前，应进行备份；在项目进展到不同阶段时，应进行备份；在项目长时间暂停或休假时应做备份；应使用多种介质备份，至少在硬盘上做2个备份，且不应将备份放在同一个盘下。

（二）软件编码原则

1. 语句构造原则　语句构造的原则是：简单直接，不能为了追求效率而使代码复杂化。为了便于阅读和理解，不要一行多个语句。不同层次的语句采用缩进形式，使程序的逻辑结构和功能特征更加清晰。要避免复杂的判定条件，避免多重的循环嵌套。表达式中使用括号以提高运算次序的清晰度等。

2. 输入输出原则　输入和输出在编写输入和输出程序时考虑以下原则。

（1）输入操作步骤和输入格式尽量简单。

（2）应检查输入数据的合法性、有效性，报告必要的输入状态信息及错误信息。

（3）输入一批数据时，使用数据或文件结束标志，而不要用计数来控制。

（4）交互式输入时，提供可用的选择和边界值。

（5）当程序设计语言有严格的格式要求时，应保持输入格式的一致性。

（6）输出数据表格化、图形化。

输入、输出风格还受其他因素的影响，如输入、输出设备，用户经验及通信环境等。

3. 追求效率原则　指处理机时间和存储空间的使用，对效率的追求明确以下几点。

（1）效率是一个性能要求，目标在需求分析给出。

（2）追求效率建立在不损害程序可读性或可靠性基础上，要先使程序正确，再提高程序效率，先使程序清晰，再提高程序效率。

（3）提高程序效率的根本途径在于选择良好的设计方法、良好的数据结构算法，而不是靠编程时对程序语句做调整。

五、医疗器械软件常用测试技术

测试编写好的系统。交给用户使用，用户使用后一个一个的确认每个功能。软件的测试贯穿于软件的生存周期，按阶段可分为单元测试、集成测试、配置项测试、系统测试和验收测试，企业可根据软件的规模、类型、完整性和安全性级别来选择执行的测试类别。

软件测试过程一般包括测试策划、测试设计、测试执行和测试总结四项活动。GB/T 15532标准规定了软件的测试方法、过程和准则，GB/T 9386标准规定了软件测试文档的格式和要求，在进行软件测试时，应符合标准的要求。

（一）医用常用软件测试方法

为了确保医用软件的质量，达到软件工程的度量标准，软件测试是非常必要的。一般来说，常见的软件测试方法包括白盒测试和黑盒测试。

1. 白盒测试　白盒测试是已知产品的内部工作过程，可以通过测试证明每种内部操作是否符合设计规格要求，所有内部成分是否已经通过检查。白盒测试又叫结构测试，是应用于开发阶段的测试。基本测试方法有：语句覆盖、判定覆盖、条件覆盖、判定条件覆盖、条件组合覆盖、路径覆盖。

白盒测试实例：按照图5-3所示的程序流程图，设计一组测试用例，要求分别满足语句覆盖、判定覆盖、条件覆盖、判定条件覆盖、条件组合覆盖和路径覆盖。

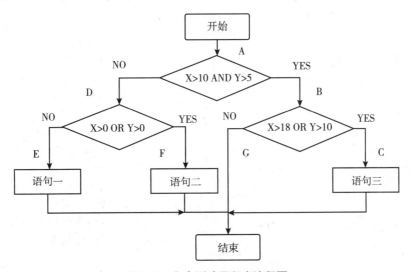

图5-3　白盒测试用程序流程图

（1）语句覆盖　设计若干个测试用例，运行被测程序，使得每一可执行语句至少执行一次（表5-3）。

表5-3　语句覆盖测试用例表

测试用例	X，Y	执行路径
测试用例1	19，16	A B C
测试用例2	8，5	A D F
测试用例3	-1，-1	A D E

（2）判定覆盖　使设计的测试用例保证程序中每个判断的每个取值分支至少经历一次（表5-4）。

表5-4　判定覆盖测试用例

测试用例	X，Y	（X>0）OR（Y>0）	（X>10）AND（Y>5）	（X>18）OR（Y>10）	执行路径
测试用例2	8，5	真	假	—	A D F
测试用例3	-1，-1	假	假	—	A D E
测试用例1	19，16	—	真	真	A B C
测试用例4	15，9	—	真	假	A B G

（3）条件覆盖　条件覆盖是指选择足够的测试用例，使得运行这些测试用例时，判定中每个条件的所有可能结果至少出现一次（表5-5）。

表5-5　条件覆盖测试用例

测试用例	X，Y	执行路径	覆盖条件	备注
测试用例1	19，16	A B C	T1，T2，T3，T4	X>10为真，记为T1；为假，记为-T1；Y>5为真，记为T2；
测试用例4	15，9	A B G	T1，T2，-T3，-T4	为假，记为-T2；X>18为真，记为T3；为假，记为-T3；
测试用例2	8，5	A D F	-T1，-T2，T5，T6	Y>10为真，记为T4；为假，记为-T4；X>0为真，记为T5；
测试用例3	-1，-1	A D E	-T1，-T2，-T5，-T6	为假，记为-T5；Y>0为真，记为T6；为假，记为-T6；

（4）判定条件覆盖　判定条件覆盖就是设计足够的测试用例，使得判断中每个条件的所有可能取值至少执行一次，同时每个判断的所有可能判断结果至少执行，即要求各个判断的所有可能的条件取值组合至少执行一次（表5-6）。

表5-6 判定条件覆盖测试用例

测试用例	X，Y	执行路径	覆盖条件	（X>0）OR（Y>0）	（X>10）AND（Y>5）	（X>18）OR（Y>10）
测试用例2	8，5	A D F	–T1，–T2，T5，T6	真	假	—
测试用例3	–1，–1	A D E	–T1，–T2，–T5，–T6	假	假	—
测试用例1	19，16	A B C	T1，T2，T3，T4	—	真	真
测试用例4	15，9	A B G	T1，T2，–T3，–T4	—	真	假

（5）条件组合覆盖 选择足够的测试用例，使所有判定中各条件判断结果的所有组合至少出现一次，满足这种覆盖标准成为条件组合覆盖。

（6）路径覆盖 每条可能执行到的路径至少执行一次。

2. 黑盒测试 黑盒测试是已知软件产品的功能、规格，测试证明其已实现的功能是否符合规定要求，黑盒测试关注程序外部结构、不考虑内部逻辑结构、针对软件界面和软件功能进行的测试，不仅要测试所有合法的输入，而且还要对那些不合法但是可能的输入进行测试。

黑盒测试有两种基本方法，即通过测试和失败测试。通过测试是确认软件能做什么；失败测试的目的为了查找软件的薄弱环节，其测试用例均为非正常输入数据，迫使软件出错并观察软件出错的情况。在设计测试用例时，先进行通过测试，确认软件基本功能是否符合设计要求；然后再采取非常规输入方法找出缺陷。目前黑盒测试方法包括"等价类划分法""边值分析法""错误推测法""因果图法"等。

（1）等价类划分是一种典型的黑盒测试方法，用这一方法设计测试用例只需要考虑程序的需求规格说明书，仔细分析和推敲说明书的各项需求，特别是功能需求，把说明中对输入的要求和输出的要求区别开来并加以分解。

等价类别是指测试相同目标或者曝露相同软件缺陷的一组测试案例。等价类划分的办法是把程序的输入域划分成若干部分，然后从每个部分中选取少数代表性数据当作测试用例。每一类的代表性数据在测试中的作用等价于这一类中的其他值，如果某一类中的一个例子发现了错误，这一等价类中的其他例子也能出现同样的错误。使用这一方法设计测试用例，首先必须在分析需求规格说明的基础上划分等价类，列出等价类表。在考虑等价类划分时，先从程序的功能说明中找出每个输入条件，然后为每个输入条件划分两个或多个等价类。

等价类可分两种情况：有效等价类和无效等价类。有效等价类是指对程序的规格说明是有意义的、合理的输入数据所构成的集合；无效等价类是指对程序的规格说明是不合理的输入数据集合。设计的测试用例要同时考虑这两种等价类，因为软件不仅要接收合理的数据，也要经受意外的考验，这样的测试才能确保软件具有更高的可靠性。

（2）边界值分析法（Boundary Value Analysis，BVA） BVA 是一种补充等价划分的测试用例设计技术，它不是选择等价类的任意元素，而是选择等价类边界的测试用例。实践证明，在设计测试用例时，对边界附近的处理必须给予足够的重视，为检验边界附近的处理专门设计测试用例，常常可以取得良好的测试效果。

（3）错误推测设计方法是基于经验和直觉推测程序中所有可能存在的各种错误，从而有针对性地设计测试用例的方法。基本思想是列举出程序中所有可能有的错误和容易发生错误的特殊情况，根据它们创建测试用例。例如：输入数据为零，输出数据为零，输入数据为空值，输入表格为空或输入表格只有一行等，可选择这些情况下的例子作为测试用例。

（4）因果图法　因果图法是一种适合于描述对于多种条件的组合、相应产生多个动作形式的测试用例设计方法。必须考虑采用一种适合于描述对于多种条件的组合，相应产生多个动作的形式来考虑设计测试用例。

因果图方法最终生成的就是判定表，它适合于检查程序输入条件的各种组合情况。利用因果图生成测试用例的基本步骤如下。

第一步，分析软件规格说明描述中哪些是原因，哪些是结果，并给每个原因和结果赋予一个标识符。

第二步，分析软件规格说明描述中的语义，找出原因与结果之间，原因与原因之间对应的关系。根据这些关系，画出因果图。

第三步，由于语法或环境限制，有些原因与原因之间，原因与结果之间的组合情况不可能出现。为表明这些特殊情况，在因果图上用一些记号标明约束或限制条件。

第四步，把因果图转换成判定表。

第五步，把判定表中的每一列拿出来作为依据，设计测试用例。

因果图生成的测试用例包括所有输入数据的取真与取假的情况，构成的测试用例数目达到最少。

六、医疗器械软件集成和集成测试

医疗器械软件项目必须经过系统集成。无论采用哪种开发模式，具体的开发工作总是从一个一个的软件单元做起，软件单元只有经过集成才能形成一个有机的整体。集成是指多个单元的聚合，许多单元组合成模块，而这些模块又聚合成程序的更大部分，如分系统或系统。

集成测试是单元测试的逻辑扩展，是建立在单元测试完成基础上，测试在将所有的软件单元按照概要设计规格说明的要求组装成模块、子系统或系统的过程中各部分工作是否达到或实现相应技术指标及要求的活动。

在集成测试之前，单元测试应该已经完成，集成测试中所使用的对象应该是已经经过单元测试的软件单元。如果没有经过单元测试就开始进行集成测试，其测试效果将会受到很大影响，并且会大幅增加软件单元代码纠错的代价。

集成测试依据的主要标准是《软件概要设计规格说明》，任何不符合该说明的程序模块行为都不能进行集成并进行集成测试。

1. 集成测试的目标　集成测试的目标是按照设计要求使用那些通过单元测试的构件来构造程序结构。单个模块具有高质量但不足以保证整个系统的质量，有许多隐蔽的失效是高质量模块间发生非预期交互而产生的。

集成测试常用测试技术有功能性测试和非功能性测试两种。功能性测试采用黑盒测试技术针对被测模块的接口规格说明进行测试；非功能性测试对模块的性能进行测试。

2. 集成测试的实施步骤　集成测试是一种正规测试过程，必须精心计划，并与单元测试的完成时间协调起来。在制定测试计划时，应考虑如下因素。

（1）是采用何种系统集成方法来进行集成测试；

（2）集成测试过程中连接各个模块的顺序；

（3）模块代码编制和测试进度是否与集成测试的顺序一致；

（4）测试过程中是否需要专门的硬件设备。

解决了上述问题之后，就可以列出各个模块的编制、集成测试计划表，标明各模块单元测试完成的日期、集成测试完成的日期、首次集成测试的日期、集成测试全部完成的日期以及需要的测试用例和所期望的测试结果。

在缺少软件测试所需要的硬件设备时，应检查该硬件的交付日期是否与集成测试计划一致，需要为硬件的安装和交付使用保留一段时间，以留下时间余量。在测试计划中需要考虑测试所需软件（驱动模块、桩模块、测试用例生成程序等）的准备情况。

单元测试后，有必要进行集成测试，发现并排除在模块连接中可能发生的问题，最终构成要求的软件子系统或系统。对子系统，集成测试也叫部件测试。

在组织集成测试时，选择什么方式把模块组装起来形成一个可运行的系统，直接影响到模块测试用例的形式、所用测试工具的类型、模块编号和测试的次序、生成测试用例和调试的费用。有两种不同的组装方式：一次性组装方式和增值式组装方式。

3. 集成测试完成标准　怎样判定集成测试过程完成了，可按以下几个方面检查：

（1）成功地执行了测试计划中规定的所有集成测试；

（2）修正了所发现的错误；

（3）测试结果通过了专门小组的评审。

集成测试应由专门的测试小组来进行，测试小组由有经验的系统设计人员和程序员组成。整个测试活动要在评审人员出席的情况下进行。

在完成预定的组装测试工作之后，测试小组应负责对测试结果进行整理、分析，形成测试报告。测试报告中要记录实际的测试结果、在测试中发现的问题、解决这些问题的方法以及解决之后再次测试的结果。此外还应提出不能解决、还需要管理人员和开发人员注意的一些问题，提供测试评审和最终决策，以提出处理意见。

4. 集成测试实施过程　集成测试划分为四个阶段：计划阶段，设计阶段，实现阶段，执行阶段。集成测试所涉及的文档主要有：软件集成测试计划；集成测试用例；测试过程安排；测试脚本；测试日志；测试评估摘要。

（1）计划阶段　集成测试时间安排在概要设计完成评审后；准备好需求规格说明书、概要设计文档。计划阶段活动步骤是：确定被测试对象和测试范围；评估集成测试被测试对象的数量及难度；确定角色分工和作任务；标识出测试各阶段的时间、任务和约束等条件；考虑一定的风险分析及应急计划；考虑和准备集成测试需要的测试工具、测试仪器、环境；定义测试完成标准。

（2）设计阶段　　设计阶段活动步骤：被测对象结构分析；集成测试模块分析；集成测试接口分析；集成测试策略分析；集成测试工具分析；集成测试环境分析；集成测试工作量估计和安排。

（3）实现阶段　　实现阶段的活动步骤：设计集成测试用例设计；集成测试代码设计；集成测试脚本编写；集成测试工具应用。

（4）执行阶段　　活动步骤为：执行集成测试用例；回归集成测试；用例撰写；集成测试报告。

5. 集成测试方法　　集成测试的实施方案有很多种，如自底向上集成测试、自顶向下集成测试、核心集成测试、高频集成测试等。

（1）自顶向下测试　　该集成方式是一个递增的组装软件结构的方法。从主控模块开始沿控制层向下移动，把模块逐个组合起来。包括深度优先和广度优先两种方法。

集成过程分以下五步。

第一步：用主控模块作为测试驱动程序，其直接下属模块用承接模块来代替。

第二步：根据所选择的集成测试法，每次用实际模块代替下属的承接模块。

第三步：在组合每个实际模块时都要进行测试。

第四步：完成一组测试后再用一个实际模块代替另一个承接模块。

第五步：可以进行回归测试，以保证不引入新的错误。

（2）自底向上测试　　自底向上集成方式是从程序模块结构中最底层的模块开始组装和测试。因为模块是自底向上进行组装的，对于一个给定层次的模块，它的子模块事前已经完成组装并经过测试，所以不再需要编制桩模块。自底向上集成测试的步骤如下。

第一步：按照概要设计规格说明，明确有哪些被测模块。在熟悉被测模块性质的基础上对被测模块进行分层，在同一层次上的测试可以并行进行，然后排出测试活动的先后关系，制定测试进度计划。

第二步：在第一步的基础上，按时间线序关系，将软件单元集成为模块，并测试在集成过程中出现的问题。在此可能需要测试人员开发一些驱动模块来驱动集成活动中形成的被测模块。对于比较大的模块，可以先将其中的某几个软件单元集成为子模块，然后再集成为一个较大的模块。

第三步：将各软件模块集成为子系统。检测各自子系统是否能正常工作。同样，可能需要测试人员开发少量的驱动模块来驱动被测子系统。

第四步：将各子系统集成为最终用户系统，测试各分系统能否在最终用户系统中正常工作。

自底向上的集成测试方案管理方便，测试人员能较好地锁定软件故障所在位置。

（3）核心系统测试　　核心系统先行集成测试法的思想是先对核心软件部件进行集成测试，在测试通过的基础上再按各外围软件部件的重要程度逐个集成到核心系统中。每次加入一个外围软件部件都产生一个产品基线，直至最后形成稳定的软件产品。核心系统先行集成测试法对应的集成过程是一个逐渐趋于闭合的螺旋形曲线，代表产品逐步定型的过程。

第一步：对核心系统中的每个模块进行单独的、充分的测试，必要时使用驱动模块和桩模块。

第二步：对于核心系统中的所有模块一次性集合到被测系统中，解决集成中出现的各类问题。在核心系统规模相对较大的情况下，也可以按照自底向上的步骤，集成核心系统的各组成模块。

第三步：按照各外围软件部件的重要程度以及模块间的相互制约关系，拟定外围软件部件集成到核心系统中的顺序方案。方案经评审以后，即可进行外围软件部件的集成。

第四步：在外围软件部件添加到核心系统以前，外围软件部件应先完成内部的模块集成测试。

第五步：按顺序不断加入外围软件部件，排除外围软件部件集成中出现的问题，形成最终的用户系统。

该集成测试方法对于快速软件开发很有效果，适合较复杂系统的集成测试，能保证一些重要的功能和服务的实现。缺点是采用此法的系统一般应能明确区分核心软件部件和外围软件部件，核心软件部件应具有较高的耦合度，外围软件部件内部也应具有较高的耦合度，但各外围软件部件之间应具有较低的耦合度。

（4）高频集成测试　高频集成测试是指同步于软件开发过程，每隔一段时间对开发团队的现有代码进行一次集成测试。如某些自动化集成测试工具能实现每日深夜对开发团队的现有代码进行一次集成测试，然后将测试结果发到各开发人员的电子邮箱中。该集成测试方法频繁地将新代码加入到一个已经稳定的基线中，以免集成故障难以发现，同时控制可能出现的基线偏差。

使用高频集成测试需要具备一定的条件：可以持续获得一个稳定的增量，并且该增量内部已被验证没有问题；大部分有意义的功能增加可以在一个相对稳定的时间间隔内获得；测试包和代码的开发工作必须是并行进行的，并且需要版本控制工具来保证始终维护的是测试脚本和代码的最新版本；必须借助于使用自动化工具来完成。

高频集成一个显著的特点就是集成次数频繁，人工的方法是不胜任的。高频集成测试一般采用如下步骤来完成。

第一步：选择集成测试自动化工具。

第二步：设置版本控制工具，以确保集成测试自动化工具所获得的版本是最新版本。如使用CVS进行版本控制。

第三步：测试人员和开发人员负责编写对应程序代码的测试脚本。

第四步：设置自动化集成测试工具，每隔一段时间对配置管理库的新添加代码进行自动化的集成测试，并将测试报告汇报给开发人员和测试人员。

第五步：测试人员监督代码开发人员及时关闭不合格项。

按照第三步至第五步不断循环，直至形成最终软件产品。该测试方案能在开发过程中及时发现代码错误，能直观地看到开发团队的有效工程进度。在此方案中，开发维护源代码与开发维护软件测试包被赋予了同等的重要性，这对有效防止错误、及时纠正错误都很有帮助。该方案的缺点在于测试包有时候可能不能暴露深层次的编码错误和图形界面错误。

以上介绍了几种常见的集成测试方案，一般来讲，在现代复杂软件项目集成测试过程中，通常采用核心系统先行集成测试和高频集成测试相结合的方式进行，自底向上的集成测试方案在采用传统瀑布式开发模式的软件项目集成过程中较为常见。应该结合项目的实际工程环境及各测试方案适用的范围进行合理的选型。

七、医疗器械软件系统测试

系统测试是将已经确认的软件、计算机硬件、外设、网络等其他元素结合在一起，进行信息系统的各种组装测试和确认测试，系统测试是针对整个产品系统进行的测试，目的是验证系统是否满足了需求规格的定义，找出与需求规格不符或与之矛盾的地方，从而提出更加完善的方案。系统测试发现问题之后要经过调试找出错误原因和位置，然后进行改正。系统测试是基于系统整体需求说明书的黑盒类测试，应覆盖系统所有联合的部件。对象不仅仅包括需测试的软件，还要包含软件所依赖的硬件、外设甚至包括某些数据、某些支持软件及其接口等。

国标GB/T 16620针对系统测试的测试内容主要从适应性、准确性、互操作性、安全保密性、成熟性、容错性、易恢复性、易理解性、易学性、易操作性、时间特性、资源利用性、稳定性、易测试性、易安装性、共存性、替换性和依从性等来考虑。

系统测试是将经过集成测试的软件，作为系统计算机的一个部分，与系统中其他部分结合起来，在实际运行环境下对计算机系统进行的一系列严格有效地测试，以发现软件潜在的问题，保证系统的正常运行。系统测试主要内容包括功能测试和健壮性测试。

1. 功能测试　功能测试即测试软件系统的功能是否正确，其依据是需求文档，如《产品需求规格说明书》。由于正确性是软件最重要的质量因素，所以功能测试必不可少。

2. 健壮性测试　健壮性测试即测试软件系统在异常情况下能否正常运行的能力。健壮性有两层含义：一是容错能力，二是恢复能力。典型的系统测试包括恢复测试、安全测试、压力测试、性能测试。

（1）恢复测试　主要检查系统的容错能力，主要关注导致软件运行失败的各种条件，并验证其恢复过程能否正确执行。当系统出错时，能否在指定时间间隔内修正错误并重新启动系统。恢复测试首先要采用各种办法强迫系统失败，然后验证系统是否能尽快恢复。对于自动恢复需验证重新初始化、检查点、数据恢复和重新启动等机制的正确性；对于人工干预的恢复系统，还需估测平均修复时间，确定其是否在可接受的范围内。

（2）安全测试　用来验证系统内部的保护机制，以防止非法侵入。在安全测试中，测试人员扮演试图侵入系统的角色，采用各种办法试图突破防线。系统安全设计的准则是，使非法侵入的代价超过被保护信息的价值。此时非法侵入者已无利可图。

（3）压力测试　指在正常资源下使用异常的访问量、频率或数据量来执行系统。在压力测试中可执行以下测试：如果平均中断数量是每秒一到两次，那么设计特殊的测试用例产生每秒十次中断；输入数据量增加一个量级，确定输入功能将如何响应；在虚拟操作系统下，产生需要最大内存量或其它资源的测试用例，或产生需要过量磁盘存储的数据。

（4）性能测试　对于那些实时和嵌入式系统，软件部分即使满足功能要求，也未必能够满足性能要求，虽然从单元测试起，每一测试步骤都包含性能测试，但只有当系统真正集成之后，在真实环境中才能全面、可靠地测试运行性能，系统性能测试是为了完成这一任务。性能测试有时与强度测试相结合，经常需要其他软硬件的配套支持。

3. 系统测试步骤

（1）制定系统测试计划　系统测试小组各成员共同协商测试计划。测试组长按照指定的模板起草系统测试计划。该计划主要包括：测试范围；测试方法；测试环境与辅助工具；测试完成准则；人员与任务表；项目经理审批系统测试计划。

（2）设计系统测试用例　系统测试小组各成员依据系统测试计划和指定的模板，设计系统测试用例。测试组长邀请开发人员和同行专家，对系统测试用例进行技术评审。

（3）执行系统测试　系统测试小组各成员依据系统测试计划和系统测试用例执行系统测试。将测试结果记录在系统测试报告中，用"缺陷管理工具"来管理所发现的缺陷，并及时通报给开发人员。

（4）缺陷管理与改错　从（1）至（3），任何人发现软件系统中的缺陷时都必须使用指定的"缺陷管理工具"。该工具将记录所有缺陷的状态信息，并可以自动产生缺陷管理报告。开发人员及时消除已经发现的缺陷并进行回归测试，以确保不会引入新的缺陷。

第三节　医疗器械软件安全与风险管理

> **? 问题**
>
> 软件失效的主要原因是什么？如何评价软件失效？
> 怎样提高软件的安全特性？如何分析软件安全性，需要什么工具？
> 常用软件系统风险管理模型有哪几种？

一、软件失效原因分析

软件失效是指软件运行时产生的一种不希望或不可接受的外部行为。失效可定义为：软件系统在运行到一定的时间，或在一定的条件下偏离它预期设计的要求和规定的功能，这种现象通常称为失效。通常来说，系统的失效是不可避免的，是绝对的；而保持系统的正常运行在只是局部的，相对的。

从软件失效的值域模式来看，有两种情况，即静态失效和动态失效。数值失效称为静态失效，指的是系统提供了非正常过大或过小的数据。时间失效也称为动态失效，是指系统的响应时间不准确（太快和太慢）。

从软件失效的时域模式来，包括持续性失效和瞬时性失效两种情况。持续性失效，指系统在一段运行期间出现的非正常现象；瞬时性失效只是一种在某一时刻出现短暂的错误行为。

从失效的感受模式来看，也可分为两种情况：一致性失效系统，系统所有用户所感到的失效是相同的；非一致性失效，不同的用户感觉到的失效情况是不同的。

1. **软件失效的等级** 从失效后果的严重性可按对人身伤害的严重程度分为若干个等级。

（1）故障（fault）是产生失效的根本原因，是它在计算机程序中不正确的步骤、过程或数据定义。故障是产生错误的根源，但并非所有的故障都能产生错误。通常，故障处于静止状态，当故障由于系统 在特定环境下运行而被激活时，将导致系统进入错误的状态。

（2）错误（error）是系统内部的某一部分模块由于故障而产生了非正常行为或状态的现象。当错误在系统内部扩散、传播直到系统的输出端时，将导致系统的失效。

2. **医疗器械软件风险的特点**

（1）软件本身不是危害，但会引发危害处境。不同于热能、电能，软件本身不是危害，接触软件不会受伤，但它可能引起人暴露在危害中，也就是说它会导致一个危害处境，从而造成伤害。

（2）由于软件没有硬件的老化过程，没有随机失效的问题，但设计错误或运行故障会导致系统失效。

（3）软件失效概率难以计算，通常基于损害严重度分析。

（4）软件风险管理是整个医疗器械风险管理的组成部分，孤立进行是不合适的。

（5）一些潜在的软件因素，如不正确或不完整的功能规范；应用的软件功能有瑕疵；可能导致不可预测软件行为的硬件或软件失效。

二、实现软件安全性的技术措施

（一）软件安全性技术

软件安全性是软件的一种质量属性，是通过软件安全性的设计和分析而得到的，当软件安全性需求确定后，需要在软件生存周期分别采用相应的软件安全性开发和分析方法来实现和验证软件安全性需求。具体来说，在运用软件工程的概念、原理、技术和方法来开发和维护软件时，可考虑采取以下的技术措施。

1. **避错技术** 用于系统设计的初级阶段，需求分析、系统定义、系统设计到代码编制及规格说明到详细设计阶段；在规格说明至设计阶段，每个阶段都必须最大限度地保证其合理性和正确性，应避免将故障引入系统。具体有下列常用方法。

（1）消除不必要的特征。

（2）改变软件架构，以消除可以导致危害处境的事件序列。

（3）简化用户界面，以减少人为使用错误的可能性。

（4）规范的软件设计，以消除软件异常。

2. **防错技术** 在软件系统编程和调试阶段，防止将故障留在系统内。

3. **排错技术** 在产品完成到成品出厂之前，必须检测和排除可能驻留在系统中的故障。通过模拟真实工作环境进行测试，发现错误并分析产生故障的原因并消除之，但现有的测试方法其测试的覆盖率有限，不能找出所有的故障。

4. **容错技术和故障安全技术** 在设备现场运行的阶段，应具有保证系统继续运行或降级运行的能力，限制由于系统失效而引起的严重后果。软件容错的最基本方法为冗余技术。所有的容错技术都建立在冗余技术上。一般包括故障检测、故障处理、故障恢复三个过程。在容错技术无法控制系统的故障时，为保证系统在最后的结果状态处于安全可接受的范围内，应采用故障安全技术完成该任务，避免造成灾难性后果。

5. 有效隔离技术　软件缺陷有可能导致运行在相同硬件的不相关软件出现错误，所以应选一个方法将安全相关软件和非安全相关软件隔离，并且应表明隔离的有效性。软件项之间的有效隔离必须考虑：软件项有可能共享硬件造成运行时间冲突，这将阻止软件在预定的时间运行；软件项在同一内存共存，这将导致一个软件项非预期的改变属于另一软件项的数据；软件项在共享变量时相互影响，包括全局变量、环境变量和操作系统参数。这将导致一个软件项存在的缺陷传递到另一个软件项。

6. 采用独立的安全评估　对软件的整个生存周期中的每个阶段开展的活动和输出采用验证、确认等手段，做出判断是否与相应的软件安全要求一致，并要做出软件最终能否发布的决定。

7. 降级运行　在一些情况下，安全性以牺牲部分功能为代价实现。在失效—安全的架构下，系统可以持续安全运行，但是需要降级运行，如降容或延长响应时间。

8. 其他　在产品随附文件中给出警告、使用说明；限制软件的使用环境；对操作者进行培训。

（二）软件安全性技术故障树分析法

故障树分析（Fault Tree Analysis，简称FTA）又称事故树分析。故障树分析从一个可能的事故开始，自上而下、逐层寻找事故的直接原因和间接原因，并用逻辑图把这些事件之间的逻辑关系表达出来。在软件开发的早期，可以用故障树分析来确定软件的安全要求，进入概要设计、详细设计和实现阶段，可以对故障树加以扩充，进行更深入的分析。

1. 故障树常用符号　故障树是一种特殊的倒立树状逻辑因果关系图，它用事件符号、逻辑门符号和转移符号描述系统中各种事件之间的因果关系。常用的事件符号有如下几种。

（1）矩形符号　表示需要进一步分析的故障事件，如顶事件和中间事件。

（2）圆形符号　表示作为基本事件的故障事件。

（3）房形符号　表示作为基本事件的正常事件。有时，系统元素的正常状态对于上一层故障事件的发生是必不可少的，但是正常事件并非分析研究和采取措施的对象，故用特殊记号区别于其他故障事件。

（4）菱形符号　表示当前不能进一步分析或认为没有进一步分析必要的省略事件。在故障树分析中，菱形符号内的事件按基本事件对待。

（5）椭圆形符号　是一种条件事件符号。条件事件是指输入事件发生能够导致输出事件发生；输入事件不发生。椭圆形符号要与限制门结合使用。

（6）与门　表示全部输入事件都发生则输出事件才发生，只要有一个输入事件不发生则输出事件就不发生的逻辑关系。

（7）或门　表示只要有一个或一个以上输入事件发生则输出事件就发生，只有全部事件都不发生，输出事件才不发生的逻辑关系。

（8）异或门　不能同时发生输入事件中任一个发生而其他都不发生的时候，输出事件发生。

（9）限制门　与条件事件符号相结合，表示只有满足一定条件的输入事件发生时，输出事件才发生，如果该条件未被满足，则输出事件不会发生的逻辑关系。

2. 故障树分析方法　割集是导致顶上事件发生的基本事件的集合。最小割集就是引起顶上事件发生必须的最低限度的割集。

故障树分析的方法有定性分析和定量分析两种。定性分析需要找出导致顶事件发生的所有可能的故障模式，即求出故障的所有最小割集（MCS）。

定量分析方法：首先由输入系统各单元的失效概率求出系统的失效概率；然后求出各单元的结构重要度，概率重要度和关键重要度，最后可根据关键重要度的大小排序出最佳故障诊断和修理顺序，同时也可作为首先改善相对不大可靠的单元的数据。图5-4展示了某故障产生的原因。

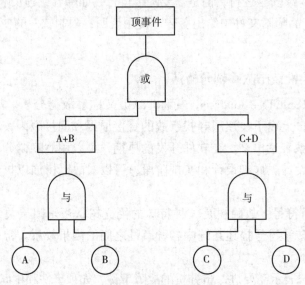

图5-4　故障树分析图

3. 故障树分析法数学基础

（1）集　从最普遍的意义上说，集就是具有某种共同可识别特点的项（事件）的集合。这些共同特点使之能够区别于他类事物。

（2）并集　把集合A的元素和集合B的元素合并在一起，这些元素的全体构成的集合叫做A与B的并集，记为$A \cup B$或A+B。若A与B有公共元素，则公共元素在并集中只出现一次。

例如A={a、b、c、d}；B={c、d、e、f}；

$A \cup B$= {a、b、c、d、e、f}。

交集：集合A与集合B的交集是两个集合的相同元素所构成的集合，记为$A \cap B$或

A·B。

例如A={a、b、c、d}；B={c、d、e}；

则A∩B={c、d}。

（3）补集　在整个集合（Ω）中集合A的补集为一个不属于A集的所有元素的集。补集又称余。

布尔代数规则：布尔代数用于集的运算，与普通代数运算法则不同。它可用于故障树分析，布尔代数可以将事件表达为另一些基本事件的组合。将系统失效表达为基本元件失效的组合。

4. 故障树分析步骤

（1）熟悉系统　要详细了解系统状态及各种参数，绘出工艺流程图或布置图。

（2）调查事故　收集事故案例，进行事故统计，设想给定系统可能发生的事故。

（3）确定顶上事件　对所调查的事故进行全面分析，从中找出后果严重且较易发生的事故作为顶上事件。

（4）确定目标值　根据经验教训和事故案例，经统计分析后，求解事故发生的概率，以此作为要控制的事故目标值。

（5）调查原因事件　调查与事故有关的所有原因事件和各种因素。

（6）画出故障树　从顶上事件起，逐级找出直接原因的事件，直至所要分析的深度，按其逻辑关系，画出故障树。

（7）分析　按故障树结构进行简化，确定各基本事件的结构重要度。

（8）事故发生概率　确定所有事故发生概率，标在故障树上，并进而求出顶上事件的发生概率。

（9）比较　比较分可维修系统和不可维修系统进行讨论，前者要进行对比，后者求出顶上事件发生概率即可。

三、软件项目风险管理模型

随着计算机技术在医疗行业的广泛应用，医疗器械软件功能需求也越来越多，越来越复杂，软件开发规模不断增大。这不但增加了开发的难度和开发的时间，而且使得软件开发的风险不断增高，成功率越来越低。表现为开发出来的程序难以维护，质量难以保证，进度和费用难以控制。有数据显示，有15%~35%的软件项目中途被取消，剩下的项目不是超期就是超出预算或是无法达到预期目标，软件项目因风险控制和管理原因失败的约占60%~80%，由此可见软件风险控制与管理在软件开发项目中具有决定性作用。软件风险管理试图将软件研发过程中由不可预见的事件而引起失败的可能性最小化。

风险定义：一种事件、状态发生的可能性，这种可能性会带来严重的后果或者潜在的问题。它包含两个特性：①不确定性，即是风险可能发生也可能不发生；②危害性，即如果风险发生，就会产生恶性后果或损失。

软件开发项目具有连续性、复杂性、少参照性，无标准规范等特点，其风险程度较高。目前国内的大多数软件开发企业还缺乏对软件开发项目的风险认识，缺少进行系统、有效的度量和评价的手段。

（一）软件项目风险分类

对软件项目的管理部门来说，风险是永远存在的。为了提高风险识别的全面性和风险分析量化的准确性，首先需要对风险进行分类。

1. 按照项目类项分类

（1）项目风险　指潜在的预算、成本、进度、资源、客户需求等方面的问题，以及它们对软件项目产生的影响。

（2）技术风险　指潜在的设计、编码、接口、测试、维护等方面的问题，包括规约的歧义性、技术的不确定性、陈旧的技术及领先的技术也是风险因素。

（3）商业风险　威胁到所开发软件的生存能力，危及产品或项目。

2. 按照软件的项目开发的不同性质分类

（1）项目风险　即影响项目进度或项目资源的风险。

（2）产品风险　即影响正被开发的软件的质量或性能的风险。

（3）业务风险　即影响软件开发机构或软件产品购买机构的风险。

3. SEI分类　SEI也提供了一种软件项目风险的分类方法。

（1）产品工程　影响软件项目成功的技术方面的因素；

（2）开发环境　包括开发所用的方法、过程和工具等开发环境因素；

（3）项目约束　合同、组织和用户操作方式等不在项目组直接控制下的因素。

软件项目风险的分类法没有什么特定的标准，没有好坏之分。只要该分类全面清晰、易于理解，能够满足进行风险识别与分析就已经达到了风险分类的目的。

（二）软件项目风险管理模型

1. Barry Boehm模型　Boehm认为，软件风险管理是将影响项目成功的风险形式化为一组易用的原则和实践的结合，指出风险管理由风险评估和风险控制两大部分组成，风险评估又可分为识别、分析、设置优先级三个子步骤，风险控制则包括制定管理计划、解决和监督风险三步。在风险成为软件项目返工的主要因素并由此威胁到项目的成功运作前，识别、描述并消除这些风险项。

模型：RE=P（UO）*L（UO）

其中RE表示风险或者风险所造成的影响，P（UO）表示令人不满意的结果所发生的概率，L（UO）表示糟糕的结果会产生的破坏性的程度。

Boehm思想的核心是十大风险因素列表，其中包括人员短缺、不合理的进度安排和预算、不断的需求变动等。针对每个风险因素，都给出了一系列的风险管理策略。在实际操作时，Boehm以十大风险列表为依据，总结当前项目具体的风险因素，评估后进行计划和实施，在下一次定期召开的会议上再对这十大风险因素的解决情况进行总结，产生新的十大风险因素表，依此类推。

十大风险列表的思想可以将管理层的注意力有效地集中在高风险、高权重、严重影响项目成功的关键因素上，而不需要考虑众多的低优先级的细节问题。而且，这个列表是通过对美国几个大型航空或国防系统软件项目的深入调查、编辑整理而成的，因此有一定的普遍性和实际性。

　　Boehm风险管理模型的管理执行流程：制定技术与管理流程；完成风险计划、管理项目风险特征库、风险分析，风险处理和风险控制；最后评估风险管理流程，以不断完善风险管理流程。

　　Boehm只是基于对风险因素集合的归纳，没有清晰明确地说明风险管理模型到底要捕获哪些软件风险的特殊方面，列举的风险因素会随着多个风险管理方法而变动，同时也互相影响，风险列表需要改进和扩充，管理步骤也需要优化。虽然其理论存在欠缺，但Boehm最先开始软件项目风险管理研究。在其之后，更多的组织和个人开始了对风险管理的研究，软件项目风险管理的重要性日益得到认同。

　　2. SEI的CRM（Continuous Risk Management）模型　SEI的CRM模型要求在项目生命周期的所有阶段都关注风险识别和管理，将风险管理划分为五个部分：风险识别、分析、计划、跟踪和控制，并强调风险管理的各个组成部分的沟通，将沟通视为风险管理的核心，不断地评估可能造成恶劣后果的因素，决定最迫切需要处理的风险，实现控制风险的策略，评测并确保风险策略实施的有效性。

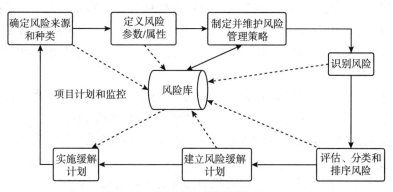

图5-5　CRM的风险管理模型流程图

　　3. MSF风险管理模型　MSF强调风险管理必须是主动的、规范的，是不可缺少的管理过程，应持续评估、监控和管理风险，直到风险被处理或消除。MSF风险管理模型强调风险知识库、掌握风险列表和学习。如图5-6所示：

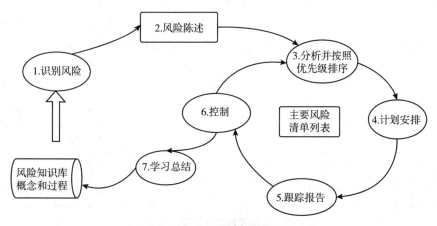

图5-6　MSF风险管理模型图

（1）风险识别　让个体可以发现风险，进而通过开放式交流，使项目团队意识到潜在的故障。作为风险管理过程的输入，风险识别应该尽可能早的执行，并在项目的生命周期中频繁地重复。在团队识别到了风险以后，要形成"风险清单"并对每个风险进行说明，说明它的不确定性条件等。以供进一步的风险分析。

（2）风险分析并按优先级排列　将风险识别过程中发现的特定项目风险，转化为一种可以被项目团队用来确定优先决策的形式，通常情况下形成一个"主风险清单"。团队针对"主风险清单"中的风险按照一定方法估算出它的重要程度，并按重要程度进行排序。针对目前的项目资源对"主风险清单"中最重要的风险进行管理。

（3）风险计划和安排进度　这一步中重点是提取前一步中"风险分析"中获得的信息并用其明确表达策略、计划和安排工作进度。风险调度可以确保计划被认可并融入标准的日常项目管理进程和基础设施中，从而确保风险管理作为团队日常工作的一部分执行。风险调度明确地利用项目计划与风险计划关联。

（4）风险跟踪和报告　"风险跟踪"监控特定风险的状况以及它们各自工作计划中的进展情况。它随时更新一个风险发生的变化，由于外部或内部的因素使风险发生了变化时，风险跟踪会及时反馈，从而为下一个"风险管理过程"的周期提供决策的依据。风险跟踪也包含监控变化风险的概率、影响、暴露程度以及其他因素，这些变化可能改变优先级或风险计划、项目特性、资源或是进度表。"风险报告"确保团队明白项目风险的状态并管理它们的计划。

（5）风险控制是执行风险计划和相关现状报告的过程。风险控制也包含项目变化控制。风险状况或风险计划的更改可能导致项目特性、资源或进度表的更改。

通过风险总结学习，使知识和相应项目案例及工具正式化，并成为在团队和企业内部可再度使用的知识。

风险知识库是一种正式或非正式的机制，项目组织通过风险知识库来捕获知识，来帮助将来的风险管理。如果没有某些知识库，项目组织可能很难有效地管理风险。

（三）软件项目风险管理的内容

软件项目风险管理是指对项目风险从认识到分析直至采取应对措施等的一系列过程，包括风险识别、风险量化、风险对策和风险控制等，如图5-7所示，从而将积极因素所产生的影响最大化并使消极因素产生的影响最小化，或者说达到消除风险、回避风险和缓解风险的目的。对项目进行风险管理，就可以最大限度的减少风险发生。

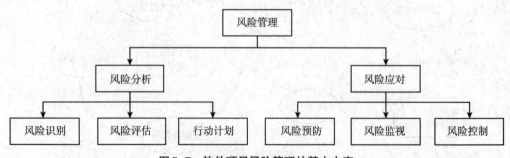

图5-7　软件项目风险管理的基本内容

（1）风险识别 软件风险识别是对软件研发的各个方面，特别是对关键技术攻关、项目管理、经费控制等方面进行考察研究，从而确定可能影响项目得以实现的事件或情况。软件风险识别的方法通常包括：基于证据的方法，例如检查表法和对历史数据的借鉴分析；头脑风暴的方法；调查法；故障树分析法；流程图法；模糊识别法；人工神经网络法。

软件风险识别的过程也伴随着对各类风险特征的分析和记录。软件风险分析要考虑已识别风险发生的原因、风险发生的概率及其后果，还要考虑现有的管理措施及其效率，从而为风险控制提供支持。风险分析可以是定性的，也可以是定量的。不同特征的软件项目，对于同一风险，可能分析的结果有所不同。软件风险识别和分析的结果应形成软件风险清单。每个风险除具有唯一的标识以及风险描述外，还应记录其分析出的各类风险特征，如风险类型、可能的原因、发生的时机、可能的影响等。

（2）风险评估 软件风险评价是将软件风险分析的初步结果和制定的风险管理准则进行比较，对风险进行排序，以确定风险优先级，从而为后面制定风险对策提供依据。通常情况下，一个软件项目可以将风险发生的概率、风险发生对项目造成的后果作为风险参数，计算风险系数RE。

风险系数越大，则优先级越高。RE= P（UO）*L（UO）Prob（R）*Loss（R）

其中，RE代表风险系数；P（UO）代表风险的发生概率评估值，评估值可根据概率大小在1到10之间取整数；Loss（R）代表风险的可能后果评估值，可按照后果影响大小4级量化，软件团队应结合进度、成本以及技术指标实现等方面因素进行综合评估，分别对应轻微后果、一般后果、严重后果以及灾难后果。

（3）风险计划 风险计划是根据风险评估的结果，为降低项目的负面效应而制定方法、措施和技术手段的过程。风险计划将指导项目如何做好风险管理，包括风险处理的优先级、如何避免风险、如何消除风险等。

（4）风险应对 软件风险应对是选择并实施适当的应对措施，将风险控制在可接受的范围内，包括改变风险事件发生的概率或后果，目的是将无法避免的风险置于风险管理者的控制之下。

在选择风险应对措施时应考虑内、外部环境因素，措施的成本与效率，利益相关者的诉求与偏好等，首先要预防风险的发生，在风险发生之前就将它消灭在萌芽状态之中。一旦风险发生，就要设法最大限度地缓解风险，降低风险所带来的后果。通常软件风险应对有三种方法：风险控制法，即主动采取措施避免风险，消灭风险，中和风险或采用紧急方案降低风险；风险接受，当风险量不大时可以余留风险；风险转移以及风险缓解。

（四）软件项目风险管理的原则与策略

软件风险错综复杂，其管理过程必须遵循一定的原则，采用正确的策略。软件风险管理必须遵循如下原则。

（1）以控制损失，创造价值为目标。

（2）采用长远观点，考虑将来可能发生的风险，并制定应急计划使将来发生的事件可管理的。

（3）以信息为基础，可通过经验、反馈、观察、预测和专家判断等多种渠道获取软件风险。

（4）鼓励交流，广泛参与，任何时候要鼓励利益相关者之间的沟通，有助于保证风险管理的针对性和有效性。

（5）持续改进，风险管理是一个随内外部环境变化的动态过程，在整改软件研发过程中，团队应时刻保持警惕，通过检查、调整等手段，修改或新增风险，使风险管理持续改进。

软件风险管理策略主要分为被动风险策略和主动风险策略。被动风险策略是指直到风险发生时，才拨出资源处理他们，这通常叫做"救火模式"，当这样的努力失败后，"危机管理"接管一切，但此时项目已经处于真正的危机中了。主动风险策略主要包括软件风险管理策划、软件风险评估和风险控制，主动风险策略重在预防，项目团队对如何实施风险管理活动进行总体策划，识别出潜在的风险，对风险进行分析评价，针对不同优先级的风险，制定风险应对方案，并进行监督与跟踪，从而达到风险控制的目的。

四、软件缺陷管理

软件缺陷是指软件的行为方式与需求或客户要求不一致。软件产品质量的特性在实践中体现在缺陷上，缺陷管理的目标是有效的跟踪、管理软件缺陷的处理情况，指导测试团队和开发人员有效的处理相关缺陷，提交缺陷尽量少的软件。

如何计划和管理质量控制活动，作为质量特性的缺陷管理非常重要，它包括缺陷估计、缺陷数据的采集、跟踪与分析。

（一）软件缺陷分类

在项目中将缺陷的严重程度划分为以下几种：致命缺陷、严重缺陷、一般缺陷和细微缺陷。

（1）致命缺陷 需求书中的重要功能未实现；造成系统崩溃、死机，并且不能通过其他方法实现功能；常规操作造成程序非法退出、死循环、通讯中断或异常，数据破坏丢失或数据库异常、且不能通过其他方法实现功能的。

（2）严重缺陷 严重错误通常使系统不稳定、不安全、或破坏数据、或产生错误结果，而且是常规操作中经常发生或非常规操作中不可避免的主要问题，如：重要功能基本能实现，但系统不稳定、一些边界条件下操作会导致运行时错误、文件操作异常、通讯异常、数据丢失或破坏等错误；重要功能不能按正常操作实现，但通过其他方法可实现；错误的波及面广，影响到其他重要功能正常实现；密码明文显示；C/S 或 B/S 模式下，利用客户端某些操作可造成服务端不能继续正常工作。

（3）一般缺陷 程序的功能运行基本正常，但是存在一些需求、设计或实现上的缺陷；次要功能运行不正常，如：次要功能不能正常实现；操作界面错误；打印内容、格式错误；查询错误，数据错误显示；简单的输入限制未放在前台进行控制；删除操作未给出提示；数据库表中有过多的空字段；因错误操作迫使程序中断；找不到规律的时好时坏；数据库的表、业务规则、缺省值未加完整性等约束条件；经过一段时间运行后，系统性能或响应时间会变慢；重要资料，如密码未加密存放，或其他存在安全性隐患的；硬件或通讯异常发生恢复后，系统不能自动正常继续工作；系统兼容性差，与其他支持系统一起工作时容易出错，而没有充分理由说明是由支持系统引起的；或者由于使用了非常规技术或第三方组件造成不能使用自动化测试工具进行测试。

（4）细微缺陷　程序在一些显示上不美观，不符合用户习惯，或者是一些文字的错误，如：界面不规范；辅助说明描述不清楚；输入输出不规范；操作未给用户提示；提示窗口文字未采用行业术语；可输入区域和只读区域没有明显的区分标志；界面存在文字错误。

（二）软件缺陷管理

1. 缺陷相关的角色

（1）测试工程师　在这里主要是指发现和报告缺陷的测试人员。在一般流程中，他需要对这个缺陷后续相关的状态负责：包括相关人员对这个缺陷相关信息的询问回答，以及对bug的验证测试。

（2）开发工程师　这里主要指对这个缺陷进行研究和修改的开发人员。同时，他需要对修改后的缺陷在提交测试人员正式测试验证之前进行验证测试。

（3）需求工程师　这里主要是需要对缺陷进行确认是否需要解决，是否需要在当前版本中解决。

2. 软件缺陷状态

（1）New（新缺陷）　软件中新发现报告的缺陷，一般由测试人员提交。当然也可能是开发人员自己在单元或代码测试过程中提交，或从软件使用的最终用户或测试现场反馈得到的缺陷报告。

（2）Open（打开）　处于这个状态时，缺陷已经被确认并已经分配给相关的开发人员进行相关的修改。

（3）Fixed（已修改）　开发人员将相应的bug修改后改为fixed状态后，交付给相关的测试小组进行验证测试。

（4）Closed（结束）　测试小组人员对缺陷进行验证通过后将缺陷状态改为closed状态。

（5）Declined（拒绝）　需求人员进行分析后，认为不是缺陷。或通过开发人员的调查研究，认为不是缺陷，开发人员可以将具体的理由加入到缺陷描述或备注中，测试人员经过验证确实不存在此问题时，可以直接将bug关闭。

（6）Defferred（延期）　需求人员确认缺陷不在当前版本解决时的状态，在缺陷跟踪中，可以通过修改缺陷的修改预期时间进行延期，需在备注中说明延期的原因。

3. 软件缺陷报告
缺陷报告是测试工程师的主要的产物，也是测试团队主要的交付物之一。其作用是让研发人员能够了解到缺陷是如何产生的，便于更好的修复缺陷。

缺陷报告的几大要素：缺陷标题、缺陷发生的模块、缺陷产生的功能点、缺陷类型、缺陷状态、缺陷产生的详细步骤、缺陷的严重性、缺陷的优先级、缺陷的状态、涉及的软件版本、提交缺陷的人员、提交日期。同时还可以提供相关联的测试用例编号。

缺陷处理后要填写的信息：修复的版本号、修复人、拒绝/挂起人。

4. 软件缺陷管理流程　软件开发过程包括需求分析阶段、设计阶段、编码阶段和测试阶段，软件缺陷管理依照软件生命周期，对每一阶段的软件缺陷进行管理，这样就能达到尽早分离、检测并消除缺陷的目的。同时为预防缺陷积累经验，寻找缺陷产生的过程原因，改进软件开发过程。软件缺陷管理流程应作到如下几点。

（1）当完成每个开发阶段的阶段性任务后，都要加入软件测试和评审工作，对发现的缺陷进行详细的描述。

（2）为了保证缺陷的正确性，需要有丰富测试经验的测试/评审组长验证发现的缺陷是否是真正的缺陷。

（3）对确定的缺陷交于课题组长，由课题组长根据开发的进展情况确定修改缺陷的合适人选。

（4）由报告缺陷的测试评审人员对修复后的缺陷进行验证，确认已经修复，关闭缺陷。

（5）对于不能解决和延期解决的缺陷，不能由测试/评审人员自己决定，一般要通过某种会议通过才能认可。

从大量的实践中得到一个结论，软件评审可以发现软件开发过程中80%的缺陷。所以在每个开发阶段都加入了评审活动，尽可能早的发现缺陷。

（三）软件缺陷产生的原因及判断方法

1. 软件缺陷产生的原因

（1）需求规格说明书编写的不够全面、不完整、不准确而产生的缺陷。

（2）设计变更时，没有及时沟通或者沟通不顺畅。

（3）研发过程中的需求变更。

（4）程序开发人员对业务上的不理解或理解不一致。

（5）代码编写不严谨，缺少逗号、被除数为零等。

（6）软件系统运行的软硬件环境带来的问题。

2. 判断方法　正确理解了缺陷定义和产生的根源，可以帮助测试人员比较容易地找到判断缺陷的方法，因此用户的需求规格说明书或产品说明书是判断缺陷的关键。因此在识别缺陷的过程中，测试人员可以从以下几个方面展开工作。

（1）首先测试人员要对需求规格说明书或者产品说明书等说明性文档要非常熟悉，因为这些文档反映了用户的实际业务需求。

（2）通过对所测试产品或系统的行业和业务背景知识的了解，来发现被忽视的问题。

（3）通过自己不断的积累测试经验和行业规则，发现深层次的缺陷。

（4）通过沟通来收集、学习和分享其他人判断缺陷的方法。

第四节 医疗器械软件维护过程

(?) 问题

软件开发完成、成功发布后为什么要进行软件维护？

如何确定软件版本号？软件配置管理有哪些内容？基线有什么作用？

一、医疗器械软件维护计划

软件维护（Software Maintenance）是软件生命周期中的最后一个阶段也是最重要的、历时最长的一个阶段，处于系统投入生产运行以后的时期。而软件维护又与普通的商品维护不一样，因为软件产品在重复使用的过程中不会像车辆、电器那样有磨损，所谓软件维护，是指在软件产品交付使用后，为了改正软件运行错误，或者为了满足新需求而加入新功能的修改软件的过程。因修正错误、提升性能或其他属性而进行的软件修改。

（一）医疗器械软件维护类型

一般来说，需要对软件进行维护的原因大致有以下几种：改正原程序中的错误和缺陷；改进原设计以适应新的软、硬件环境需要；增加软件的应用范围等。根据软件维护的不同原因，一般将软件维护划分为以下四类。

（1）纠错性维护 软件开发时，由于技术的限制，没有一种可以检测出所有错误的测试技术，必然有一部分潜在的隐藏错误被带到运行阶段，用户在使用软件时会发现在前期的测试时没有检测出来的潜在错误，这种对软件中存在的错误进行修改和维护的活动称为纠错性维护。纠错性维护约占整个维护工作总量的17%~21%。

（2）适应性维护 由于操作系统或编译系统的升级，为了使软件能适应新的软硬件环境而对软件进行修改的活动称为适应性维护。适应性维护约占整个维护工作总量的18%~25%。

（3）完善性维护 在软件的使用过程中，用户往往会对软件提出新的功能与性能要求，为了满足这些要求而对软件进行修改为产生的活动称为完善性维护。完善性维护的工作量较大，约占整个维护工作总量的50%~60%。

（4）预防性维护 预防性维护即软件再工程，为了提高软件的可维护性和可靠性，为未来的进一步改进打下基础而修改软件的活动。

通常来说，在软件交付使用初期的磨合阶段，纠错性维护所占比例较大，随着错误逐渐被修正、消除，并趋于稳定后软件就进入正常的使用期。然而由于环境的变化和客户的新需求，适应性维护和完善性维护的工作量逐渐增加，实践表明，大部分的维护工作都是完善性维护，因为软件维护不仅仅局限于故障和错误的校正，维护很大一部分是处理新的或者变化的用户需求。

（二）医疗器械软件的可维护性

在软件开发过程中始终强调软件的可维护性。原因是因为一个应用系统由于需求和环境的变化以及自身暴露的问题，在交付用户使用后，对它进行维护是不可避免的，许多大型软件公司为维护已有软件耗费大量人力、财力。

许多软件的维护十分困难，原因在于这些软件开发时没有严格按照软件工程的规范和标准，在维护时也没有按照规范认真填写维护申请单和修改报告单，例如：文档不全、质量差、开发过程不注意采用结构化方法，忽视程序设计风格等。因此造成软件维护工作量增加，成本上升，修改出错率升高，许多软件维护要求并不是因为程序出错而提出的，而是为适应环境的变化或需求提出的，为了使得软件能够易于维护，必须考虑软件的可维护性。软件的可维护性是指软件能够被理解，并能纠正软件系统出现的错误和缺陷，以及为满足新的要求进行修改、扩充或压缩的容易程度。一个软件的可维护性又取决于以下几个属性：可理解性、可修改性、可测试性、可靠性、可移植性、可适用性与效率。

（三）医疗器械软件维护难点

（1）软件维护人员变动   软件维护是一个长期的过程，当软件需要维护时，维护者首先要对软件各个阶段的文档和代码进行分析、理解，在大多数情况下，软件维护工作并不是由软件的设计和开发人员来完成，而是由一个专门的维护机构承担，因为软件交付使用以后，开发人员就会开始新产品的研发，维护工作就交到专门的维护团队，但是理解别人的源程序是非常困难的，如果文档不全，或仅有程序无文档，难度则更大。

（2）未严格遵守软件开发标准   由于有的软件在设计时没有考虑到将来会修改，未使用统一的编程语言，也没有按模块独立设计原理进行设计，因此这种软件的维护既困难也易出错，软件生命周期越长越难维护。

（3）文档缺失、不充分或过期   主要表现在各类文档之间的不一致、文档与程序之间的不一致性以及文档缺失，从而导致维护人员不知如何进行修改和维护，加大了维护的难度。造成这种情况的原因是开发过程和维护过程中文档管理不善引起的，开发测试中经常会出现修改了程序而忘记修改相关文档，或者是修改了某个文档而没有修改与之相关的文档。

（4）软件维护工作本身不具备吸引力   软件维护工作是一项难出成果、经常受挫的工作。高水平的维护人员程序员不愿意去做维护工作，而专门维护人员又不甘心长期从事软件维护工作。这样就造成了维护人员不断更换，影响了软件的可维护性。

（四）提高医疗器械软件可维护性的方法

软件的可维护性越高，软件的生命周期就越长，提高软件的可维护性，最根本的就是让所有的程序员知道维护的重要性，以在各个阶段减少维护工作量为目标而展开工作。

（1）专业训练有素的软件开发人员   一个专业的软件开发人员除了具备最基本的软件编程技能外，还需拥有足够多的系统知识和应用领域的知识，以及对源代码的基本原理认识。除此之外还需具备较强的逻辑思维能力，因为逻辑思维好的开发人员编写的代码会让后期程序维护人员在阅读文档时更容易理解。

（2）可理解的系统结构设计　首先系统的设计必须采用模块化和结构化的设计，每个模块都应具有独立的功能，需要满足高内聚、低耦合的原则。如果系统最初设计得不可理解，随着时间的推移，系统也会变得更难以维护，但是如果采用可理解的结构设计，就可以帮助维护人员进行维护。结构化设计不仅可以使得模块结构标准化，还可以将模块化间的相互作用也标准化，得到良好的程序结构。

（3）标准化的程序设计语言　程序设计语言的选择，直接影响到软件的维护，因为语言的功能越强，生成程序的模块化和结构化程度越高，所需的指令数就越少，程序的可读性越好。源代码都必须具有良好的结构，所有代码都必须文档化。

（4）结构化的文档　软件维护人员在维护软件时只能通过阅读、理解和分析源代码来了解系统的功能、结构、设计模式等，如果没有这些结构化文档就会给维护带来困难，要弄清某个系统就必须花费大量的人力和物力，这样势必影响到软件的可维护性。因此需要及时创建各个阶段的文档，文档的设计风格也要简洁一致，并及时更新完善相关文档，固定存放文档，为今后维护工作提供帮助。

（5）软件维护管理　程序员更倾向于从事软件开发而不是从事软件维护，为了保证软件维护人员的稳定性，可以定期安排软件人员开发任务和维护任务的轮换。这样可以使软件人员体会到开发和维护工作的具体要求、开发和维护的关系，有利于软件人员的技术水平和软件系统的质量。

二、医疗器械软件版本管理

每个软件都需要经历提出需求、编写代码、测试和最终交付用户等几个阶段，在软件开发和应用维护过程中这种历程要不断反复，直到软件生命周期结束。软件发布规范将有助于形成需求、开发、测试、应用的良性循环，否则软件难以稳定，甚至可能造成不可预料的严重后果。

（一）常用软件版本命名规则

（1）GNU 风格的版本号命名格式。

主版本号.子版本号［.修正版本号［.编译版本号］］

示例：1.2.1，2.0，5.0.0build-13124

（2）Windows 风格的版本号命名格式。

主版本号.子版本号［修正版本号［.编译版本号］］

示例：1.21，2.0

（3）.Net Framework 风格的版本号命名格式。

主版本号.子版本号［.编译版本号［.修正版本号］］

主版本号、次版本号、内部版本号和修订号由二至四个部分组成。主版本号和次版本号是必选的；内部版本号和修订号是可选的，但是如果定义了修订号部分，则内部版本号就是必选的。所有定义的部分都必须是大于或等于零的整数。

主版本号：具有相同名称但不同主版本号的程序集不可互换。这适用于对产品的大量重写，这些重写使得无法实现向后兼容性。

子版本号：如果两个程序集的名称和主版本号相同，而次版本号不同，这指示显著增强，但照顾到了向后兼容性。例如，这适用于产品的修正版或完全向后兼容的新版本。

Build：内部版本号的不同表示对相同源所作的重新编译。这适合于更改处理器、平台或编译器的情况。

Revision：名称、主版本号和次版本号都相同但修订号不同的程序集应是完全可互换的。这适用于修复以前发布的程序集中的安全漏洞。

程序集的只有内部版本号或修订号不同的后续版本被认为是先前版本的修补程序（Hotfix）更新。

GNU版本号管理策略：项目初版本时，版本号可以为 0.1 或 0.1.0，也可以为 1.0 或 1.0.0；当项目在进行了局部修改或bug修正时，主版本号和子版本号都不变，修正版本号加1；当项目在原有的基础上增加了部分功能时，主版本号不变，子版本号加1，修正版本号复位为0，因而可以被忽略掉；当项目在进行了重大修改或局部修正累积较多，而导致项目整体发生全局变化时，主版本号加1；另外，编译版本号一般是编译器在编译过程中自动生成的，只定义其格式，并不进行人为控制。

Window版本号管理策略：初始版本号为 1.0 或 1.00；当项目在进行了局部修改或bug修正时，主版本号和子版本号都不变，修正版本号加1；当项目在原有的基础上增加了部分功能时，主版本号不变，子版本号加1，修正版本号复位为0，因而可以被忽略掉；当项目在进行了重大修改或局部修正累积较多，而导致项目整体发生全局变化时，主版本号加1；编译版本号一般是编译器在编译过程中自动生成的，只定义其格式，并不进行人为控制。

另外，还可以在版本号后面加入Alpha，Beta，Gamma，Current，RC（Release Candidate），Release，Stable等后缀，在这些后缀后面还可以加入1位数字的版本号。

（二）软件版本类型说明

α版：此版本表示该软件仅仅是一个初步完成品，通常只在软件开发者内部交流，也有很少一部分发布给专业测试人员。一般而言，该版本软件的bug较多，普通用户最好不要安装。

β（beta）版：该版本相对于α版已有了很大的改进，消除了严重的错误，但还是存在着一些缺陷，需要经过大规模的发布测试来进一步消除。这一版本通常由软件公司免费发布，用户可从相关的站点下载。通过一些专业爱好者的测试，将结果反馈给开发者，开发者们再进行有针对性的修改。该版本也不适合一般用户安装。

γ版：该版本已经相当成熟了，与即将发行的正式版相差无几，如果用户实在等不及了，尽可以装上一试。

Trial：试用版软件在最近的几年里颇为流行，主要是得益于互联网的迅速发展。该版本软件通常都有时间限制，过期之后用户如果希望继续使用，一般得交纳一定的费用进行注册或购买。有些试用版软件还在功能上做了一定的限制。

Unregistered：未注册版与试用版极其类似，只是未注册版通常没有时间限制，在功能上相对于正式版做了一定的限制。

Demo版：也称为演示版，Demo版仅仅集成了正式版中的几个功能。

Release：该版本意味"最终释放版"，该版本也称为标准版。

Standard：也称标准版，不论是什么软件，标准版一定存在。标准版中包含了该软件的基本组件及一些常用功能，可以满足一般用户的需求。

Deluxe：顾名思义即为"豪华版"。豪华版通常是相对于标准版而言的，主要区别是多了几项功能，此版本通常是为那些追求"完美"的专业用户所准备的。

Professional（专业版）：专业版是针对某些特定的开发工具软件而言的。专业版中有许多内容是标准版中所没有的，这些内容对于一个专业的软件开发人员来说是极为重要的。

Enterprise（企业版）：企业版是开发类软件中功能最全、性能最好的版本。

Update（升级版）：升级版的软件是不能独立使用的，该版本的软件在安装过程中会搜索原有的正式版，如果不存在，则拒绝执行下一步。

OEM版：OEM版通常是捆绑在硬件中而不单独销售的版本。将自己的产品交给别的公司去卖，保留自己的著作权。

（三）医疗器械软件版本管理

软件没有物理实体，只能通过状态管理保证质量，而软件版本用于标识软件状态，控制软件更新，进而保证软件质量，因此软件版本与软件是相互对应的表里关系，即软件版本是软件标识不可或缺的组成部分，也是实现医疗器械软件可追溯性的重要工具。

制造商无论采用何种名称和形式，只要用于标识软件状态均视为软件版本。制造商制定软件版本命名规则除了考虑医疗器械产品自身特点、质量管理体系要求之外，还要考虑监管的要求，即软件版本命名规则能够区分软件更新类型，可以确认软件完整版本和软件发布版本。

（1）软件完整版本 体现重大增强类软件更新、轻微增强类软件更新、纠正类软件更新和构建。

（2）软件发布版本 软件发行所用的标识版本，仅体现重大增强类软件更新（即重大软件更新）。

软件发布版本发生改变应进行许可事项变更，软件完整版本发生改变但软件发布版本未变无需进行注册变更。例如，软件版本命名规则为X.Y.Z.B，其中X表示重大增强类软件更新，Y表示轻微增强类软件更新，Z表示纠正类软件更新，B表示构建，则软件完整版本为X.Y.Z.B，软件发布版本为X，此时X发生变化应进行许可事项变更，而Y、Z和B发生变化无需进行注册变更。

软件版本命名规则同样遵循风险从高原则，即不能区分重大软件更新和轻微软件更新则按照重大软件更新处理，不能区分增强类软件更新和纠正类软件更新则按照增强类软件更新处理。

（3）软件版本要求 制造商应出具软件版本命名规则真实性声明，明确软件版本的全部字段及字段含义，确认软件完整版本和软件发布版本。

（4）制造商应在说明书中明确软件发布版本。

对于独立软件和控制型软件组件，制造商应在登录界面、主界面、"关于"或"帮助"等界面体现软件完整版本和软件发布版本。

三、医疗器械软件配置管理

软件配置管理界定软件的组成项目，对每个项目的变更进行管控，并维护不同项目之间的版本关联，以使软件在开发过程中任一时间的内容都可以被追溯，包括某几个具有重要意义的数个组合。软件配置管理，贯穿于整个软件生命周期，它的基本目标包括：①软件配置管理的各项工作是有计划进行的；②被选择的项目产品得到识别，控制并且可以被相关人员获取；③已识别出的项目产品的更改得到控制；④使相关组别和个人及时了解软件基准的状态和内容。

（一）配置管理的任务

（1）定义配置项　软件配置项（SCI）即软件配置管理的对象。软件开发过程中产生的所有信息构成软件配置，它们是：代码（源代码、目标代码）以及数据结构（内部数据、外部数据）、文档（技术文档、管理文档、需方文档）、报告，其中每一项称为配置项，软件配置项是配置管理的基本单位。同时，开发过程中使用的环境，如操作系统、各种支撑软件、配置管理工具，也可纳入软件配置管理范围。

（2）标识配置项　正确标识软件配置项对整个管理活动非常重要，对软件开发过程中的所有软件项目赋予唯一的标识符，便于对其进行状态控制和管理。

配置标识包括：文档标识、代码标识、运行文件标识。

（3）定义基线　基线标志着软件开发过程一个阶段的结束，只要软件配置项形成文档并审议通过，即成为基线。基线的作用在于把各阶段的工作划分得更明确，使本来连续的工作在这些点上断开，以便检验和肯定阶段成果。

（4）定义软件配置库　软件配置库内容因涵盖开发的全过程，应包括如表5-7所示的软件项。

表5-7　软件开发过程与软件配置库

序号	配置对象	配置目标	结果
1	模型、文档库	代码库	运行库
2	软件分析设计	软件实现	软件运行
3	软件分析设计模型	源代码	可执行代码
4	软件分析设计文档	目标代码 测试数据	使用数据
5	软件开发环境	软件运行环境	

基线技术将项目实施配置管理的存储库分为三类：开发库、受控库、产品库。

开发库：存放在开发过程中按照要求生成的各种技术文档、源代码、可执行代码和使用的数据，为开发人员的活动提供支持。

受控库：存放基线产品，即项目通过阶段评审和已经批准的软件工作产品和软件产品。

产品库：存放项目正式交付用户的最终产品和最终运行环境。

（5）控制配置　配置控制的定义是为了明确配置管理在具体实现时所执行的配置规程，主要包括入库控制和变更控制。

（6）配置审计　包含了物理和功能上的审计。包括以下活动：验证每个软件配置项的正确性、一致性、完备性、有效性、可追踪性；在软件生存期内应定期配置审计工作；定期进行软件备份，应保证备份介质的安全性和可用性。

（7）配置状态报告　提供软件开发过程的历史记录，内容包括配置管理项的现行状态及何时因何故发生了何事（入库、更动）。配置管理人员应定期或在需要时提交配置状态报告。配置状态报告包含了整个软件生命周期中对基线所有变更的可追踪性。

（二）软件配置管理过程

对于任何一个管理流程来说，保证该流程正常运转的前提条件就是要有明确的角色、职责和权限的定义。特别是在引入了软件配置管理的工具之后，比较理想的状态就是：组织内的所有人员按照不同的角色的要求、根据系统赋予的权限来执行相应的动作。

1. 软件配置管理过程中主要人员　软件配置管理过程中主要涉及下列的角色和分工。

项目经理（Project Manager，PM）：项目经理是整个软件研发活动的负责人，他根据软件配置控制委员会的建议批准配置管理的各项活动并控制它们的进程。其具体职责为以下几项：制定和修改项目的组织结构和配置管理策略；批准、发布配置管理计划；决定项目起始基线和开发里程碑；接受并审阅配置控制委员会的报告。

配置控制委员会（Configuration Control Board，CCB）：负责指导和控制配置管理的各项具体活动的进行，为项目经理的决策提供建议。其具体职责为以下几项：定制开发子系统；定制访问控制；制定常用策略；建立、更改基线的设置，审核变更申请；根据配置管理员的报告决定相应的对策。

配置管理员（Configuration Management Officer，CMO）：根据配置管理计划执行各项管理任务，定期向CCB提交报告，并列席CCB的例会。其具体职责为以下几项：软件配置管理工具的日常管理与维护；提交配置管理计划；各配置项的管理与维护；执行版本控制和变更控制方案；完成配置审计并提交报告；对开发人员进行相关的培训；识别软件开发过程中存在的问题并拟就解决方案。

系统集成员（System Integration Officer，SIO）：系统集成员负责生成和管理项目的内部和外部发布版本，其具体职责为以下几项：集成修改；构建系统；完成对版本的日常维护；建立外部发布版本。

开发人员（Developer，DEV）：开发人员的职责就是根据组织内确定的软件配置管理计划和相关规定，按照软件配置管理工具的使用模型来完成开发任务。

2. 软件研发的阶段 一个软件研发项目一般可以划分为三个阶段：计划阶段、开发阶段和维护阶段。然而从软件配置管理的角度来看，后两个阶段所涉及的活动是一致，所以就把它们合二为一，成为"项目开发和维护"阶段。

计划阶段：一个项目设立之初PM首先需要制定整个项，研发计划之后，软件配置管理的活动就可以展开了，因为如果不在项目开始之初制定软件配置管理计划，那么软件配置管理的许多关键活动就无法及时有效的进行，而它的直接后果就是造成了项目开发状况的混乱并注定软件配置管理活动成为一种"救火"的行为。所以及时制定一份软件配置管理计划在一定程度上是项目成功的重要保证。

在软件配置管理计划的制定过程中，它的主要流程应该是这样的：CCB根据项目的开发计划确定各个里程碑和开发策略；CMO根据CCB的规划，制定详细的配置管理计划，交CCB审核；CCB通过配置管理计划后交项目经理批准，发布实施。

开发维护阶段：这一阶段是项目研发的主要阶段。在这一阶段中，软件配置管理活动主要分为三个层面：①主要由CMO完成的管理和维护工作；②由SIO和DEV具体执行软件配置管理策略；③变更流程。这三个层面是彼此之间既独立又互相联系的有机的整体。

3. 软件配制管理过程的核心流程

（1）CCB设定研发活动的初始基线。

（2）CMO根据软件配置管理规划设立配置库和工作空间，为执行软件配置管理计划做好准备。

（3）开发人员按照统一的软件配置管理策略，根据获得授权的资源进行项目的研发工作。

（4）SIO按照项目的进度集成组内开发人员的工作成果，并构建系统，推进版本的演进。

（5）CCB根据项目的进展情况，审核各种变更请求，并适时的划定新的基线，保证开发和维护工作有序的进行。

这个流程就是如此循环往复，直到项目的结束。当然，在上述的核心过程之外，还涉及其他一些相关的活动和操作流程，下面按不同的角色分工予以列出：各开发人员按照项目经理发布的开发策略或模型进行工作；SIO负责将各分项目的工作成果归并至集成分支，供测试或发布；SIO可向CCB提出设立基线的要求，经批准后由CMO执行；CMO定期向项目经理和CCB提交审计报告，并在CCB例会中报告项目在软件过程中可能存在的问题和改进方案；在基线生效后，一切对基线和基线之前的开发成果的变更必须经CCB的批准；CCB定期举行例会，根据成员所掌握的情况、CMO的报告和开发人员的请求，对配置管理计划做出修改，并向项目经理负责。

（三）软件基线配置管理

软件基线是项目储存库中每个工件版本在特定时期的一个"快照"。它提供一个正式标准，随后的工作基于此标准，并且只有经过授权后才能变更这个标准。建立一个初始基线后，以后每次对其进行的变更都将记录为一个差值，直到建成下一个基线。

基线是软件文档或源码的一个稳定版本，它是进一步开发的基础，当基线形成后，项目负责SCM的人需要通知相关人员基线已经形成，并且告之可以找到这基线了的版本地址。这个过程可被认为内部的发布。至于对外的正式发布，更是应当从基线了的版本中发布。

参与项目的开发人员将基线所代表的各版本的目录和文件填入他们的工作区。随着工作的进展，基线将合并自从上次建立基线以来开发人员已经交付的工作。变更一旦并入基线，开发人员就采用新的基线，以与项目中的变更保持同步。

建立基线后，需要标注所有组成构件和基线，以便能够对其进行识别和重新建立。

定期建立基线以确保各开发人员的工作保持同步。在项目过程中，应该在每次迭代结束点，以及与生命周期各阶段结束点相关联的主要里程碑处定期建立基线。

（四）软件配置管理工具

CVS（Concurrent Versions System）、VSS（Visual Sourcesafe）和Clear Case 是版本控制工具中比较典型的三种工具。

其中，CVS是开放源代码世界的经典，是一个功能比较全面的现代版本控制系统，可以在任何操作系统和网络环境下运行；VSS是Microsoft公司开发的、基于Windows 平台的、面向小型开发项目的版本控制系统，依靠服务器上的共享目录提供服务；Clear Case是目前世界上最好的、功能强大的商用版本控制系统，提供了全面的配置管理功能，而且无需软件开发者改变现有的环境、开发工具和工作方式，在大型项目的开发管理中表现优异。

⌗ 思考题

1. 简述软件开发过程。
2. 什么是软件测试？软件测试的分类有哪些？
3. 黑盒测试和白盒测试是软件测试的两种基本方法，请分别说明各自的优点和缺点。
4. 集成测试的基础条件是什么？集成测试分哪几步？常用的集成测试方法有些？
5. 作为一名项目主管，如何开展软件风险管理？
6. 在进行软件配置管理时，如何设置基线？